• 全国高职高专院校"十三五"医疗器械规划教材 •

临床医学基础

（供医疗器械类专业使用）

U0232694

主　　编　孙志军　蒋冬贵

副主编　李宏伟　潘献柱　王宏心　刘加顺

编　　者　（以姓氏笔画为序）

王　慧（湖南食品药品职业学院）

王宏心（济南市中心医院）

王照娟（山东医学高等专科学校）

刘加顺（潍坊护理职业学院）

孙志军（山东医学高等专科学校）

李宏伟（浙江医药高等专科学校）

林　蔚（福建生物工程职业技术学院）

胡艳玲（重庆三峡医药高等专科学校）

徐　荣（江西省医药技师学院）

蒋冬贵（湖南食品药品职业学院）

潘献柱（安徽医学高等专科学校）

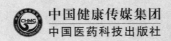
中国健康传媒集团
中国医药科技出版社

内 容 提 要

　　本教材为"全国高职高专院校'十三五'医疗器械规划教材"之一，系根据本套教材的编写指导思想和原则要求，在对医疗器械行业人才需求与职业院校专业设置与开设课程进行广泛调研的基础上，依据 2019 年 9 月教育部职业教育与成人教育司公布的高职高专院校医疗器械类专业教学标准编写而成。本教材是一本供高等职业教育医疗器械类专业学生了解医学全貌，掌握必要的医学基础知识的必修课教材。全书包括人体解剖学、生理学、病理学、病原微生物与免疫学等基础医学以及内科学等临床医学的内容。本教材为书网融合教材，即纸质教材有机融合电子教材、教学配套资源（PPT、微课、视频等）、题库系统、数字化教学服务（在线教学、在线作业、在线考试）。

　　本教材主要供高职高专医疗器械类专业使用。

图书在版编目（CIP）数据

临床医学基础 / 孙志军，蒋冬贵主编 . —北京：中国医药科技出版社，2020.7
全国高职高专院校"十三五"医疗器械规划教材
ISBN 978-7-5214-1824-8

Ⅰ.①临… Ⅱ.①孙…②蒋… Ⅲ.①临床医学—高等职业教育—教材 Ⅳ.① R4

中国版本图书馆 CIP 数据核字（2020）第 084636 号

美术编辑　陈君杞
版式设计　南博文化

出版　**中国健康传媒集团**｜中国医药科技出版社
地址　北京市海淀区文慧园北路甲 22 号
邮编　100082
电话　发行：010-62227427　邮购：010-62236938
网址　www.cmstp.com
规格　889×1194mm $\frac{1}{16}$
印张　17 $\frac{1}{2}$
字数　431 千字
版次　2020 年 7 月第 1 版
印次　2023 年 8 月第 2 次印刷
印刷　三河市万龙印装有限公司
经销　全国各地新华书店
书号　ISBN 978-7-5214-1824-8
定价　**49.00 元**

获取新书信息、投稿、为图书纠错，请扫码联系我们。

全国高职高专院校"十三五"医疗器械规划教材

出版说明

为深入贯彻落实《国家职业教育改革实施方案》和《关于推进高等职业教育改革创新引领职业教育科学发展的若干意见》等文件精神,不断推动职业教育教学改革,推进信息技术与职业教育融合,规范和提高我国高职高专院校医疗器械类专业教学质量,满足行业人才培养需求,在教育部、国家药品监督管理局的领导和支持下,在全国食品药品职业教育教学指导委员会医疗器械专业委员会主任委员、上海健康医学院唐红梅等专家的指导和顶层设计下,中国医药科技出版社组织全国 70 余所高职高专院校及其附属医疗机构 150 余名专家、教师精心编撰了全国高职高专院校"十三五"医疗器械规划教材,该套教材即将付梓出版。

本套教材包括高职高专院校医疗器械类专业理论课程主干教材共计 10 门,主要供医疗器械相关专业教学使用。

本套教材定位清晰、特色鲜明,主要体现在以下方面。

一、编写定位准确,体现职教特色

教材编写专业定位准确,职教特色鲜明,突出高职教材的应用性、适用性、指导性和创造性。教材编写以高职高专医疗器械类专业的人才培养目标为导向,以职业能力的培养为根本,融传授知识、培养能力、提高素质为一体,突出了"能力本位"和"就业导向"的特色,重视培养学生创新、获取信息及终身学习的能力,满足培养高素质技术技能型人才的需要。

二、坚持产教融合,校企双元开发

强化行业指导、企业参与,广泛调动社会力量参与教材建设,鼓励"双元"合作开发教材,注重吸收行业企业技术人员、能工巧匠等深入参与教材编写。教材内容紧密结合行业发展新趋势和新时代行业用人需求,及时吸收产业发展的新技术、新工艺、新规范,满足医疗器械行业岗位培养需求,对接行业岗位技能要求,为学生后续发展奠定必要的基础。

三、遵循教材规律,注重"三基""五性"

遵循教材编写的规律,坚持理论知识"必需、够用"为度的原则,体现"三基""五性""三特定"的特征。结合高职高专教育模式发展中的多样性，在充分体现科学性、思想性、先进性的基础上，教材建设考虑了其全国范围的代表性和适用性，兼顾不同院校学生的需求，满足多数院校的教学需要。

四、创新编写模式，强化实践技能

在保持教材主体完整的基础上，设置"知识目标""能力目标""案例导入""拓展阅读""习题"等模块，以培养学生的自学能力、分析能力、实践能力、综合应用能力和创新能力，增强教材的实用性和可读性。教材内容真正体现医疗器械临床应用实际，紧跟学科和临床发展步伐，凸显科学性和先进性。

五、配套增值服务，丰富教学资源

全套教材为书网融合教材，即纸质教材有机融合数字教材、教学配套资源、题库系统、数字化教学服务。通过"一书一码"的强关联，为读者提供全免费增值服务。按教材封底的提示激活教材后，读者可通过电脑、手机阅读电子教材和配套课程资源（PPT、微课、视频、图片等），并可在线进行同步练习，实时获取答案和解析。同时，读者也可以直接扫描书中二维码，阅读与教材内容相关联的课程资源，从而丰富学习体验，使学习更便捷。教师可通过电脑在线创建课程，与学生互动，开展布置和批改作业、在线组织考试、讨论与答疑等教学活动，学生通过电脑、手机均可实现在线作业、在线考试，提升学习效率，使教与学更轻松。

编写出版本套高质量的全国高职高专院校医疗器械类专业规划教材，得到了行业知名专家的精心指导和各有关院校领导与编者的大力支持，在此一并表示衷心感谢！2020 年新型冠状病毒肺炎疫情突如其来，本套教材很多编委都奋战在抗疫一线，在这种情况下，他们克服重重困难，按时保质保量完稿，在此我们再次向他们表达深深的敬意和谢意！

希望本套教材的出版，能受到广大师生的欢迎，并在教学中积极使用和提出宝贵意见，以便修订完善，共同打造精品教材，为促进我国高职高专院校医疗器械类专业教育教学改革和人才培养做出积极贡献。

全国高职高专院校"十三五"医疗器械规划教材

建设指导委员会

张洪运（山东药品食品职业学院）

陈文山（福建卫生职业技术学院）

周雪峻［江苏联合职业技术学院南京卫生分院（南京卫生学校）］

胡亚荣（广东食品药品职业学院）

胡良惠（湖南食品药品职业学院）

钟伟雄（福建卫生职业技术学院）

郭永新［山东第一医科大学（山东省医学科学院）］

唐　睿（山东药品食品职业学院）

阎华国（山东药品食品职业学院）

彭胜华（广东食品药品职业学院）

蒋冬贵（湖南食品药品职业学院）

翟树林（山东医药技师学院）

数字化教材编委会

主　编　孙志军　蒋冬贵
副主编　秦　迎　潘献柱　王照娟　刘加顺
编　者　（以姓氏笔画为序）

王　慧（湖南食品药品职业学院）

王宏心（济南市中心医院）

王照娟（山东医学高等专科学校）

刘加顺（潍坊护理职业学院）

孙志军（山东医学高等专科学校）

李宏伟（浙江医药高等专科学校）

林　蔚（福建生物工程职业技术学院）

胡艳玲（重庆三峡医药高等专科学校）

秦　迎（山东医学高等专科学校）

徐　荣（江西省医药技师学院）

蒋冬贵（湖南食品药品职业学院）

潘献柱（安徽医学高等专科学校）

前言 <<<

QIANYAN

　　《临床医学基础》是"全国高职高专院校'十三五'医疗器械规划教材"之一。其读者对象为高职高专院校医疗设备应用技术、医疗器械经营与管理、医疗器械维护与管理、精密医疗器械技术等专业的师生。

　　在教材编写前期对医疗器械行业人才需求与岗位设置情况进行了广泛调研，涉及的职业岗位主要有：医疗设备的装配、调试、维修、质检；医疗器械的生产质控、销售、物流、售后服务等。2019年9月教育部职业教育与成人教育司公布了高等职业学校医疗器械类专业教学标准，为教材的编写指明了方向。此次《临床医学基础》作为医疗器械类专业的医学基础知识教材，涵盖了基础医学与临床医学的多门学科，编写难度较大，力求合理编排教学内容，使之科学、规范，并突出高职教育特色。本教材具体包括了人体解剖学、生理学、病原微生物与免疫学、病理学、内科学等多门医学课程，编写中将上述课程的内容有机整合与衔接，注意前后知识及各学科内容之间的呼应，避免重复、冲突；根据专业培养目标的要求选择编写内容，坚持"三基、五性"的基本原则，强调基本理论、基本知识、基本技能的培养；坚持"必需、够用"的原则，不追求学科自身内容的系统性、完整性，简化理论知识的阐释。

　　本书在编写过程中注重突出高职特色，与医疗器械专业结合，单独编写"常用器械检查"一章以加深学生对常用器械的认识；常见疾病部分内容，在介绍临床表现之后，单列辅助检查，其中重点介绍器械检查部分的内容，抛砖引玉，为后续专业课打下基础。

　　本次教材编写人员的确定，既考虑到教材编写的学科组成，又注意到全国各地方高职院校的布局和平衡，最终遴选了10位老师参编；同时，为加强与临床实际的联系，特聘请了临床一线的医生参加编写工作。各位编者具有丰富的教学与临床实践经验，在编写过程中尽职尽责，圆满完成了各自的编写任务。

　　本教材在编写之前，征集了多家企业、医院等行业专家以及多所高职院校专业教师的意见；在编写过程中，得到了全国食品药品职业教育教学指导委员会医疗器械专业教学指导委员会有关专家学者的指导，借鉴和学习了医学教育前辈和同行们已经出版的相关教科书，得到各参编学校领导的重视和支持，在此一并表示诚挚的感谢。

　　由于经验和水平有限，加之学时和篇幅的限制，不足之处自知难免，恳请使用本教材的广大师生和医学教育同仁们不吝赐教。

编　者

2020年4月

第一章　绪　论

■ 知识目标

1.**掌握** 临床医学基础的学习方法。
2.**熟悉** 临床医学基础的学习内容。
3.**了解** 科学技术在医学发展中的作用。

☞ 能力目标

1.学会临床医学基础的学习方法。
2.具备运用临床医学基础的学习方法学习医学课的能力。

PPT

第一节　概　述

临床医学基础是研究正常人体的形态结构、生理功能和患病人体的基本病理变化以及常见疾病的病因、发病机制、临床表现和治疗原则的科学。它包括了基础医学的人体解剖学、生理学、病原微生物学、病理学等学科的基础知识和内科学等临床医学的内容。

一、基础医学的研究内容

人体解剖学是研究正常人体各组成部分形态、结构、位置、毗邻及结构与功能关系的科学，可分为大体解剖学和显微解剖学两部分。大体解剖学是利用解剖器械切割尸体的方法，用肉眼观察人体各器官、系统的形态结构的科学。显微解剖学可分为细胞学和组织学。显微解剖学借助光学显微镜或电子显微镜的放大作用研究人体的微细结构。人体解剖学是一门古老的医学学科，西方文艺复兴时期伟大的解剖学家维萨里是现代解剖学的奠基人，他冒着被宗教迫害的危险从事人体解剖，编写了《人体构造》这一解剖学巨著。直到现在，这种持刀解剖的方法仍是研究人体形态结构的基本方法之一。所以，解剖学是医学的重要基础学科，正如恩格斯所说："没有解剖学就没有医学"。

组织学是通过显微镜来观察研究正常人体微细结构的医学学科，又称显微解剖学。1665年，荷兰人列文虎克发明了最早的光学显微镜，并用它观察了软木塞切片，发现其中有许多小室，状如蜂窝，称为"细胞"，这是人类第一次发现细胞。以后，随着显微镜的不断改进、切片机的发明和染色方法的应用，人们可以把身体各种器官切成薄片，染上颜色，在显微镜下分辨各种细胞、组织和器官的微细结构。

生理学是研究生物体功能活动规律的科学。生物体的功能就是生物体在生活过程中表现出的各种生命现象，如呼吸、血液循环、消化等。生理学的任务就是要研究这些生命现象的发生机制、条件以及机体的内外环境变化对它们的影响，从而掌握各种生命活动的规律。生理学是一门实验科学，1628年英国医生威廉·哈维利用动物实验证明了血液循环的原理，首先提出了心脏血管是一套封闭的管道系统，心脏是循环系统的中心；他为生理学发展成一门独立的学科开辟了道路。

病原微生物与免疫学主要研究与医学有关的病原微生物的生物学性状、致病性与免疫性、微生物学检查与诊断及特异防治原则等。以预防、控制和消灭传染性疾病，达到保障和提高人类健康水平的目的。

病理学是研究患病机体生命活动规律的基础医学学科，研究疾病的病因、发病机制、形态结构等方面的异常改变，从而揭示疾病发生、发展的规律，阐明疾病的本质，为疾病的预防、诊断和治疗提供科学的理论基础。1761年意大利医学家莫尔加尼在700多例尸体解剖检查的基础上创立了器官病理学，标志着病理形态学的开端。19世纪中叶，德国病理学家魏尔啸在显微镜的帮助下首创了细胞病理学，使医学的研究进入到细胞水平，为整个医学的发展做出了具有历史意义的贡献。

二、临床医学的研究内容

临床医学是研究疾病的临床表现、诊断、治疗和预防的科学。它根据患者的临床表现，从整体出发结合研究疾病的病因、发病机制和病理过程，进而确定诊断，通过治疗和预防以消除疾病、减轻患者痛苦和恢复患者健康。临床医学是直接面对疾病、病人，对病人直接实施治疗的科学。

经过多年的发展，临床医学逐渐形成了许多专业学科。按照治疗手段可分为内科（又可分为心血管内科、内分泌科、消化内科、呼吸内科、神经内科等）、外科（可分为普通外科、泌尿外科、胸心外科、骨外科等）、理疗科、放射治疗科等；按照治疗对象可分为儿科、妇产科、老年病科等；按照人体解剖学的系统或器官可分为口腔科、眼科、耳鼻咽喉科等。内科学在临床医学中占有极其重要的位置，它不仅是临床各科的基础，而且与它们存在密切的联系，因此，学好内科学是学好临床医学的关键。

此外，还有一类学科，主要任务是协助完成患者的诊断、治疗、动态监测疾病治疗效果等，如病理科、检验科、放射科、超声科等，这类学科统称为辅助学科。目前临床医学至少包括50余个学科专业，为维护人类的健康各司其职，服务于患者。

三、基础医学与临床医学的关系

基础医学与临床医学是医学科学中的两大组成部分，两者关系非常密切。基础医学是整个医学的基石。医师在诊治疾病、说明健康和疾病及其相关性的时候，不能不依赖基础医学，也不得不借助于基础医学思辨。所以，基础医学是临床医学的理论基础，它为临床医学提供新理论、新技术；为临床各科疾病的诊断与治疗提供理论基础。而临床医学又不断为基础医学验证新成果，提出新课题。这样，使医学中出现的问题不断得以解决。

医学科学的特点是：不同自然学科的相互渗透更加迅速，新的边缘学科不断产生，研究工作由整体、器官组织进入到细胞和分子微观水平。表明人们对生命现象认识层次的深入，因而更显示了基础医学及其相邻的自然科学在临床医学中的重要性。这些学科的理论研究和先进技术的应用也大大促进了人们对疾病发病机制的认识和诊断治疗技术的提高，促进了医学科学的发展。

四、科学技术在医学发展中的作用

医学是预防和治疗人类疾病，保持和促进人类健康的知识体系和实践活动。它是跨越自然科学和社会科学，建立在多学科基础上的综合性科学。医学的发展源远流长，经历了几千年的发展历程，科学技术的进步是推动医学发展的强大动力，科学理论或技术的每一次重大突破，都将产生新的医学认知，推动医学新技术、新设备、新药品的发展，增加人类医学救治和医疗服务的能力。

回顾医学发展的历程，我们不难发现，医学的发展很大程度上依赖于科学技术的进步，渗透着物理、化学、生物、信息技术等多种学科的交叉融合。医学的进步与科技创新和前沿学科交叉融合息息相关。

一个多世纪以前，疾病的诊断还主要依靠对患者主诉、症状和体征的判断。随着相关科学技术的突破，一系列医疗影像设备的出现，人类对疾病的认识逐渐达到较深的层面和清晰的水平，临床疾病的诊疗手段有了突飞猛进的发展，医疗设备的进步使诊断变得清晰准确。下面让我们回顾这段历史，以加深认识。

1.X线诊断　1895年，德国实验物理学家伦琴发现了X射线。很快，X射线被医学家用于临床，它能较好地显示人体骨骼和体内的病变，这是物理学发现在医学中最迅速的应用。此后，X射线在理论和方法上都飞速发展，形成了一门综合学科，一直伴随临床诊断至今。

2.核磁诊断　1946年，美国科学家珀塞尔和布洛赫发现了核磁共振现象，核磁共振是一种探索及研究物质的微观结构和性质的新型技术。此后，核磁共振在医学诊断上发挥了重要的作用。

3.超声诊断　18世纪，意大利生物学家斯帕兰扎尼发现了超声波，20世纪20年代，开始了超声诊断的研究；50年代，超声波的研究成果应用于肿瘤、乳房肿块和胆结石的诊断；70年代进入超声图像诊断的新阶段，并开始将多普勒超声应用于心脏血管诊断。近十年，超声医学发展迅速，在临床上显示出其特有的优越性。

4.CT诊断　1967年，英国电子工程师亨斯费尔德制作了一台能加强X射线放射源的简单的断层扫描装置，即CT，用于对人的头部进行扫描测量。CT的发现是放射诊断学上重要的成就，它广泛运用于临床检测，将人类医疗水平提高到新层次。

X射线、磁共振（MRI）、超声、计算机断层摄影（CT）等设备的发明和应用，使许多疾病的诊断能以清晰直观的图像反映临床疾病的程度、进程、疗效和预后转归，从而帮助临床专家对疾病能看得清、看得准、看得早，大大提高了临床疾病的诊疗水平。

第二节　临床医学基础的主要内容和学习方法

一、临床医学基础的主要内容

本教材共14章，第一章绪论；第二章和第三章主要阐述正常人体的解剖学基础知识，包括细胞、组织与器官的形态结构与部分生理功能；第四章介绍病原微生物与免疫的基础知识；第五章主要介绍疾病总论，包括疾病的概念、原因、经过、基本病理变化，探讨疾病的共同变化规律，如疾病概念、血液循环障碍、炎症和肿瘤等；第六章结合医疗器械专业的特点，学习常用医疗器械的检查方法；第七章至第十四章为疾病各论，主要阐述各器官系统的解剖、生理，常见病的病因与发病机制、临床表现、辅助检查和治疗原则。

二、临床医学基础的学习方法

基础医学和临床医学从不同的角度、用不同的研究方法来研究正常人体与疾病，它们所研究的领域不断扩大并相互渗透、相互影响、相互促进，其联系也越来越密切。临床医学基础是适应高职高专教育医疗器械类专业新时期培养目标的要求，把基础医学和临床医学相关学科有机地融合起来而形成的一门新课程。通过对这一课程的学习，希望同学们掌握从事医疗器械装配、调试、维修、经营、管理等工作所必需的临床医学基础知识和基本技能，为同学们学习专业知识，形成专业能力奠定基础。学习临床医学基础应该注意以下几个方面。

（一）重视理论与实践的结合

临床医学基础是一门理论性和实践性都很强的学科。在进行理论学习的同时，要注重与实践的结合：一是要重视实验，临床医学基础中有关形态结构的名词、内容及相应的描述比较多，不易记忆，因此必须重视实验课教学，要充分观察解剖及病理标本、组织切片、模型挂图以加深印象，增进理解；二是对临床疾病的学习要与典型的案例分析相结合，培养科学的临床思维方法和分析解决问题的能力。除课堂讲述外，还要重视临床示教与实训，掌握一些基本的医学技能。

（二）注意结构和功能的联系

学习临床医学基础，要重视形态结构与功能的联系。人体的形态结构与功能是互相依存、互相影响的。形态结构的变化可影响功能，功能的长期改变也可影响形态结构。例如，高血压性心脏病患者，左心室长期的加强收缩，功能代偿，可导致心肌肥大，而心肌肥大又为维持左心室的功能代偿提供了物质基础。

（三）重视局部与整体的关系

学习临床医学基础，必须要用局部与整体相统一的观点。人体是一个有机的统一整体，各器官系统都是整体的一部分，都不能离开整体而单独存在，它们之间有着密切的联系和影响。在患病时，虽然一些病变往往表现在局部，但它的影响可能是全身性的。例如，肺炎时，不但肺部发炎，而且还可引起发热、白细胞增高等全身反应。另一方面，机体的全身状态也能影响局部病变的发展。

（四）树立运动、发展的观点认识疾病

疾病是一个过程，从开始、高潮到结局是不断发展变化的。在学习认识疾病时，要用运动、发展的观点加以理解。既要看到疾病的典型表现，又要联想到它的发生、发展，这样才能全面地认识疾病。

本章小结

临床医学基础是研究正常人体的形态结构、生理功能和患病人体的基本病理变化以及常见疾病的病因、发病机制、临床表现和治疗原则的科学。它包括了基础医学相关各科的基础知识和内科学等临床医学的内容。临床医学基础的学习要重视理论与实践的结合，处理好局部与整体的关系，注意结构和功能的联系，运用运动、发展的观点认识疾病。

习题

简答题

1. 临床医学基础由哪些相关学科构成？
2. 学习临床医学基础这门课程要注意哪些问题？

第二章　细胞和基本组织

> ■ **知识目标**
>
> 1. **掌握**　人体细胞的基本结构与功能。
> 2. **熟悉**　构成人体的基本组织及功能。
> 3. **了解**　人体细胞和组织的研究内容、常用术语。
>
> ☞ **能力目标**
>
> 1. 具备使用显微镜观察人体细胞、组织结构的能力。
> 2. 学会通过图示识别细胞和基本组织的超微结构。

PPT

第一节　细　胞

一、细胞的化学组成

细胞内的生命物质称为原生质。它的主要成分是糖类、蛋白质、核酸、脂质等。原生质分化产生细胞膜、细胞质和细胞核，构建成具有特定结构体系的原生质体，即细胞。一个机体细胞就是一个原生质体。

原生质是细胞结构和生命活动的物质基础。细胞的化学组成虽然极其复杂而不断地变化，但可分成无机物和有机物两大类。

（一）无机物

细胞中最普遍而含量最多的无机物是水，一般含水量达70%~90%。

（二）有机物

细胞中的有机物，其主要成分有蛋白质、核酸、脂类和糖类，此外，还有极其微量的生理活性物质。蛋白质、核酸、多糖和脂类这四大类物质，极其错综复杂地、有机地结合，构成原生质或细胞的各种形态上或生理上特化的组成部分。此外，原生质中还存在着含量极微但生理作用巨大的生理活跃物质。

二、细胞的结构

细胞是机体形态结构和生理功能的基本单位。机体所有的生理功能都是在细胞活动的基础上完成的。人体的细胞有200余种，不同的细胞具有不同的功能，这些细胞在人体中呈现有序的空间分布。人体细胞的体形极微，在显微镜下才能窥见。虽然人体的细胞形态各异，大小不一，但在光镜下观察发现，它们都有共同的基本结构，即细胞膜、细胞质和细胞核。

医药大学堂
WWW.YIYAO9XT.COM

（一）细胞膜

细胞膜是包在细胞表面的一层薄膜，又称质膜。电镜下，细胞膜的结构可分内、中、外三层。这三层膜是一切生物膜所具有的共同特征，称为单位膜。细胞膜的主要功能是维持细胞的完整性，同时在细胞内、外物质交换等代谢活动方面发挥着重要作用。这层由蛋白质分子和磷脂双分子层组成的薄膜，水和氧气等小分子物质能够自由通过，而某些离子和大分子物质则不能自由通过。因此，它除了起着保护细胞的作用以外，还具有控制物质进出细胞的作用：既不让有用物质任意地渗出细胞，也不让有害物质轻易地进入细胞。

细胞膜的功能是由膜的结构决定的。细胞膜在光学显微镜下不易分辨。用电子显微镜观察膜的分子结构，目前较公认的是液态镶嵌模型学说（图2-1）。该学说认为细胞膜主要由蛋白质分子和脂质分子构成。在细胞膜的中间，是磷脂双分子层，这是细胞膜的基本骨架。在磷脂双分子层的外侧和内侧，镶嵌着许多不同生理功能的球形蛋白质分子，它们以不同深度镶嵌在磷脂分子层中，或者覆盖在磷脂分子层的表面。这些磷脂分子和蛋白质分子大都是可以流动的，可以说，细胞膜具有一定的流动性。细胞膜的这种结构特点，对于它完成各种生理功能是非常重要的。

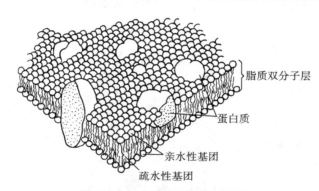

图2-1 细胞膜分子结构示意图

1.细胞膜的基本结构

（1）脂质双分子层　膜的脂质分子以磷脂为主要成分另有胆固醇、糖脂，它们都是长杆状的两性分子，一端是亲水性极性基团，另一端是疏水性非极性基团。亲水性基团朝向膜内、外两面的水溶液；而疏水性基团则朝向膜中央部，从而构成脂质双分子层。

（2）膜蛋白　分内在蛋白和外在蛋白两种。内在蛋白以疏水的部分直接与磷脂的疏水部分共价结合，两端带有极性，贯穿膜的内外；外在蛋白以非共价键结合在固有蛋白的外端上，或结合在磷脂分子的亲水头上。如载体、特异受体、酶、表面抗原。

（3）糖脂和糖蛋白　细胞膜所含的糖类较少，以共价键的形式和膜内的脂质或蛋白质结合，形成糖脂和糖蛋白。糖蛋白和糖脂与细胞免疫、细胞识别、细胞连接等方面都有密切关系，如镶嵌于细胞膜上的糖蛋白和糖脂，由于其糖链的化学结构不同，使红细胞膜上的抗原物质具有不同的类型，据此将血液划分为不同的类型。

2.细胞膜的特性

（1）结构特性　以磷脂双分子层作为基本骨架——流动性。

（2）功能特性　载体蛋白在一定程度上决定了细胞内生命活动的丰富程度——选择透过性。

（二）细胞质

细胞质是细胞膜包着的黏稠透明的物质，是细胞新陈代谢与物质合成的重要场所，包括细胞液、细胞器、细胞骨架和包涵物（图2-2）。细胞液是细胞中无定型的胶状物质，又称为细胞基质。在细胞质中散布着一些具有一定形态和功能的微结构或微器官，类似生物体的各种器官，因此叫作细胞器，主要包括核糖体、线粒体、内质网、高尔基复合体、溶酶体和中心体等。细胞骨架是细胞内的结构网架，包括微管、微丝等。包涵物是细胞质中一些有形的代谢产物或储备的营养物质。

1.核糖体　是椭球形的粒状小体，由 RNA 和蛋白质构成，蛋白质在表面（称为大亚基），RNA 在内部（称为小亚基），并以共价键结合。在细胞内，有些附着在内质网膜的外表面（供给膜上及膜外蛋白质），有些游离在细胞质基质中（供给膜内蛋白质，不经过高尔基体，直接在细胞质基质内的酶的作用下形成空间构形），是合成蛋白质的重要基地，故有"蛋白质加工厂"之称。

2.线粒体　光镜下呈粒状或小杆状。在电子显微镜下观察，线粒体表面是由双层膜构成的囊状结构（图2-2）。内膜向内形成一些隔，称为线粒体嵴（作用是可以扩大酶的附着位点）。内膜围成的腔称内腔，充满基质，基质内有许多酶系。线粒体是细胞进行有氧呼吸的主要场所，它能将营养物质（如葡萄糖、脂肪酸、氨基酸等）氧化产生能量，储存在 ATP（三磷酸腺苷）的高能磷酸键上，供给细胞其他生理活动的需要，因此称线粒体是细胞的"动力工厂"。

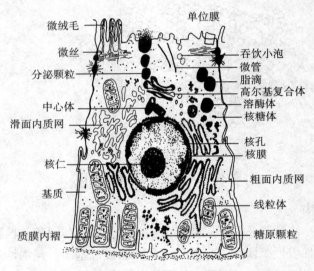

图2-2　细胞超微结构示意图

3.高尔基复合体　光镜下位于细胞核附近的网状囊泡；电镜下观察，由数层扁平囊泡、若干大泡、小泡三部分组成。高尔基复合体是细胞内的运输和加工系统。能将粗面内质网运输的蛋白质进行加工、浓缩和包装成分泌泡和溶酶体。

4.溶酶体　电镜下观察为圆球形，周边有单层膜包绕，形成囊状小体或小泡，内含酸性磷酸酶和多种水解酶，具有自溶和异溶作用。自溶作用是能消化细胞本身一些衰老或损伤的结构，以维持细胞的生理功能。异溶作用是指消化和分解被细胞吞噬的病原微生物及其细胞碎片的过程。所以溶酶体是细胞内重要的"消化器官"。

5.中心体　多位于细胞核周围，由一对互相垂直的中心粒构成。中心体是细胞中一种重要的无膜结构的细胞器，在细胞分裂时，以中心粒为起点形成纺锤体，参与染色体的分离。有纤毛或鞭毛的细胞，中心粒形成基体，参与微管的形成，参与细胞的运动、胞吞、胞吐、细胞内物质的运送等过程。

6.细胞骨架　细胞骨架是细胞质内的纤维网架结构，包括微丝、微管等。细胞骨架对维持细胞外形，参与细胞内物质转运和细胞运动都有重要作用。

7.液态胞浆　液态胞浆中含有各种代谢酶系、蛋白质和其他溶质成分。许多代谢反应，如糖酵解和结构蛋白质合成等，都在胞浆中进行。

（三）细胞核

细胞质里含有一个近似球形的细胞核，是由更加黏稠的物质构成的。细胞核通常位于细胞的中央，内部含有细胞中大多数的遗传物质，也就是DNA，它的主要功能是储存遗传信息，控制细胞代谢、分化和增殖活动。人体内除成熟的红细胞外，所有的细胞都有细胞核。每个细胞通常只有一个细胞核，但也有两个甚至多个的。细胞核包括核膜、核仁、染色质（染色体）和核基质等。

1.核膜　是一种将细胞核完全包覆的双层膜。核膜上还有许多核孔，是核与细胞质之间物质交换的孔道。这些孔道可让小分子与离子自由通透，而如蛋白质般较大的分子，则需要载体蛋白的帮助才能通过。核运输是细胞中最重要的功能；基因表现与染色体的保存，皆有赖于核孔上所进行的输送作用。

2.核仁　核仁为核内的球形小体，每个细胞内有一至数个核仁，其主要成分是蛋白质、DNA和RNA。核仁经常出现在间期细胞核中，主要功能是合成核糖体RNA（rRNA）并组装成核糖体。核糖体的功能是合成蛋白质。

3.染色质和染色体　细胞核中有一种物质，易被洋红、苏木精、甲基绿等碱性染料染成深色，叫作染色质，生物体的遗传物质就在染色质上。当细胞进行分裂时，分散的染色质聚集成一定数量和形态的染色体。因此，染色质和染色体实际上是同一种物质，它们的化学成分主要是脱氧核糖核酸（DNA）和组蛋白。二者结合形成染色质结构的基本单位——核小体。因为遗传基因存在于DNA中，所以，染色质是遗传的物质基础。人体细胞核中的染色体有46条，可配成23对，其中22对为常染色体，1对为性染色体。性染色体在女性中为XX染色体，在男性中为XY染色体。

4.核基质　是核内透明的液态胶状物质，又称核液。

第二节　细胞的基本功能

细胞是构成人体最基本的结构和功能单位。每一种细胞主要执行一种特定的功能，也有的细胞可执行多种功能，但对所有细胞或某些细胞群体而言，许多基本的功能活动具有普遍性。

一、细胞膜的物质转运功能

细胞膜能从细胞周围环境中选择性地摄取所需的物质，并将新陈代谢产物排出细胞外，这个过程称为物质转运。细胞膜的物质转运方式可归纳为以下几种（图2-3）。

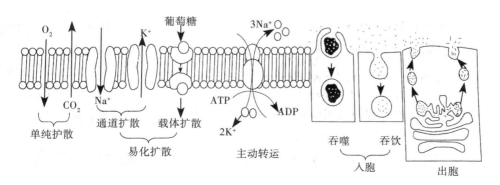

图2-3　细胞膜物质转运方式

PPT

（一）单纯扩散

一些脂溶性物质，如CO_2、O_2能溶于膜的脂质中从浓度高的一侧通过细胞膜扩散至浓度低的一侧，这一过程称为单纯扩散。决定单纯扩散通过量的因素：一是细胞膜两侧物质的浓度差，二是细胞膜对该物质的通透性。浓度差越大，通透性越大，扩散通过量越多，速度越快。单纯扩散既不需要载体帮助，也不消耗能量。

（二）易化扩散

一些难溶于脂质的物质，在细胞膜上特殊蛋白质的"帮助"下，由膜的高浓度一侧向低浓度一侧扩散的过程，称为易化扩散。易化扩散可分为两种类型：一种是以载体为中介的易化扩散，一种是以通道为中介的易化扩散。

1.以载体为中介的易化扩散　又称载体转运，如葡萄糖、氨基酸等小分子亲水物质主要通过这种方式进出细胞。这种易化扩散的特点是：①特异性，每种载体蛋白只能转运具有某种特定结构的物质；②饱和性，每种载体蛋白具有一定的数量，只能转运一定数量的某种物质，若超过这一数量，载体蛋白的转运量就不再增加；③竞争性抑制，例如：某载体对A和B两种结构相似的物质都有转运能力，那么环境中B的增加将会减弱载体对A的转运，反之亦然。

2.以通道为中介的易化扩散　又称通道转运或门控转运，可以转运一些离子，如K^+、Na^+、Ca^{2+}等。"通道"也是镶嵌在细胞膜上的蛋白质，称为通道蛋白。通道蛋白可以在某种情况下被"激活"，又称通道开放。此时，物质从高浓度一侧经过通道蛋白迅速向低浓度一侧扩散；也可以在另一种情况下"失活"，又称通道关闭，此时，即使两侧存在物质的浓度差，物质也不能通过细胞膜。

神经细胞和其他一些细胞膜内Na^+、K^+通道蛋白的开放和关闭是由膜两侧的电位差所控制的，称为电压依从性通道。而突触后膜、肌细胞中的运动终板膜和某些腺细胞膜内的离子通道的开放和关闭，则由递质、激素或药物等化学物质控制，因此，称为化学依从性通道。

单纯扩散和易化扩散，物质都是顺电-化学差进行的，不需要细胞供给能量，故统称为被动转运。

（三）主动转运

主动转运是指细胞消耗能量将物质由膜的低浓度一侧向高浓度的一侧转运的过程。包括原发性主动转运和继发性主动转运。主动转运的特点是：①在物质转运过程中，细胞要消耗能量；②物质转运是逆电-化学梯度进行；③转运的为小分子物质；④原发性主动转运主要是通过离子泵转运离子，继发性主动转运是指依赖离子泵转运而储备的势能从而完成其他物质的逆浓度的跨膜转运。

最常见的离子泵转运为细胞膜上的钠钾泵（Na^+-K^+泵），其生理作用和特点是：①钠钾泵是由一个催化亚单位和一个调节亚单位构成的细胞膜内在蛋白，催化亚单位有与Na^+、ATP结合点，具有ATP酶的活性；②其作用是逆浓度差将细胞内的Na^+移出膜外，同时将细胞外的K^+移入膜内；③与静息电位的维持有关；④建立离子势能贮备，分解的一个ATP将3个Na^+移出膜外，同时将2个K^+移入膜内，这样建立起离子势能贮备，参与多种生理功能和维持细胞电位稳定；⑤是神经、肌肉组织具有兴奋性的离子基础。

除Na^+-K^+泵之外，肌细胞内的肌浆网上分布有Ca^{2+}泵，甲状腺细胞膜上分布有I^-泵。

（四）入胞和出胞（膜动转运）

大分子物质或团块物质、液体珠滴进出细胞的耗能性转运过程，称为入胞作用或出胞作用，入胞是指大分子物质进入细胞的过程。入胞物若为物质团块，如细菌、病毒、异物或大分子营养物质等，则称为吞噬；若入胞物为液体珠滴，则为吞饮。因特异性分子与细胞膜外的受体结合并在该处引起的入胞作用称为受体介导式入胞。某些大分子物质由细胞排出的过程，称为出胞作用。如内分泌细胞分泌激素，神经末梢释放神经递质等。

二、细胞的受体功能

受体主要指细胞中一种特殊蛋白质，能识别化学信息并能与之结合从而引起细胞的生理效应。存在于细胞膜表面的受体称为膜受体；存在于细胞质内的受体称为胞质受体；存在于细胞核内的受体称为核受体。

（一）受体的功能

1.识别和结合体液中的特殊化学物质　细胞中的受体通过识别和结合体液中的特殊化学物质，从而保持细胞对特殊的化学物质的高度敏感性和不受其他化学物质的干扰，使信息传递精确、可靠。

2.转发化学信息　细胞中的受体通过转导功能，可激活细胞内许多酶系统，从而产生生理效应。

（二）受体的特征

1.特异性　受体只能识别并与特定的化学物质结合，产生特定的生理效应。

2.饱和性　细胞上的受体数量是有限的，因此它结合的化学物质的数量也是有限的。

3.可逆性　受体既可以与化学物质特异性结合，也可以分离，各种物质与受体结合后，解离的速度有所不同。

三、细胞的生物电现象

一切活细胞无论处于静息状态还是活动状态都存在电现象，这种电现象称为生物电。由于生物电发生在细胞膜的两侧，因此，生物电又称为跨膜电位（简称膜电位）。生物电是以细胞为单位产生的，借助于仪器可将这些电变化客观地记录下来，如临床上记录的心电图、脑电图、肌电图等。它包括静息电位和动作电位。

（一）静息电位

当细胞膜处于相对安静状态下（未受刺激）时，存在于细胞膜内、外两侧的电位差称为静息电位。一般规定以膜外为0电位，膜内的负电位值为静息电位值。不同组织的静息电位值不同，如神经细胞约为 –70mV，心室肌细胞约为 –90mV。

用微电极测量神经纤维，结果显示细胞膜表面与细胞内存在电位差，而且膜内比膜外电位低，即膜内相对带负电，而膜外相对带正电。细胞这种稳定的内负外正状态，称为极化状态。当静息电位的膜内侧负电位增大时，称超极化。相反，如果膜内负电位减小，称去极化或除极化。细胞发生去极化后，膜电位又恢复到极化状态，称为复极化。

静息电位的产生机制　安静时细胞膜两侧存在离子浓度差（离子不均匀分布）。细胞未受刺激时，膜上离子通道中主要是 K^+ 通道开放，允许 K^+ 由细胞内流向细胞外，而不允许 Na^+、Ca^{2+} 由细胞外流入细胞内。因此，静息电位即为K⁺的平衡电位，该形成过程不消耗能量。

（二）动作电位

　　动作电位是指细胞受刺激时，在静息电位基础上，产生的快速可逆且可传播的电位变化（图2-4）。动作电位的幅度决定于细胞内外的Na^+浓度差，细胞外液Na^+浓度降低动作电位幅度也相应降低，而阻断Na^+通道则能阻碍动作电位的产生。动作电位由去极化相和复极化相两个时相构成。动作电位的去极化相是由Na^+跨膜内流形成的，复极化相是由K^+跨膜外流形成的。

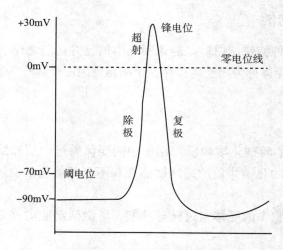

图2-4　神经细胞动作电位

　　1.形成条件　细胞膜两侧存在离子浓度差，细胞膜内K^+浓度高于细胞膜外，而细胞外Na^+、Ca^{2+}、Cl^-浓度高于细胞内，这种浓度差的维持依靠离子泵的主动转运（主要是Na^+-K^+泵的转运）。细胞膜在不同状态下对不同离子的通透性不同，例如，安静时主要允许K^+通透，而去极化到阈电位水平时又主要允许Na^+通透。受阈上刺激时可兴奋组织或细胞。

　　2.动作电位特征　①"全或无"现象：即刺激强度只要能达到阈刺激，就会立刻产生动作电位，而且动作电位一旦发生，其幅度、传导速度即达最大值，不会因刺激强度增强而加大。也就是说动作电位要么不产生（无），一旦产生就会达到最大（全）。②传导呈不衰减性扩布：即动作电位的幅度、传导速度不会因传导距离的增加而减小。③相继产生的动作电位互不融合。④动作电位是一种快速、可逆的电变化，产生动作电位的细胞膜将经历一系列兴奋性的变化。⑤动作电位期间Na^+、K^+的跨膜转运是通过通道蛋白进行的，通道有开放、关闭、备用三种状态，由当时的膜电位决定，故这种离子通道称为电压门控的离子通道，而形成静息电位的K^+通道是非门控的离子通道。当膜的某一离子通道处于失活（关闭）状态时，膜对该离子的通透性为零，同时膜电导就为零（电导与通透性一致），而且不会受刺激而开放，只有通道恢复到备用状态时才可以在特定刺激作用下开放。

四、细胞的增殖

　　细胞增殖是指一个细胞分裂成为两个新细胞的过程，与机体的生长发育、细胞更新、创伤修复和生殖等生理过程密切相关。细胞增殖严格按照机体生命活动的需要进行，一旦出现异常就会导致疾病的发生，如肿瘤。

　　细胞增殖有无丝分裂、有丝分裂和减数分裂三种方式。其中，无丝分裂是低等动物繁殖的方式，在人体只发生在某些分裂迅速的细胞中，如口腔、胃肠道上皮细胞，以及创伤修复、病理代偿（如炎症）等组织和离体培养的细胞中；有丝分裂是真核细胞，如人和高等动物细胞增殖的主要方式；减数分裂是生殖细胞特有的分裂方式，其子细胞的染色体只有母细胞的一半。在此重点讨论有丝分裂。

（一）细胞增殖周期

细胞经生长和分裂完成一次增殖的全过程称为细胞增殖周期，简称为细胞周期。细胞周期有四个时相，即DNA合成前期（G1期）、DNA合成期（S期）、DNA合成后期（G2期）和有丝分裂期（M期），其中前三个时期又合称为有丝分裂间期（图2-5）。

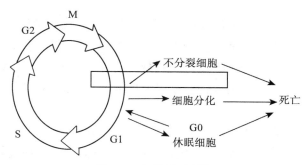

图2-5　细胞增殖周期

1. **DNA合成前期——G1期**　G1期是细胞生长的主要阶段，其特点是细胞内大量合成RNA和蛋白质。不同类型细胞的G1期时限不同。胚胎干细胞、造血干细胞等增殖活动旺盛的细胞G1期较短；淋巴细胞、成纤维细胞以及肝、肾组织的实质细胞等在受到适宜刺激或损伤时才进入G1期，其余时间则处于静止休眠状态（此期称为G0期）；成熟的红细胞、神经细胞和骨骼肌细胞等被称为终末细胞，始终处于G0期。

2. **DNA合成期——S期**　S期是细胞DNA复制阶段，其特点是DNA的数目增加一倍，且只复制一次，以保持遗传稳定性。

3. **DNA合成后期——G2期**　G2期是DNA合成结束到M期开始前的阶段，此期的特点是细胞启动DNA合成终止机制，促有丝分裂因子活化和合成细胞骨架蛋白质，为细胞进入M期做准备。

4. **有丝分裂期——M期**　M期是细胞的有丝分裂阶段，M期的特点是首先染色质凝集并集中到核中央形成染色体，细胞核崩解。然后，以中心体为两极，染色体为中心，由微管连接成纺锤体，细胞的内膜系统，即各种细胞器分解成囊泡。接着染色体一分为二，各自向两极移动，胞质中的内膜系统小泡平分，向新形成的染色体周围聚集。最后质膜和细胞器重新组建，细胞从中间断裂成两个子细胞，有丝分裂过程结束。

（二）细胞增殖与医学的关系

细胞增殖是最重要的生命活动之一。不论正常细胞的增殖，还是异常细胞的增殖，都与人类的健康生存密切相关。

机体的生长和组织的再生都离不开细胞增殖。受精卵形成后的细胞增殖与分化，使人体组织器官系统得以发育。此外，机体衰老死亡细胞的补充更新、创伤的修复等也离不开细胞增殖。

肿瘤的基本病理特征就是肿瘤细胞的恶性增殖。显然，研究肿瘤细胞增殖的机制和过程，对认识和防治肿瘤具有重要意义。

PPT

第三节　基本组织

组织是由结构和功能相同、相似或相关的一些细胞及其周围的细胞间质所组成，是构成人体器官的基本结构。间质是指存在于细胞之间不具有细胞形态的物质。根据组织起源、结构和功能上的特点，人体组织可分为上皮组织、结缔组织、肌组织和神经组织四大类。

一、上皮组织

上皮组织也叫作上皮，它是衬贴或覆盖在其他组织上的重要结构。由密集的上皮细胞和少量细胞间质构成。通常具有保护、吸收、分泌、排泄的功能。上皮组织包括覆盖于人体体表或在体内各种管腔性器官的内表面的被覆上皮、具有分泌功能的腺上皮以及接受刺激的感觉上皮。上皮组织是人体最大的组织，再生能力很强，复层上皮的表浅细胞不时脱落，深部细胞不断分裂增生，使上皮保持动态平衡。

上皮组织有以下结构特点：①上皮细胞多，排列紧密，细胞间质少；②具有极性，一极朝向体表或管、腔内表面，称游离面，另一极为基底面，借一层很薄的基膜与深层的结缔组织相连；③上皮组织无血管，其营养来自深层结缔组织；④上皮组织含有丰富的神经末梢，对外界刺激很敏感。

（一）被覆上皮

分布在身体表面和体内各种管腔壁的表面。根据排列层数及细胞的形态，大体可以分为两类，即单层上皮和复层上皮。

1.单层上皮

（1）单层扁平上皮　又称鳞状上皮，由一层扁平细胞组成，细胞形状不规则，边缘互相嵌合，垂直切面看，胞质很薄（图2-6）。①内皮，分布在心、血管和淋巴管的内腔面，表面光滑有利于血液和淋巴液的流动。②间皮，分布在胸膜、心包膜和腹膜等表面，能分泌少量浆液，保持表面湿润光滑，便于内脏活动。③其他，分布在肺泡和肾小囊壁层等腔面。

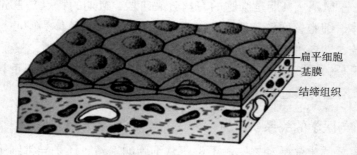

扁平细胞
基膜
结缔组织

图2-6　单层扁平上皮

（2）单层立方上皮　分布在肾小管、甲状腺滤泡和卵巢的内表面。有分泌和吸收功能（图2-7）。

医药大学堂
WWW.YIYAODKT.COM

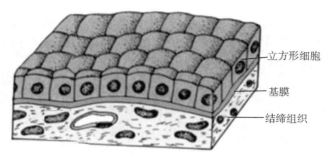

图2-7　单层立方上皮

（3）单层柱状上皮　衬贴于胃、肠、子宫等内表面。有分泌、吸收等功能（图2-8）。

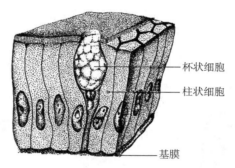

图2-8　单层柱状上皮

（4）假复层纤毛柱状上皮　这种上皮高矮不等，在垂直切面上细胞核位置高低不同，好像复层，但实际是单层。其游离面有许多纤毛，纤毛能节律地朝一个方向摆动，使一些分泌物及表面的灰尘、细菌等异物得以清除。主要分布于呼吸道的腔面，有保护和分泌功能（图2-9）。

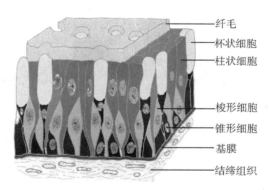

图2-9　假复层纤毛柱状上皮立体模式图

2.复层上皮

（1）复层扁平上皮　又称复层状上皮，由十余层或数十层细胞组成，包括未角化复层扁平上皮和角化复层扁平上皮。最表面为扁平状，基底细胞能不断分裂增生，以补充表层衰老或损伤脱落的细胞。未角化复层扁平上皮分布在口腔、食管、阴道等腔面。角化复层扁平上皮分布在皮肤表皮。具有耐摩擦、防止异物侵入等保护作用，受损伤后，上皮有很强的修复能力（图2-10）。

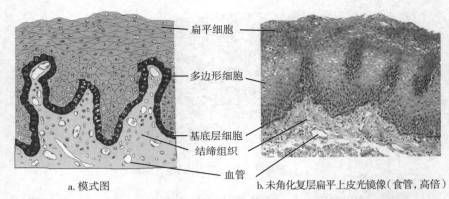

a. 模式图　　　　　　　　　b. 未角化复层扁平上皮光镜像（食管，高倍）

图2-10　复层扁平上皮

（2）复层柱状上皮　分布在睑结膜、男性尿道等腔面。

（3）变移上皮　衬贴于排尿管通的腔面。随着排尿管道的容积的变化，上皮的层数和形状也相应改变。如膀胱缩小，上皮变厚，层数较多，当膀胱充盈扩大时，上皮变薄，层数变少，细胞形状也变扁（图2-11）。

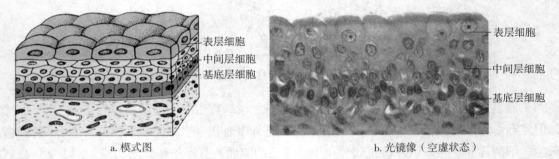

a. 模式图　　　　　　　　　b. 光镜像（空虚状态）

图2-11　变移上皮

（二）腺上皮

凡是具有分泌功能的上皮称腺上皮。以腺上皮为主要成分构成的器官称为腺体或腺。腺可分为两大类，即外分泌腺和内分泌腺。

1. 外分泌腺　具有导管与上皮表面相连通，其分泌物可经导管排到身体表面或器官腔内。因此，外分泌腺又称为有管腺。如涎腺、汗腺、胃腺、肠腺等。

2. 内分泌腺　无导管，其分泌物可直接渗入周围血管，经血液运往全身，又称无管腺，如肾上腺、垂体、甲状腺、性腺等。

（三）感觉上皮

能接受体内、外刺激形成神经冲动的上皮细胞，称为感觉上皮。

二、结缔组织

结缔组织由细胞和大量细胞间质组成。其结构特点是细胞种类较多，但数量少，细胞间质多，间质包括纤维和基质两种成分；细胞无极性，包埋于间质中；组织中含有大量丰富的血管。结缔组织在人体内分布广泛，形态多样，起着支持、连接、营养、保护、防御、免疫、修复等作用。结缔组织的细胞间质包括基质、细丝状的纤维和不断循环更新的组织液，具有重要功能意义。

结缔组织包括固有结缔组织（疏松结缔组织、致密结缔组织、网状组织、脂肪组织）、骨和软骨、血液和淋巴结等。

（一）固有结缔组织

1.疏松结缔组织　又称蜂窝组织（图2-12），是位于器官之间、组织之间以至细胞之间的组织，松软而富有弹性和韧性，纤维较少，排列稀疏，相互交织呈网状。它由细胞（成纤维细胞、巨噬细胞、肥大细胞、浆细胞）、纤维（胶原纤维、弹性纤维、网状纤维）和基质（蛋白多糖、纤维黏连蛋白、组织液）三种成分组成，具有连接、支持、保护、营养和创伤修复等功能。

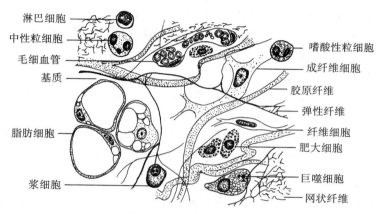

图2-12　疏松结缔组织

（1）细胞　疏松结缔组织中的细胞种类多，分布疏散，其形态、结构和功能各不相同。

成纤维细胞：数量最多，细胞体积较大，呈扁平状或梭形，核大染色浅，呈椭圆形。这种细胞具有合成和分泌蛋白质，形成基质和纤维的功能。

巨噬细胞：又称组织细胞，一般为圆形或卵圆形，并有短小突起。胞核较小，圆形或椭圆形，着色较深。胞质丰富多嗜酸性，胞质含有大量溶酶体、吞噬小泡和吞噬体。巨噬细胞的功能主要是变形运动、吞噬和清除异物与衰老死亡细胞、参与和调节免疫反应及分泌多种生活物质。

肥大细胞：细胞呈圆形或椭圆形，核较小而圆，胞质充满粗大的嗜碱性颗粒，颗粒内含有肝素、组胺、白三烯等物质。肝素有抗凝血作用，组胺和白三烯与超敏反应有关。

浆细胞：多为卵圆形。核较小，偏于细胞一侧，染色质凝聚成粗块，呈辐射状分布，核仁位于核的中央，因此胞核状似车轮。胞质嗜碱性，染成蓝色。浆细胞由B淋巴细胞分化形成，能合成和分泌免疫球蛋白，即抗体，参与体液免疫反应。

（2）纤维　包括胶原纤维、弹性纤维和网状纤维。胶原纤维数量最多，是结缔组织中的主要纤维。新鲜时呈白色，HE染色呈浅红色，纤维较粗，呈波浪状，相互交织。纤维的韧性大，抗拉力强，但弹性差。弹性纤维新鲜时呈黄色，又称黄纤维。经甲醛品红染色可呈紫色或棕褐色，纤维较细，有分支。纤维的弹性大，韧性较小，与胶原纤维交织成网，使疏松结缔组织既有韧性又有弹性，使其连接的组织和器官既相对固定，又有一定的可变性。网状纤维纤维微细，分支多，交织成网状。可用镀银法染成黑色，又称嗜银纤维，主要分布在造血器官和内分泌腺内，构成这些器官的支架。

（3）基质　是一种没有固定形态的均质状胶态物质，充满于纤维、细胞之间。化学成分主要是蛋白多糖（如透明质酸，硫酸软骨素A、C），有限制细菌扩散的作用。基质中含有从毛细血管渗出的液体，称组织液。组织液是血液和细胞进行物质交换的媒介。

2.致密结缔组织　主要特点是纤维成分特别多，而且排列紧密，细胞和基质都很少。其纤维以胶原纤维为主。致密结缔组织分布于肌腱、韧带、声带、皮肤的真皮及器官的被膜等处，有连接、支持和保护等功能。

3.网状组织 是由网状细胞、网状纤维和基质组成。网状细胞为星形多突起细胞，其突起彼此连接成网。胞质弱嗜碱性。核较大、椭圆形、染色浅、核仁清楚。具有生成网状纤维的功能。网状纤维细而多分支，沿着网状细胞的胞体和突起分布。网状纤维分支互相连接成的网孔内充满基质（在淋巴器官和造血器官分别是淋巴液和血液）。体内没有单独存在的网状组织，它是构成淋巴组织、淋巴器官和造血器官的基本组成成分。分布于消化道、呼吸道黏膜固有层、淋巴结、脾、扁桃体及红骨髓中。在这些器官中，网状组织成为支架，网孔中充满淋巴细胞和巨噬细胞，或者是处于发育不同阶段的各种血细胞。网状细胞则成为T、B淋巴细胞和血细胞发育微环境的细胞成分之一。

4.脂肪组织 由大量脂肪细胞集聚构成（图2-12），常被疏松结缔组织分隔为许多脂肪小叶。主要分布于皮下、网膜和肠系膜等处。具有贮存脂肪、保持体温、参与脂肪代谢、产生热量等功能。

（二）骨和软骨组织

骨和软骨组织的基质呈固体状，细胞和纤维埋没其中，具有一定形状和坚韧性。两者共同构成机体的支架，具有保护作用。根据基质是否钙化而分为骨组织和软骨组织。

1.骨组织 由大量钙化的细胞间质及数种细胞构成。钙化的细胞间质称为骨质，由有机成分、钙盐和胶原纤维等组成。骨质结构呈板状，称为骨板，排列紧密的形成骨密质；排列疏松的为骨松质。骨细胞是骨组织中的主要细胞，其次还有成骨细胞、破骨细胞等，它们都位于骨质边缘。

2.软骨组织 简称软骨，由软骨细胞、基质和纤维组成。基质中钙盐少而骨胶原较多。根据组织内所含纤维成分的不同，分为透明软骨、弹性软骨、纤维软骨三类。软骨呈固态，略有弹性，能承受压力和耐摩擦，有一定的支持和保护作用。主要分布在关节面、椎间盘、呼吸道及耳郭等处。

（三）血液和淋巴

1.血液 血液是心血管中的液体组织，约占体重的7%。血液由血浆和悬浮于其中的血细胞组成。血浆相当于细胞间质，为淡黄色液体，血细胞悬浮在血浆中。血细胞由红细胞、白细胞和血小板组成。

（1）红细胞

1）形态和数量 红细胞（RBC）呈中间薄、周边厚的双凹圆碟（盘）形，直径7.0~8.5μm，无细胞核。其数量男性为（4.5~5.5）×10^{12}/L，女性为（3.5~5.0）×10^{12}/L。红细胞中含有的血红蛋白是红细胞的功能物质，并使血液呈红色。血红蛋白（Hb）的正常值为男性120~160g/L，女性110~150g/L。当外周血液中RBC或Hb低于正常值的下限时称为贫血。红细胞生成的场所在骨髓，其平均寿命为120天。

2）生理特性 红细胞具有三个方面的生理特性：①可塑变形性：红细胞在全身血管中循环运行，常要挤过口径比它小的毛细血管和血窦间隙，这时红细胞将发生卷曲变形，在通过后又恢复原状。②渗透脆性：是指红细胞在低渗盐溶液中发生膨胀破裂的特性，又称渗透性溶血。③悬浮稳定性：是指红细胞稳定悬浮于血浆中不易下沉的特性。

3）生理功能 红细胞的生理功能主要是运输O_2和CO_2。血红蛋白是红细胞中担负气体运输的功能蛋白，它能与O_2和CO_2进行可逆性结合而实施运输功能。

（2）白细胞

1）白细胞的总数和分类 白细胞（WBC）是一类有核的血细胞。正常成年人白细胞总数是（4~10）×10^9/L。光镜下，根据白细胞胞质内有无特殊颗粒，可将其分为有粒白细胞和无粒白细胞两类。有粒白细胞又根据颗粒的嗜色性，分为中性粒细胞、嗜酸性粒细胞和嗜碱性粒细胞；无粒白细胞有单核细胞和淋巴细胞。各类白细胞的分类计数（占白细胞总数的百分比值）以及形态、功能特点见表2-1。在疾病状态下，白细胞总数及各种白细胞的分类计数可发生不同的改变。

表2-1 白细胞的分类

白细胞的分类与计数	形态特点	主要功能
中性粒细胞 （50%~70%）	细胞球形，直径10~12μm，核呈杆状或分叶状（2~5叶），胞质内含较多淡红色细小颗粒（主要是溶酶体）	1.活跃的变形运动和吞噬功能 2.可吞噬、杀灭细菌
嗜酸性粒细胞 （0.5%~3%）	细胞球形，直径10~15μm，核呈分叶状（2叶），胞质内充满橘红色嗜酸颗粒（溶酶体）	1.变形运动和一定的吞噬功能 2.吞噬抗原-抗体免疫复合物
嗜碱性粒细胞 （0%~1%）	细胞球形，直径10~12μm，核呈分叶状（不清晰），胞质内含较多大小不等的蓝紫色嗜碱性颗粒（含组胺等）	1.无明显运动和吞噬能力 2.释放组胺，参与超敏反应
单核细胞 （3%~8%）	细胞圆形或椭圆形，直径14~20μm，核呈卵圆形、肾形等，胞质内含许多细小颗粒（溶酶体）	1.具有很强的运动和吞噬功能 2.在组织内分化为巨噬细胞 3.吞噬细菌、异物等
淋巴细胞 （20%~40%）	细胞圆形或椭圆形，直径6~8μm，核呈圆形，占据细胞的大部，胞质内含少量颗粒（溶酶体）	1.运动能力弱，无吞噬能力 2.参与免疫反应

2）生理特性 白细胞具有三个方面的生理特性。①白细胞渗出：白细胞可以伸出伪足做变形运动穿过血管壁到达血管外，因此，白细胞除存在于血液和淋巴中外，也广泛存在于血管、淋巴管以外的组织中。②趋化性：炎症病灶中白细胞具有能够向着某些化学物质游走的特性。③吞噬作用：白细胞游走到细菌、坏死组织等异物周围，将其吞入、降解的过程。

3）生理功能 白细胞具有吞噬和免疫功能，能帮助人体抵御细菌、病毒和其他异物的侵袭，是保护人体健康的卫士。

（3）血小板

1）血小板的形态和数量 血小板（PLT）是骨髓中成熟的巨核细胞胞质裂解脱落下来的具有生物活性的小块细胞，无细胞核。正常的血小板形态不规则，一般呈两面微凸的圆盘状，直径2~4μm。正常成人血小板数量为（100~300）×10^9/L。血小板的寿命为7~14天。

2）血小板的生理特性 血小板具有黏附、聚集、释放和收缩的特性，这四种特性均与血小板的止血功能有着密切的关系。①黏附：指血小板与血管内皮下组织或损伤部位间质中的纤维蛋白原等物质的黏着。②聚集：指血小板彼此黏着的现象。③释放：是指血小板受刺激后，将贮存的许多物质排出的现象。④收缩：是指血小板可伸长和缩短。

3）血小板的生理功能 血小板的主要功能是凝血和止血，修补破损的血管。

2.淋巴 是流动在淋巴管内的液体，由组织液渗入毛细淋巴管内而形成。淋巴在流经淋巴结时，其中的细菌等异物被清除，而淋巴结内的淋巴细胞、抗体或单核细胞加入到淋巴液中。淋巴是组织液回流的辅助渠道，在维持全身各部分的组织液动态平衡中起重要作用。

三、肌组织

由特殊分化的肌细胞构成的基本组织。肌细胞间有少量结缔组织，并有毛细血管和神经纤维。肌细胞外形细长呈纤维状，因此又称为肌纤维。肌细胞的细胞膜叫作肌膜，其细胞质叫肌浆。肌浆含大量很细的细丝，是肌细胞收缩的物质基础，称肌原纤维。根据肌组织的形态、结构和功能特点，可将其分为三类，即骨骼肌、心肌与平滑肌。

1.骨骼肌 骨骼肌的肌细胞呈细长圆柱形，肌浆内含有大量的肌原纤维。细胞核数量较多，位于肌膜的深面，肌原纤维呈细丝状，沿细胞长轴紧密排列。每条肌原纤维有多枚明暗相间的横纹，故又称横纹肌。骨骼肌收缩迅速而有力，一般受意识支配，是随意肌。骨骼肌一般通过腱附于骨骼上，但也有例外，如食管上部的肌层及面部表情肌并不附于骨骼上。

2.心肌 心肌的肌细胞为短柱状，有许多分支互相连接成网，其连接的分界部位称闰盘。此结构连接牢固，有利于心肌细胞间兴奋的传递及心肌纤维的同步收缩。心肌的生理特点是能够自动地有节律地收缩。心肌纤维也有横纹，核卵圆形，位于肌纤维的中央。心肌分布于心脏，构成心房、心室壁上的心肌层，也见于靠近心脏的大血管壁上。

3.平滑肌 平滑肌细胞呈长棱形，中央有一卵圆形的核（图2-13）。主要分布在内脏，如气管、支气管、消化管、血管、膀胱的肌层等处，平滑肌收缩较缓慢而持久，有较大的伸展性，以适应脏器内容物的充盈。

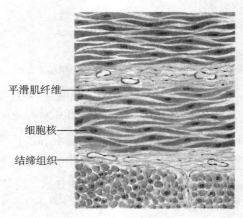

平滑肌纤维
细胞核
结缔组织

图2-13 平滑肌

四、神经组织

神经组织由神经细胞和神经胶质细胞共同组成。神经细胞是神经系统的结构和功能的基本单位，又称神经元。一个成人约有亿万个神经元，它们具有接受刺激、传导冲动和整合信息的功能，有些神经元还有内分泌功能。

（一）神经元

1.神经元的结构 每个神经元分为胞体和突起两部分，突起又分为树突和轴突两种（图2-14）。

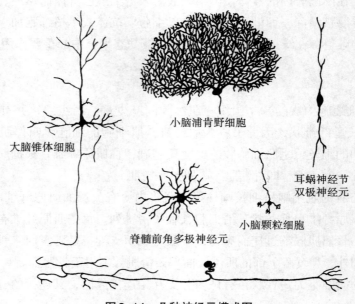

大脑锥体细胞
小脑浦肯野细胞
耳蜗神经节双极神经元
小脑颗粒细胞
脊髓前角多极神经元

图2-14 几种神经元模式图

（1）胞体 胞体形态多样，大小不一。细胞核大而圆，多位于细胞的中央。核仁明显，细胞质中的重点细胞器是尼氏体、发达的高尔基体和神经原纤维。

（2）突起 神经元的突起由胞体发出，包括树突和轴突。①树突：有1个或多个，分支多，呈树枝状，愈向外周分支愈细。树突的功能是接受刺激，将神经冲动传至胞体。②轴突：每个神经元只有一个轴突，无尼氏体。轴突由胞体发出的部位呈圆锥形隆起，称轴丘。轴突细长光滑、粗细均匀，可有侧支，其末端分支较多，称神经末梢。轴突表面的细胞膜称轴膜，轴突内的细胞质称轴浆，内有微丝、微管、线粒体，长管状的滑面内质网。它与其他神经元或其他组织广泛联系，功能是将神经冲动由胞体传送到其他神经元或效应细胞。轴突较长，最长的轴突可达1m左右。

2.神经元的分类 根据神经元的功能可分为三类。

（1）感觉神经元（传入神经元） 它与感受器相连，能接受来自体内外的刺激，将神经冲动传向中枢（脑、脊髓）。

（2）运动神经元（传出神经元） 将中枢发出的神经冲动传到效应器官（腺体、肌肉），使肌肉收缩或腺体分泌。

（3）联络神经元（中间神经元） 能接受其他神经元传来的神经冲动，然后再将冲动传递到另一神经元。中间神经元分布在脑和脊髓等中枢神经内，位于感觉神经元和运动神经元之间传递信息（图2-15）。

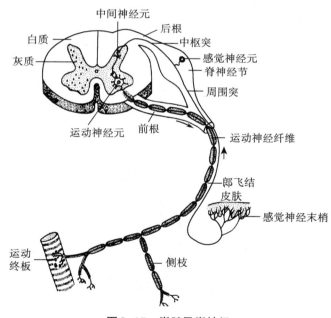

图2-15 脊髓及脊神经

（二）神经胶质细胞

神经胶质细胞简称胶质细胞，广泛分布在中枢和周围神经系统。在中枢神经系统中的神经胶质细胞主要有星形胶质细胞、少突胶质细胞（与前者合称为大胶质细胞）和小胶质细胞等。神经胶质细胞的数量约为神经元的10~50倍，有树突但无轴突，其细胞质中无尼氏体，无传导冲动的功能，而是对神经元起支持、营养、绝缘和保护等作用。

（三）神经纤维

神经纤维由神经元长突起和包在它外表的神经胶质细胞构成。它可分为有髓神经纤维和无髓神经纤维两种。神经纤维主要构成中枢神经系统的白质和周围神经系统的脑神经、脊神经和自主神经。

1.有髓神经纤维　其中央为神经元的突起，突起外包有髓鞘，并分节段，每节髓鞘之间的缩窄处称郎飞结。髓鞘具有绝缘性，但在郎飞结处突起裸露，这对动作电位的传导有重大意义，有髓神经纤维神经冲动的传导呈跳跃式传导，传导速度较快。

2.无髓神经纤维　无髓鞘，只由神经细胞膜包裹。无郎飞结，其冲动传导是连续式的，故传导速度较慢。

（四）突触

突触是神经元与神经元之间或神经元与非神经元之间的特化的细胞连接。

1.突触的特点　神经元之间神经冲动的传导是单方向传导，即神经冲动只能由一个神经元的轴突传导给另一个神经元的细胞体或树突，而不能向相反的方向传导。这是因为递质只在突触前神经元的轴突末梢释放。由于突触的单向传递，中枢神经系统内冲动的传递就有一定的方向，即由传入神经元传向中间神经元，再传向传出神经元，从而使整个神经系统的活动能够有规律地进行。中枢神经系统中任何反射活动，都需经过突触传递才能完成。

2.突触的分类　突触分为化学性突触和电突触。化学性突触指多数突触利用神经递质作为传递信息的介质；电突触指有的突触通过缝隙连接传递电信息。

在电镜下，化学性突触由突触前部、突触间隙和突触后部三部分组成（图2-16）。一般来说，化学性突触根据突触接触的部位分类，最主要的突触接触形式有三种：①轴突-树突突触，一个神经元的轴突末梢与下一个神经元的树突相接触；②轴突-胞体突触，一个神经元的轴突末梢与下一个神经元的胞体相接触；③轴突-轴突突触，一个神经元的轴突末梢与下一个神经元的轴丘或轴突末梢相接触。

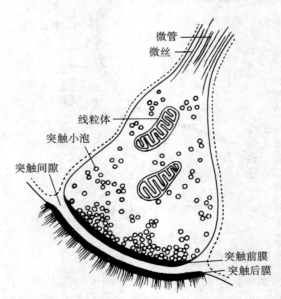

图2-16　突触超微结构图

本章小结

    细胞的结构和功能与四大组织的结构和功能有紧密的联系，因此学习时应注意前后内容的联系，应注意把细胞相关内容的学习结果运用到组织内容的学习上。比如说细胞的基本结构包括细胞膜、细胞质和细胞核。那么在学习每一种组织的细胞时，我们就要注意从细胞膜、细胞质和细胞核（成熟红细胞除外）的特点上去学习把握。尤其掌握细胞膜的特性，由于细胞膜是细胞的屏障，也是各类物质进出细胞的场所，它以单纯扩散、易化扩散、主动转运和入胞与出胞等形式对不同的物质进行转运。而细胞在安静状态下，膜两侧的电位为静息电位，当受到有效刺激后转为动作电位。动作电位是细胞兴奋的标志，是人体内信息传递的重要方式。

    上皮组织、结缔组织、肌组织和神经组织是人体的四大基本组织，这四大组织组成了不同的器官和系统。因此，基本组织相关内容的学习是以后学习各系统、器官、组织特点的基础。

习题

习 题

一、单项选择题

1.下列哪一种结构不属于细胞器（　　）

  A.线粒体　　　　　B.核糖体　　　　　C.溶酶体　　　　　D.内质网　　　　　E.分泌颗粒

2.人体O_2、CO_2进出细胞膜通过（　　）

  A.单纯扩散　　　B.异化扩散　　　C.主动转运　　　D.入胞作用　　　E.出胞作用

3.葡萄糖进出红细胞膜主要是通过（　　）

  A.单纯扩散　　　　　　　　　B.以载体为中介的异化扩散

  C.主动转运　　　　　　　　　D.以通道为中介的异化扩散

  E.入胞作用

4.兴奋产生的标志是（　　）

  A.静息电位　　　B.动作电位　　　C.阈电位　　　D.局部电位　　　E.以上都是

5.遗传物质存在的结构是（　　）

  A.核仁及染色质　　　　　　　B.核仁及核液　　　　　　　C.核膜及核液

  D.染色质或染色体　　　　　　E.核膜及核仁

6.在神经元结构的描述中，哪一项是错误的（　　）

  A.神经元为多突起细胞，胞体是营养代谢中心

  B.突起分树突和轴突

  C.轴突中含有尼氏体

  D.尼氏体和神经元纤维分布于胞体内

  E.根据突起多少将神经元分为三类，即多极神经元、双极神经元和假单极神经元

7.人体正常染色体数目为（　　）

  A.44对常染色体，1对性染色体　　　B.22对常染色体，1对性染色体

C. 22 对常染色体，1 对 Y 染色体　　　D. 23 对常染色体，1 对 X 染色体

E. 23 对常染色体，1 对性染色体

8. 有关线粒体的结构描述，错误的是（　　）

A. 在电镜下由内、外两层单位膜所构成的椭圆小体

B. 是为细胞提供能量的"动力站"

C. 其形态和数量随细胞种类不同而异

D. 光镜下呈粒状或杆状

E. 是蛋白质合成的场所

9. 在突触的描述中，错误的是（　　）

A. 突触是神经元与神经元之间的特化的细胞连接

B. 突触也指神经元与肌细胞、腺细胞等之间的特化的细胞连接

C. 突触分电突触和化学性突触两类

D. 化学性突触由突触前成分、突触间隙和突触后成分组成

E. 突触前膜和突触后膜上均具有神经递质的受体

10. 下列结构不属于四大基本组织的是（　　）

　A. 上皮组织　　　B. 结缔组织　　　C. 血液　　　D. 肌组织　　　E. 神经组织

二、多项选择题

1. 细胞器主要有（　　）

　A. 内质网　　　B. 高尔基体　　C. 核糖体　　　D. 线粒体　　　E. 溶酶体

2. 细胞核由下列哪项组成（　　）

　A. 核膜　　　B. 染色质或染色体　C. 核基质　　　D. 细胞器　　　E. 核仁

3. 白细胞的生理功能有（　　）

　A. 渗出性　　　B. 趋化性　　　C. 吞噬作用　　D. 形成渗透压　　E. 运输氧气和二氧化碳

4. 细胞膜的物质转运过程中需要消耗能量的转运方式有（　　）

　A. 单纯扩散　　B. 易化扩散　　C. 主动转运　　D. 出胞　　　E. 入胞

5. 下列属于血小板生理特性的是（　　）

　A. 黏附性　　　B. 悬浮稳定性　C. 聚集性　　　D. 收缩性　　　E. 释放性

三、简答题

1. 试述细胞膜的结构特点。

2. 简述人体基本结构的组成。

3. 简述红细胞的生理特性。

PPT

第三章　人体的基本结构

知识目标

1. **掌握**　标准解剖学姿势；常用解剖学术语；骨的构造；关节的基本结构。
2. **熟悉**　全身骨的名称；骨的形态和分类；骨的化学成分与物理特性。
3. **了解**　全身主要关节的组成及结构；全身主要骨骼肌的名称及功能。

能力目标

1. 能够在全身骨骼标本上辨认出骨骼名称。
2. 能够通过不同方位平面插图了解各器官的位置关系。

第一节　概　述

在日常生活中，人体各器官的位置关系因体位等原因不是永恒不变的。为了正确的描述人体各器官的形态结构和位置，需要有统一的标准和描述语言，因此确定了标准解剖学姿势、轴、面和方位术语等。

一、人体的标准解剖学姿势

人体的标准解剖学姿势是指身体直立、面向前，两眼平视正前方，两足并拢，足尖向前，双上肢垂于躯干的两侧，掌心向前。在描述人体各部结构的位置和相互关系时，无论被观察的客体、标本和模型处于何种姿势，都应以标准解剖学姿势为依据进行描述。

二、解剖学的方位术语

按照人体的标准解剖学姿势，规定了一些常用的方位术语，具体如下。

1. **上和下**　近头者为上，近足者为下。
2. **前和后**　近腹者为前，近背着为后。前和后也可称为腹侧和背侧。
3. **内侧和外侧**　近正中矢状切面者为内侧，远离正中矢状切面者为外侧。上肢的内侧和外侧又分别称为尺侧和桡侧，下肢的内侧和外侧又分别称为胫侧和腓侧。
4. **内和外**　主要描述空腔脏器的位置关系，近内腔者为内，远离内腔者为外。
5. **浅和深**　以体表皮肤为界，近皮肤者为浅，远离皮肤者而距人体内部中心者为深。
6. **近侧和远侧**　多用于四肢。近四肢与躯干连接处的为近侧，远离四肢与躯干连接处的为远侧。

三、轴和面

轴和面是描述人体器官形态常用的术语，人体可设置相互垂直的3种轴，即矢状轴、冠状轴和垂直轴；依据上述3种轴，还设置互相垂直的3种面，即矢状面、冠状面和水平面（图3-1）。

（一）轴

1.**矢状轴** 为前后方向，与冠状轴、垂直轴成直角交叉。
2.**冠状轴** 为左右方向，与矢状轴、垂直轴成直角交叉。
3.**垂直轴** 为上下方向，与水平面垂直的轴。

（二）面

1.**矢状面** 以前后方向将人体分为左、右两部分。其中将人体分为左右对称两部分的切面称为正中矢状切面。
2.**冠状面** 以左右方向将人体分为前、后两部分。
3.**水平面** 以水平方向将人体分为上、下两部分，也称为横切面。

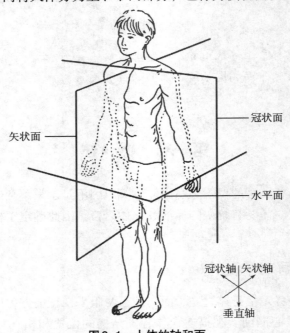

图3-1 人体的轴和面

四、器官和系统

构成人体的基本单位是细胞，细胞和细胞间质构成组织。人体的基本组织分为上皮组织、结缔组织、肌组织和神经组织。几种不同组织相互结合，构成具有一定形态并能完成一定生理功能的结构，称为器官。如：心、脑、脾、肺、肾等。人体的诸多器官联合在一起，构成系统。人体包括9大系统，分别是运动系统、消化系统、呼吸系统、泌尿系统、生殖系统、脉管系统、神经系统、内分泌系统及感觉器官。其中消化系统、呼吸系统、泌尿系统和生殖系统的大部分器官都位于胸腔、腹腔和盆腔内，又称为内脏。

人体根据外形，可分为头、颈、躯干和四肢四部分。躯干又分为胸部、腹部、背部和腰部等部分。四肢又分为上肢和下肢。

第二节 运动系统

运动系统由骨、骨连结和骨骼肌组成，约占成人体重的60%。全身各骨借助骨连结形成骨架，支持体重，保护脏器。在神经系统的调控下，骨骼肌产生收缩和舒张，牵拉骨骼改变位置，产生运动。在运动过程中，骨起杠杆作用，骨连结为运动的枢纽，骨骼肌为运动的动力器官。

一、骨和骨连结

成人共有206块骨，根据所在的位置可分为颅骨、躯干骨和四肢骨。

（一）骨的分类

按照形态，骨可分为长骨、短骨、扁骨和不规则骨。

1.长骨　呈长管状，分为一体两端，体又称为骨干，内有空腔称髓腔，容纳骨髓；两端膨大称为骺。骨干与骺相邻的部分称干骺端。多分布与四肢，如尺骨和掌骨等。

2.短骨　形似立方体，主要分布在手和足，如腕骨和跗骨。

3.扁骨　呈板状，主要构成颅腔、胸腔和盆腔，保护内部器官，如颅骨和肋骨。

4.不规则骨　形态不规则，如椎骨和下颌骨。

（二）骨的构造

骨由骨质、骨膜和骨髓三部分构成（图3-2）。

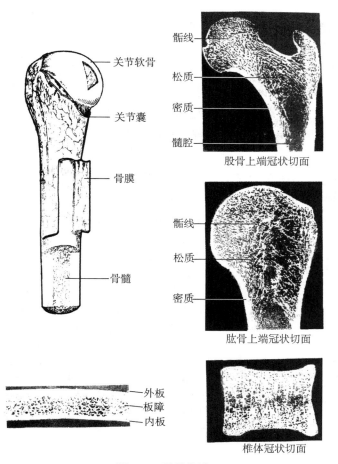

图3-2　骨的构造

1.骨质　由骨组织构成，分为骨密质和骨松质。骨密质结构致密而坚硬，分布于骨的表面；骨松质呈海绵状，由相互交织的骨小梁排列而成，分布于骨的内部。

2.骨膜 由纤维结缔组织构成，覆盖于除关节面以外的骨的表面，内有丰富的血管和神经，起营养、生长修复和感觉作用。

3.骨髓 填充于骨髓腔和骨松质间隙内。胎儿和幼儿的骨髓有造血功能，内含不同发育阶段的红细胞和某些白细胞，呈红色，称红骨髓。5岁以后，长骨骨干内的红骨髓逐渐被脂肪组织所替代，呈黄色，称黄骨髓，失去造血功能。在慢性失血过多或重度贫血时，黄骨髓能转化为红骨髓，恢复造血功能。在人体的椎骨、髂骨等骨的骺内终生保留红骨髓。临床上常选髂前上棘或髂后上棘等处进行骨髓穿刺。

（三）骨的化学成分和物理特性

骨的化学成分包括有机质和无机质。有机质主要是骨胶原纤维束和黏多糖蛋白，使骨具有一定的韧性和弹性；无机质主要是碱性磷酸钙，使骨具有一定的硬度。脱钙骨（去掉无机质）柔软有弹性；煅烧骨（去掉有机质）脆而易碎。两种成分的比例随年龄的增长而发生变化。幼儿时期骨的有机质和无机质各占一半，有机质相对较多，故弹性大，柔软，易发生变形，骨折时折而不断，称青枝骨折；成年人骨的有机质和无机质比例为3：7，骨具有较好的硬度同时具有一定的韧性，最为合适；老年人有机质比例进一步下降，脆性较大，易发生骨折。

（四）骨连结

骨与骨之间的连接装置称骨连结。骨连结按连接方式可分直接连结和间接连结两种。直接连结是指骨与骨之间借致密结缔组织、软骨或骨直接相连，其间没有腔隙，活动度小或不能活动。间接连结又称滑膜关节，俗称关节，是指骨与骨之间借结缔组织囊相连，其间有腔隙，活动度大。

1.关节的基本结构 包括关节面、关节囊和关节腔三部分（图3-3）。

（1）关节面 为构成关节各骨相对的面，表面多覆盖一层关节软骨，起缓冲震荡和减少摩擦的作用。

（2）关节囊 为结缔组织构成的囊，附着于关节面周缘的骨面上。关节囊分为内、外两层，外层称纤维膜，较厚而坚韧，由致密结缔组织构成，含丰富的血管和神经，起连接作用；内层为滑膜，由疏松结缔组织构成，薄而柔软，可分泌滑液，起润滑关节面的作用。

（3）关节腔 为关节囊的滑膜与关节面共同围成的密闭腔隙，内含少量滑液。关节腔内为负压，对稳固关节起一定作用。

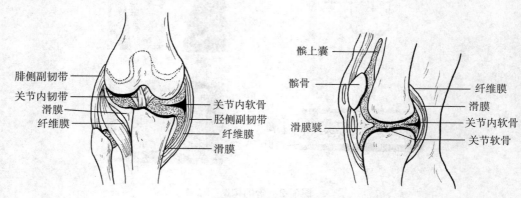

图3-3 关节的结构

2.关节的辅助结构 一些关节为了适应其功能除上述基本结构外，还形成了一些特殊的辅助结构，包括韧带、关节盘、关节唇、滑膜襞和滑膜囊等。这些辅助结构对关节的稳固和灵活性起重要作用。

3.关节的运动形式

（1）屈和伸　沿冠状轴进行的运动，运动时相关节两骨之间的角度变小称为屈，反之称为伸。

（2）收和展　沿矢状轴进行的运动，运动时骨向正中矢状面靠拢称为收，反之称为展。

（3）旋转　沿垂直轴进行的运动。如肱骨围绕骨中心轴向前内旋转称旋内，向后外侧旋转称旋外。

（4）环转　骨的近端在原位不动，远端做圆周运动，运动时全骨形成圆锥形的轨迹，是屈、展、伸、收一次结合的连续动作，如肩关节、髋关节等。

（五）全身各部骨与骨连结

1.躯干骨及其连结　躯干骨包括椎骨、骶骨、尾骨、胸骨和肋骨，借骨连结构成脊柱和胸廓，并和髋骨构成骨盆。

（1）脊柱　位于躯干背侧正中，成人由24块椎骨、1块骶骨和1块尾骨构成。

椎骨由前方的椎体和后方的椎弓组成。椎体和椎弓之间借椎弓根相连，中间的空隙称为椎孔，所有椎骨的椎孔上下贯通，形成椎管，容纳骨髓。椎骨分为颈椎7块，胸椎12块，腰椎5块，由于各部分椎骨位置不同，承受重力不同，所以形态上有所差异。骶骨由5块骶椎融合成1块。尾骨由3~4块退化的尾椎融合成1块。

（2）椎骨的连结　椎骨之间借椎间盘、韧带和关节相连结。

椎间盘是连接相邻两个椎体的纤维软骨盘。椎间盘由两部分构成，中央部为髓核，是柔软和富有弹性的胶状物质；周围部为纤维环，由多层纤维软骨按同心圆排列组成，牢固连接各椎体上、下面，保护髓核并限制髓核向外突出。当纤维环破裂时，髓核易向后外侧突出，突入椎管或椎间孔，压迫相邻的脊髓或神经根，引起牵涉痛，称为椎间盘突出。

韧带主要包括椎体周围的前纵韧带和后纵韧带以及椎弓间的黄韧带、棘间韧带、棘上韧带和项韧带等。

关节主要有关节突关节，有相邻椎骨的上、下关节突的关节面构成。

（3）脊柱的整体观和运动

1）脊柱前面观　前面观察脊柱，椎骨的椎体由上至下逐渐增大。

2）脊柱后面观　后面观察脊柱，所有椎骨的棘突连贯形成纵嵴，位于背部正中线。颈椎棘突短而分叉，呈水平位，胸椎棘突细长，斜向后下方，部分覆盖下一椎体棘突，腰椎棘突呈板状，水平伸向后方。

3）脊柱的侧面观　侧面观察脊柱，成人脊柱可见有颈曲、胸曲、腰曲、骶曲4个生理性弯曲。其中颈曲和腰曲凸向前，胸曲和骶曲凸向后。脊柱的这些弯曲增大了脊柱的弹性，对维持人体的重心稳定和减轻震荡有积极作用。

脊柱的运动在相邻两椎骨之间是有限的，但整个脊柱的活动范围较大，可做屈、伸、侧屈、旋转和环转运动（图3-4）。

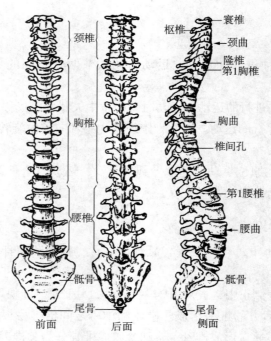

图3-4　脊柱的整体观

（4）胸廓　由12块胸椎、12对肋骨和1块胸骨连接而成，呈上窄下宽、前后略扁的圆锥形（图3-5）。

胸骨位于胸前壁正中，前凸后凹，从上至下分为胸骨柄、胸骨体和剑突三部分。胸骨柄和胸骨体连接处形成向前微突的钝角，称为胸骨角，可在体表扪及，其两侧的肋切迹与第2肋软骨相连，是临床上计数肋的重要标志（图3-6）。

肋骨共12对，第1~7对肋前端直接和胸骨连接，称真肋，第8~10肋的前端借助肋软骨同上一对肋软骨相连，形成肋弓，第11~12对肋骨前端游离于腹壁肌层中，称浮肋。第2~7对肋骨前端与胸骨构成胸肋关节，肋骨的后端与胸椎构成肋椎关节。

胸廓除保护、支持功能外，主要参与呼吸运动。

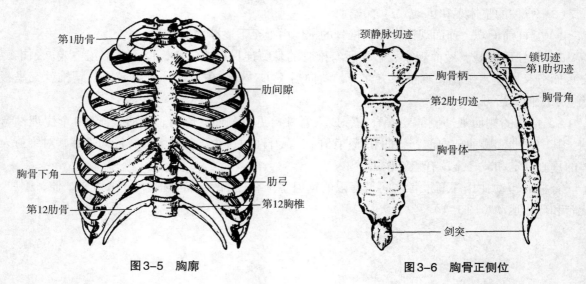

图3-5　胸廓　　　　　　　　　　图3-6　胸骨正侧位

2.颅骨及其连结

（1）颅的组成　颅位于脊柱上方，由23块颅骨构成（中耳的3对听小骨未计入），分为后上

部的脑颅和前下部的面颅两部分，两者以眶上缘和外耳门上缘的连线为界。（图3-7、图3-8）

脑颅骨：共8块，其中成对的有顶骨、颞骨，不成对的有额骨、枕骨、筛骨和蝶骨。脑颅骨围成颅腔。

面颅骨：共15块，其中成对的有上颌骨、颧骨、鼻骨、腭骨、泪骨和下鼻甲，不成对的有犁骨、下颌骨和舌骨，面颅骨围成眼眶、鼻腔和口腔。

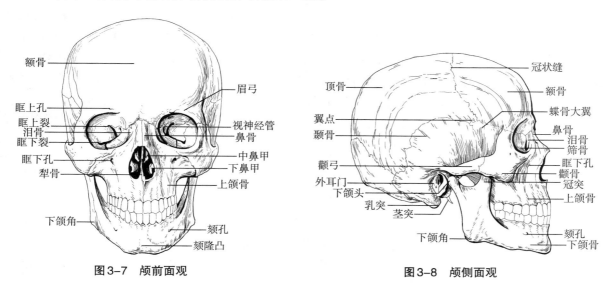

图3-7 颅前面观　　　　　　　　　　　　图3-8 颅侧面观

（2）颅骨的连结　颅骨之间的连接可分为纤维连接、软骨连接和滑膜关节三种。脑颅骨之间有薄层结缔组织膜，构成缝。颅顶有冠状缝、人字缝、矢状缝。随着年龄的增长有的缝可以骨化，形成骨性连接。脑颅骨形成的连接中唯一可以活动的关节是颞下颌关节，由下颌骨的髁突与颞骨的下颌窝构成。颞下颌关节属于联动关节，两侧需同时运动，可使下颌骨做上提、下降、向前、后退和侧方运动，完成咀嚼动作。

拓展阅读

新生儿颅的特征及生后变化

胎儿时期由于脑及感觉器官发育早，而咀嚼器官和呼吸器官尚不发达，因此新生儿脑颅比面颅大的多，面颅占全颅的1/8（成人为1/4）。颅顶各骨尚未完全发育，骨缝间充满纤维组织膜，在多骨连接处的间隙膜较大，称为颅囟。主要有顶骨和额骨间的前囟，最大，呈菱形；顶骨和枕骨间的后囟，呈三角形。此外还有顶骨前下角的蝶囟和顶骨后下角的乳突囟。前囟在出生后1~2岁时闭合，其余各囟在出生后不久闭合。

3.四肢骨及其连结

（1）上肢骨　每侧上肢骨32块，分为上肢带骨和自由上肢骨。上肢带骨包括锁骨和肩胛骨。自由上肢骨包括肱骨、桡骨、尺骨和手骨等，其中手骨分为腕骨、掌骨和指骨三部分。腕骨共8块，近侧列由桡侧向尺侧依次为手舟骨、月状骨、三角骨和豌豆骨，远侧列依次为大多角骨、小多角骨、头状骨和钩骨；掌骨5块，由桡侧向尺侧依次为第1~5掌骨；指骨14块，其中大拇指为近、远2节指骨，其余各指均为近、中、远3节指骨。上肢各骨骼构成的主要关节有肩关节、肘关节和腕关节。其中肩关节由肱骨头与肩胛骨关节盂构成，是全身活动度较大的关节之一。肘关节由肱骨下端与桡骨、尺骨两骨上端构成，可做屈、伸运动。腕关节由桡骨下端和腕骨构成，可做屈、伸、环转等运动。

（2）下肢骨　每侧下肢骨31块，分为下肢带骨和自由下肢骨。下肢带骨即髋骨，16岁前由髂骨、耻骨、坐骨借软骨连接，成人后软骨骨化融合成一块髋骨。自由下肢骨包括股骨、髌骨、胫骨、腓骨和足骨等，其中足骨分为跗骨、跖骨和趾骨三部分。跗骨7块，分别是距骨、跟骨、足舟骨、内侧楔骨、中间楔骨、外侧楔骨和骰骨；跖骨5块，有内侧向外侧依次为第1~5跖骨；趾骨14块，拇趾2节，其余各趾3节，形态与命名与指骨相同。左右髋骨、骶骨和尾骨构成骨盆，是连接躯干和下肢的桥梁，对盆腔脏器有重要保护作用。下肢骨构成的关节中，主要有髋关节、膝关节和踝关节。髋关节由股骨头与髋骨的髋臼构成，可做屈、伸、内收、外展和环转运动。膝关节由股骨下端、胫骨上端和髌骨构成，是全身最大的、最复杂的关节，可做屈、伸运动。踝关节由胫骨、腓骨两骨的下端与距骨构成，可做背屈和跖屈运动（图3-9）。

微课

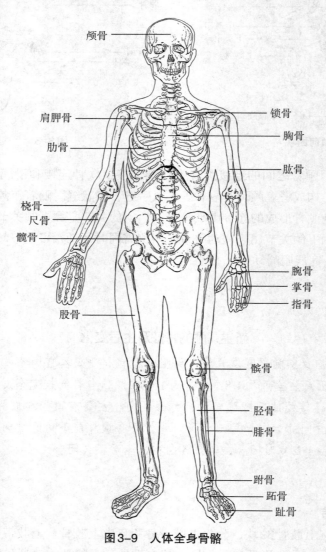

图3-9　人体全身骨骼

膝关节损伤

　　膝关节损伤包括膝关节半月板损伤、膝关节韧带损伤、髌骨脱位、肌腱断裂等，多见于运动员及体力劳动者，男性大于女性。其中膝关节半月板损伤比较常见，因半月板的位置随着膝关节的运动而改变，屈膝时，半月板滑向后方，伸膝时滑向前；而半屈膝旋转小腿时，一个半月板滑向前，一个滑向后。所以当踢足球时快速伸小腿并做强力旋转时，极易发生半月板来不及前滑，被夹在关节面之间，导致半月板挤伤或破裂。

二、肌肉

　　人体肌肉依据构造可分为三种，即平滑肌、心肌和骨骼肌。平滑肌主要分布于内脏中空性器官和管壁；心肌为心脏特有，是构成心壁的主要成分；骨骼肌主要存在于躯体，是运动系统中动力部分。

（一）骨骼肌的形态结构

　　人体全身骨骼肌共计600多块，约占人体体重的40%，按形态可分为长肌、短肌、阔肌和轮匝肌4种。每块骨骼肌包括肌腹和肌腱两部分。肌腹主要由肌细胞组成，色红而柔软，富有收缩力。肌腱主要由致密胶原纤维束组成，色白强韧但无收缩力。

（二）人体骨骼肌的分布

　　骨骼肌在人体分布极为广泛，按其部位可分为头肌、颈肌、躯干肌和四肢肌（图3-10、图3-11）。

　　1. 头肌　可分为面肌和咀嚼肌两部分。面肌又称表情肌，包括颅顶肌、眼轮匝肌、口周围肌和鼻肌等，主要作用为牵动面部皮肤表达喜、怒、哀、乐等各种表情。咀嚼肌包括咬肌、颞肌、翼内肌和翼外肌。

　　2. 颈肌　主要有胸锁乳突肌和舌骨上、下肌群。单侧胸锁乳突肌收缩使头向同侧倾斜，面转向对侧，两侧同时收缩，使头后仰；舌骨上、下肌群可下降下颌骨和运动喉。

　　3. 躯干肌

　　（1）背肌　背肌分浅、深两群。浅群主要有斜方肌、背阔肌；深群主要有竖脊肌。斜方肌使肩胛骨向脊柱靠拢。背阔肌使上肢内收、内旋和后伸。竖脊肌使脊柱后伸和仰头。

　　（2）胸肌　主要包括胸大肌和肋间肌。胸大肌可使肩关节内收和内旋，也可提肋助吸气。肋间肌分浅、深两层。浅层为肋间外肌，收缩时提肋助吸气；深层为肋间内肌，收缩时降肋协助呼气。

　　（3）膈肌　位于胸腔和腹腔之间，为向上隆起呈穹窿状扁肌。膈肌是主要的呼吸肌，收缩时膈穹窿下降，胸腔上下径增大，容积扩大，产生吸气；松弛时膈穹窿上升，胸腔上下径变小，容积变小，产生呼气。

　　（4）腹肌　分为前外侧群和后群两部分。前外侧群包括腹直肌、腹外斜肌、腹内斜肌、腹横肌等。腹外斜肌、腹内斜肌、腹横肌等三块扁肌肌纤维相互交错，与腹直肌共同形成牢固而有弹性的腹壁，能使身体前屈、侧屈与旋转，还可降肋协助呼气。后群为腰大肌和腰方肌，支撑腰部，使脊柱侧屈。

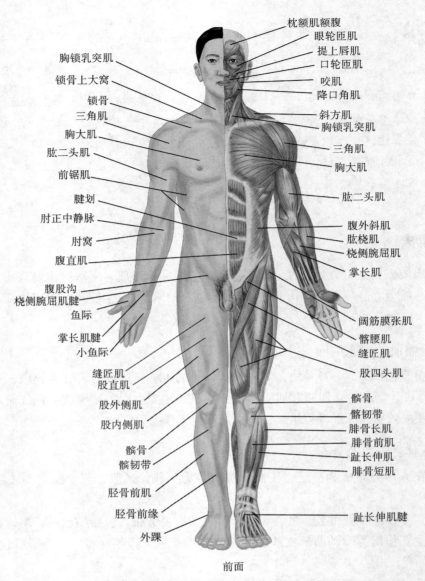

图3-10 全身肌肉（前面观）

4.四肢肌

（1）上肢肌 上肢带肌主要有三角肌，使肩关节外展。

1）臂肌 主要有肱二头肌、肱三头肌。肱二头肌主要作用是屈肘关节，肱三头肌主要作用是伸肘关节。

2）前臂肌 位于尺骨、桡骨周围，分前、后两群。前群共9块，主要作用屈桡腕关节、掌指关节和指间关节，使前臂旋前。后群共10块，主要作用伸桡腕关节、掌指关节和指间关节。

3）手肌 位于手的掌侧面，分内、中、外三群。外侧群较发达，在手掌桡侧形成一隆起，称鱼际，运动大拇指。内侧群在尺侧形成一稍小隆起，称小鱼际，运动小拇指。中间群位于掌心，运动第2~5指。

（2）下肢肌

1）髋肌 又叫盆带肌，主要起自骨盆的内面和外面，跨过髋关节，止于股骨上部，主要运动髋关节。根据所在位置分为前群和后群。前群主要由腰大肌和髂肌组成，主要作用为使髋关节屈和旋外。下肢固定时可使躯干屈，如仰卧起坐。后群主要位于臀部，有7块，主要有臀大肌，作用为使髋关节伸和旋外。下肢固定时，能伸直躯干，防止躯干前倾，维持人体直立。

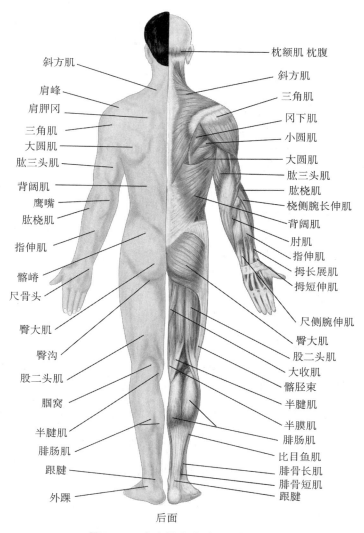

斜方肌

肩峰
肩胛冈
三角肌
大圆肌
肱三头肌
背阔肌
鹰嘴
肱桡肌
指伸肌

髂嵴
尺骨头

臀大肌

臀沟

股二头肌

腘窝

半腱肌
腓肠肌
跟腱

外踝

枕额肌 枕腹
斜方肌
三角肌
冈下肌
小圆肌
大圆肌
肱三头肌
肱桡肌
桡侧腕长伸肌
背阔肌
肘肌
指伸肌
拇长展肌
拇短伸肌

尺侧腕伸肌

臀大肌
股二头肌
大收肌
髂胫束
半腱肌
半膜肌
腓肠肌
比目鱼肌
腓骨长肌
腓骨短肌
跟腱

后面

图 3-11　全身肌肉（后面观）

2）大腿肌　分布于股骨周围，分前群、后群和内侧群。前群主要有股四头肌，主要作用是伸膝关节及屈髋关节。内侧群主要作用使髋关节内收。后群主要作用可伸髋关节和屈膝关节。

3）小腿肌　分布于胫骨、腓骨周围，分前群、后群和外侧群。前群位于小腿前部，主要作用是伸踝关节，伸足趾，使足内翻。外侧群位于小腿外侧部，主要作用可屈踝关节，使足外翻。后群位于小腿后部，分浅、深两层。浅层为小腿三头肌（由腓肠肌和比目鱼肌构成），主要作用是屈踝关节，屈膝关节。深层有4块肌，主要作用为屈踝关节，屈足趾，使足内翻。

本章小结

运动系统由骨、骨连结和骨骼肌组成，在运动过程中，骨起杠杆作用，关节为运动的枢纽，而骨骼肌为运动的动力器官。骨的构造分为骨质、骨膜和骨髓三部分；关节的基本结构包括关节面、关节囊和关节腔三部分。

习题

习题

一、单项选择题

1.可将人体分为左右对称两部分的切面是（ ）
 A.水平面   B.矢状面   C.正中矢状面 D.冠状面   E.横切面

2.不属于内脏器官的是（ ）
 A.尿道   B.心   C.气管   D.胃   E.子宫

3.下列不属于脑颅骨的是（ ）
 A.顶骨   B.蝶骨   C.筛骨   D.颧骨   E.枕骨

4.没有参加膝关节组成的骨是（ ）
 A.胫骨   B.腓骨   C.髌骨   D.股骨   E.距骨

5.能屈肘关节的骨骼肌是（ ）
 A.肱二头肌 B.肱三头肌 C.背阔肌   D.三角肌   E.斜方肌

6.能伸肘关节的骨骼肌是（ ）
 A.肱二头肌 B.肱三头肌 C.背阔肌   D.三角肌   E.斜方肌

7.关于肋间外肌的作用，正确的说法是（ ）
 A.提肋助吸气 B.提肋助呼气 C.降肋助吸气 D.降肋助呼气 E.以上都不是

8.下列关于脊柱生理弯曲正确的是（ ）
 A.颈曲凸向后   B.腰曲凸向前   C.骶曲凸向前
 D.胸曲突向前   E.颈曲和腰曲出生时就存在

9.下列结构中属于关节基本结构的是（ ）
 A.关节盘   B.关节唇   C.关节囊   D.韧带   E.以上都不是

10.下列说法错误的是（ ）
 A.骨的化学成分由有机质和无机质组成
 B.有机质主要是骨胶原纤维和黏多糖蛋白
 C.无机质主要是磷酸钙和碳酸钙
 D.幼儿时期骨的有机质和无机质各占一半
 E.老年时期骨的有机质含量较大，脆性较大。

二、多项选择题

1.脊柱生理性弯曲中出生后形成的是（ ）
 A.颈曲   B.腰曲   C.骶曲   D.胸曲   E.以上都不是

2.关节的基本结构包括（ ）
 A.关节面   B.关节唇   C.关节盘   D.关节腔   E.关节囊

3.参与构成膝关节的有（ ）
 A.胫骨   B.腓骨   C.髌骨   D.股骨   E.距骨

4.下列关于骨髓说法正确的是（ ）
 A.红骨髓具有造血功能
 B.黄骨髓不具备造血功能

医药大学堂
WWW.YIYAODXT.COM

  C.黄骨髓在人体慢性失血过多时能转变成红骨髓

  D.人体椎骨的椎体内终生保留红骨髓

  E.黄骨髓也具有造血功能

 5.脑颅骨中成对的有（　　　）

 A.额骨   B.顶骨   C.颞骨   D.蝶骨   E.筛骨

三、简答题

 1.简述脊柱的生理弯曲。

 2.简述关节的基本结构。

第四章　病原微生物与免疫

第一节　病原微生物与免疫学概述

PPT

一、病原微生物学概述

　　微生物是存在于自然界的一群体积微小、结构简单、肉眼看不见，必须借助光学显微镜或电子显微镜放大后才能观察到的微小生物，按其结构、组成可分为三大类。

　　1.**非细胞型微生物**　是最小的一类微生物，能通过滤菌器。无典型的细胞结构，仅由核心和衣壳组成；无产生能量的酶系统，只能在活细胞内生长繁殖，如：病毒。

　　2.**原核细胞型微生物**　由单细胞组成，细胞核分化程度较低，仅有原始核质，无核膜和核仁，无完整的细胞器，包括细菌、支原体、衣原体、立克次体、螺旋体和放线菌。

　　3.**真核细胞型微生物**　大多数由多细胞组成，细胞核分化程度高，有核膜和核仁，细胞质内细胞器完整，如真菌。

　　微生物种类繁多，广泛分布于自然界，其中绝大多数微生物对人体不仅无害，反而有益。少数微生物能引起人类和动、植物发生疾病，这些具有致病作用的微生物称为病原微生物，如引起流感的流感病毒。

二、免疫学概述

（一）免疫的概念

　　免疫是指机体的免疫系统识别和排除抗原性异物，维持自身生理平衡和稳定的功能。正常情况下对机体有利，起保护作用，但在某些条件下，也可对机体造成损害。

（二）免疫的功能

　　1.**免疫防御**　指机体清除外来抗原（如病原微生物及其代谢产物）的功能，即通常指的抗感染免疫。当这种抗感染免疫反应强烈时，可引起超敏反应；过低时，可引起持续感染或免疫缺陷。

医药大学堂

2.免疫稳定　指机体清除自身衰老、死亡、损伤的细胞，以维持自身生理平衡和稳定的功能。如果此功能异常，会损伤机体自身的正常组织，引起自身免疫性疾病。

3.免疫监视　指机体识别、杀伤与清除体内的突变细胞，防止其发展为肿瘤的功能。若此功能失调，突变细胞可逃避免疫，引起恶性肿瘤或持续感染。

第二节　细菌的生物学性状

细菌是一类具有细胞壁的单细胞原核细胞型微生物。在适宜的环境条件下各种细菌具有相对稳定的形态结构。

一、细菌的大小与形态

1.细菌的大小　细菌个体微小，通常以微米（μm）作为测量单位，需用显微镜放大数百倍至上千倍才能看到。不同细菌大小不一，同种细菌随菌龄和环境变化有所差异。

2.细菌的形态　细菌的基本形态有球形、杆形和螺形，根据形态分别称为球菌、杆菌、螺形菌（图4-1）。球菌菌体呈球形或近似球形，按其分裂方向和分裂后排列形式的不同可分为双球菌、链球菌、葡萄球菌等。杆菌多呈直杆状，少数形态有变化，如：末端膨大呈棒状的白喉棒状杆菌，多数呈分散排列。螺形菌分为弧菌和螺菌两类。

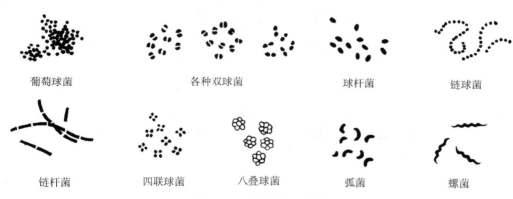

葡萄球菌　　各种双球菌　　球杆菌　　链球菌

链杆菌　　四联球菌　　八叠球菌　　弧菌　　螺菌

图4-1　细菌的基本形态

细菌呈无色半透明，只有经染色后，不仅能清楚见到细菌的形态，还可将细菌分为革兰染色阳性（G^+）菌和革兰染色阴性（G^-）菌。

二、细菌的结构

细菌的结构包括基本结构和特殊结构（图4-2）。

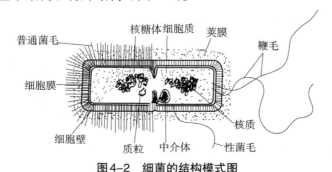

普通菌毛　核糖体细胞质　荚膜　鞭毛　细胞膜　核质　细胞壁　质粒　中介体　性菌毛

图4-2　细菌的结构模式图

1.细菌的基本结构

（1）细胞壁　位于细菌细胞的最外层，是坚韧而富有弹性的膜状结构，其主要功能为：①维持菌体固有形态，保护细菌，抵抗低渗的外环境；②物质交换作用；③与细菌致病性有关。

（2）细胞膜　位于细胞壁内侧，紧密包绕在细胞质外的一层富有弹性，具有半渗透性的生物膜，由脂质双层构成。其主要功能有呼吸和供能、物质转运与交换、生物合成。

（3）细胞质　由细胞膜包裹着的透明胶状物，主要成分有水、蛋白质、脂类、核酸及少量的糖和无机盐。其内含有多种酶系统，是细菌新陈代谢的主要场所，还含有核糖体、质粒、胞质颗粒等亚微结构，其与细菌合成蛋白质、鉴别细菌、决定细菌耐药性等有关。

（4）核质　由一条细长的闭合环状DNA分子反复回旋、卷曲、盘绕形成的松散网状结构。核质具有细胞核的功能，决定细菌的遗传性状，是细菌遗传变异的物质基础。

2.细菌的特殊结构

（1）荚膜　某些细菌在细胞壁外包绕的一层较厚的黏液状物质（图4-3），其功能为：①抗吞噬作用：抵抗吞噬细胞的吞噬作用。②黏附作用：利于细菌彼此黏连，定植于易感组织细胞表面。③抗有害物质的损伤作用。

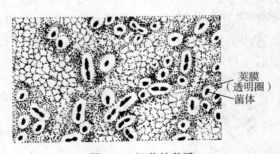

图4-3　细菌的荚膜

（2）鞭毛　某些细菌菌体表面附着的细长呈波状弯曲的丝状物。根据鞭毛的数目和部位，可将鞭毛菌分为单毛菌、双毛菌、丛毛菌和周毛菌四种（图4-4）。

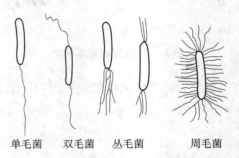

单毛菌　　双毛菌　　丛毛菌　　　周毛菌

图4-4　细菌鞭毛类型模式图

鞭毛的功能：①细菌的运动器官；②鉴别细菌。

（3）菌毛　是大多数革兰阴性菌和少数革兰阳性菌菌体表面遍布着的比鞭毛细、短而直的丝状物。根据功能不同，分为两类。①普通菌毛：遍布于菌体表面，短而直，有数百根，是细菌的黏附器官，与细菌的致病性有关。②性菌毛：数量少，可传递遗传物质。

（4）芽孢　某些细菌在一定环境条件下，胞质脱水浓缩，在菌体内形成一个圆形或卵圆形的小体（图4-5）。

芽孢特点：①呈休眠状态，芽孢形成后尚保存生命力，但不能繁殖。在适宜的环境条件下，又可形成新的菌体。②抵抗力强：芽孢对高温、干燥、化学消毒剂和辐射等有强大的抵抗力，故医疗器械、敷料、培养基等进行灭菌时，要以杀灭芽孢作为判断灭菌效果的指标。③大小、形状、位置等随菌种而异，可用于鉴别细菌。

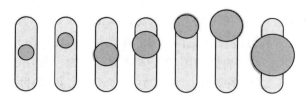

图4-5　芽孢的形态模式图

三、细菌的生理特性

1.细菌生长繁殖的条件

（1）营养物质　一般包括水、碳源、氮源、无机盐及生长因子。

（2）酸碱度　大多数病原菌最适pH为7.2~7.6，但也有例外，如霍乱弧菌在pH 8.4~9.2生长最好，结核分枝杆菌在pH 6.5~6.8生长最好。

（3）温度　最适生长温度为人体的温度，即37℃。

（4）气体　病原菌生长繁殖时需要的气体主要是氧气和二氧化碳。根据细菌代谢过程中对氧的需求不同，可将细菌分为专性需氧菌、微需氧菌、兼性厌氧菌、专性厌氧菌。

2.细菌生长繁殖的方式与速度　细菌个体以二分裂方式繁殖，多数细菌20~30分钟繁殖一代。

3.细菌的代谢产物　细菌在新陈代谢的过程中，会产生分解代谢产物和合成代谢产物。

细菌的分解代谢产物主要包括糖和蛋白质的分解产物，由于各种细菌所具有的酶不完全相同，对营养物质的分解能力亦不一致，因而其代谢产物有别。

细菌的合成代谢产物有毒素（包括内毒素和外毒素）、侵袭性酶和热原质，它们都是病原菌的致病物质。如热原质是细菌合成的一种注入人体或动物体内能引起发热反应的物质。色素和细菌素有助于鉴别细菌，抗生素和维生素可用于预防和治疗疾病。

四、消毒与灭菌

消毒指杀死物体上或环境中的病原微生物的方法；灭菌指杀灭物体上所有微生物（包括细菌芽孢在内的全部病原微生物和非病原微生物）的方法；无菌指物体上没有活的微生物存在；防腐指防止或抑制微生物生长繁殖的方法。这些是医学上常用的概念。

1.物理消毒灭菌法

（1）热力灭菌法　热力灭菌法分湿热灭菌和干热灭菌两类。

1）湿热灭菌法　是最常用的灭菌方法。①高压蒸汽灭菌法：利用密闭的蒸汽容器灭菌，通常在103.4kPa蒸汽压力下，温度可达121.3℃，维持15~30分钟，即可达到灭菌目的。凡耐高温、耐湿热的物品，如手术器械、一般培养基和生理盐水等，均可用此法灭菌。②煮沸法：一般细菌繁殖体，煮沸5分钟即被杀死，细菌芽孢则需煮沸1~2小时才被杀灭。常用于食具、刀剪、注射器等的消毒。③巴氏消毒法：加热至61.1~62.8℃ 30分钟或71.7℃ 15~30秒即可。常用于不耐高温的食品如牛奶、酒类等的消毒。

2）干热灭菌法　通过脱水干燥和大分子变性的作用进行灭菌。①焚烧：用焚烧炉燃烧。适用于废弃物品或尸体。②烧灼：直接用火焰灭菌，适用于接种杯、试管口等灭菌。③干烤：利用干烤箱加热至160~170℃经2小时可达到灭菌目的，适用于玻璃器皿、瓷器、滑石粉等的灭菌。

（2）日光与紫外线　日光的杀菌作用主要来自于紫外线。紫外线的最强杀菌波长为265~266mm。其杀菌原理主要是干扰细菌DNA的复制，导致其死亡。紫外线穿透力弱，普通玻璃、尘埃、纸张、水蒸气等均能阻挡紫外线，故只适用于手术室、病房、细菌实验室等的空气消毒，或用于不耐热物品的表面消毒。应用人工紫外线灯进行空气消毒时，有效距离不超过2~3m，照射时间1~2小时。

2.化学消毒灭菌法　化学消毒剂对细菌和人体细胞都有毒性作用，所以主要用于人体体表、医疗器械和周围环境的消毒。常用消毒剂有70%~75%的乙醇、3%的过氧化氢、2.5%的碘酒等。

五、细菌的遗传与变异

在一定条件下，细菌子代与亲代之间生物学性状相似的现象称为遗传。细菌子代与亲代之间生物学性状的差异称为变异。

常见的细菌变异现象有：形态结构变异、菌落变异、毒力变异、耐药性变异等。这些变异现象可以广泛应用于疾病诊断、治疗和预防中，如卡介苗的制备就是利用了毒力的变异，即将有毒的牛型结核杆菌培养成无毒的牛型结核杆菌，用于预防肺结核。

拓展阅读

揭秘"超级细菌"

超级细菌（superbug）是泛指那些对多种抗生素具有耐药性的细菌，即"多重耐药性细菌"。这类细菌对抗生素具有强大的抵抗作用，能逃避被抗生素杀灭的危险。超级细菌的产生主要的原因是抗生素的滥用。

PPT

第三节　细菌的致病性与感染

一、细菌的分布

细菌广泛的分布在自然界中，如土壤、水、空气、物体的表面都存在着各种各样的细菌。这些细菌可以通过人的伤口、饮食、呼吸甚至接触进入人体。如破伤风梭菌就可以从伤口入侵机体，引起破伤风。而在人体内也有细菌存在。在正常情况下，人体的体表及与外界相通的腔道黏膜上存在着不同种类和数量对人无害的微生物群，称正常菌群。正常菌群的生理意义有：拮抗病原菌入侵与定居、提供营养、促进机体免疫系统发育与成熟的作用。

在特定条件下，原来不致病的正常菌也能引起疾病，称为条件致病菌。如细菌寄居部位发生改变、机体免疫功能低下时，正常菌即转变为条件致病菌引起疾病。若受到某些因素的影响，正常菌群中各种细菌的种类、数量和比例发生较大的变化，称为菌群失调。严重的菌群失调使机体出现一系列临床症状称为菌群失调症。多见于临床上长期大量使用广谱抗生素治疗疾病后，如白色念珠菌引起的肺炎、鹅口疮等。

二、细菌的致病性

细菌入侵机体能否致病，与细菌的毒力、侵入数量和侵入门户、机体的免疫力、环境等因素有关。

1.细菌的毒力构成 细菌的毒力指细菌致病能力的强弱程度，其物质基础是侵袭力和毒素。

（1）侵袭力 是指细菌具有突破宿主机体的免疫防御功能，在体内定居、繁殖及扩散的能力。侵袭力与细菌菌体表面结构和侵袭性酶类有关。

1）菌体表面结构 包括细菌的菌毛、荚膜等结构。

2）侵袭性酶 金黄色葡萄球菌产生的血浆凝固酶。

（2）毒素 按其来源、性质和作用等不同，分外毒素和内毒素。外毒素和内毒素的主要区别可总结为表4-1。

表4-1 外毒素和内毒素的区别

区别要点	外毒素	内毒素
来源	革兰阳性菌与部分革兰阴性菌	革兰阴性菌
存在部位	活菌分泌至菌体外或细菌死亡裂解后释出	细胞壁组分，细菌死亡裂解后释出
化学成分	蛋白质	脂多糖
稳定性	差，60~80℃，30分钟破坏	好，160℃ 2~4小时破坏
毒性作用	强，对组织器官有选择性毒害作用，引起较特殊的临床症状	弱，作用大致相同：发热反应、白细胞反应、内毒素休克、DIC等
抗原性	强，刺激机体产生抗毒素，甲醛脱毒处理，可制成类毒素	弱，刺激机体产生抗体作用弱，甲醛脱毒处理不能制成类毒素

2.侵入数量 一般来讲，毒力强的细菌需要菌数少，毒力弱的细菌需要菌数多。

3.侵入门户 病原菌需要从适宜的门户侵入才能造成感染，如破伤风芽孢梭菌必须进入厌氧伤口才能引起感染。

三、细菌感染的途径及结局

病原菌感染的途径有呼吸道、消化道、皮肤创伤、接触和媒介节肢动物等，大多数细菌感染人体后无临床症状，称为隐性感染。有些细菌感染人体后致使机体出现明显损害，导致出现一系列临床症状，称显性感染。

第四节 常见致病性细菌

PPT

💬 **案例讨论**

案例 患者王某，女30岁，因发热、咳嗽、胸痛、血痰1周入院。近3个月来，有午后体温增高（低热）、咳嗽，曾在本单位诊断为"感冒"予以抗感冒药治疗，疗效欠佳。1周来体温增高、咳嗽加剧痰中带血。半年来有明显厌食、消瘦，夜间盗汗。胸部X线平片检查可见双肺纹理增粗，右肺尖有片状阴影。PPD试验强阳性。取痰送检经浓缩集菌后涂片抗酸性细菌阳性。

讨论 患者有发热、咳嗽、胸痛、血痰等症状，同时伴营养不良，消瘦、夜间盗汗等表现，这些症状和体征是肺结核的典型表现。胸部X线平片检查可见双肺纹理增粗，右肺尖有片状阴影。PPD试验强阳性；取痰送检经浓缩集菌后涂片抗酸性细菌阳性。这些实验室检查的结果可确诊患者所患疾病为肺结核。

一、呼吸道感染细菌

（一）结核分枝杆菌

结核分枝杆菌俗称结核杆菌，是结核病的病原菌。

1. 生物学特性　典型的结核分枝杆菌菌体细长略弯曲，呈分枝状，无荚膜、鞭毛和芽孢。用抗酸染色法染色，结核分枝杆菌呈红色。结核分枝杆菌耐干燥，耐酸、碱，对碱性染料有抵抗力；对湿热、紫外线及乙醇抵抗力较弱，加热至60℃ 30分钟，日光照射2~7小时或在75%乙醇中作用数分钟均可被杀死。易发生形态、毒力及耐药性变异。

2. 致病性与免疫性

（1）致病物质　结核分枝杆菌不产生毒素，也无侵袭性酶类。其致病性与细菌在组织细胞内大量繁殖引起炎症、机体对菌体成分（脂质、蛋白质等）产生的免疫损伤有关。

（2）所致疾病　结核分枝杆菌可通过呼吸道、消化道、破损的皮肤黏膜等途径进入机体，侵犯多种组织器官，引起相应器官的结核病，以肺结核最为常见。儿童感染多表现为原发感染，主要表现为渗出性炎症。随着抗结核特异性免疫的建立，原发感染大多可经纤维化和钙化而自愈。而成人感染多由原发病灶中潜伏的结核分枝杆菌引起，因原发后感染时机体抗结核的特异性细胞免疫已形成，因此再次感染后病灶多局限，一般不累及邻近的淋巴结，也不易全身播散，主要表现为慢性肉芽肿性炎症，形成结核结节，发生纤维化或干酪样坏死。

（3）免疫性与超敏反应　机体产生抗结核细胞免疫的同时，也发生迟发型超敏反应，两者均为T细胞介导的免疫应答的结果。故常用结核菌素试验来检测机体对结核分枝杆菌有无超敏反应及反应程度，来判定机体有无抗结核能力及是否正在感染结核。

3. 防治原则　接种卡介苗是预防结核病有效的措施，接种对象主要是结核菌素试验阴性的儿童和新生儿。治疗原则是早期、适量、联合、规律、全程。联合应用抗菌药物能发挥协同作用，减少耐药菌株的产生。目前常用药物有异烟肼、利福平、乙胺丁醇、吡嗪酰胺和链霉素等，使用前应注意参考药敏试验结果。

（二）化脓性球菌

1. 葡萄球菌属　是创伤感染中最常见的病原菌。主要寄生于人的皮肤和鼻咽部，正常人鼻咽部带菌率为20%~50%，医务人员带菌率可高达70%，是引起医院内交叉感染的重要病原菌。

（1）生物学性状　葡萄球菌为球形，排列成葡萄串状，无鞭毛、无芽孢，革兰染色阳性（图4-6）。根据葡萄球菌在生长繁殖过程中产生色素不同分为金黄色葡萄球菌（金黄色色素）、表皮葡萄球菌（白色色素）和腐生性葡萄球菌（柠檬色色素）3种，其中金黄色葡萄球菌是引起人类疾病的重要病原菌。葡萄球菌是无芽孢细菌中抵抗力最强的，耐热、耐干燥、耐盐，但易产生耐药性。

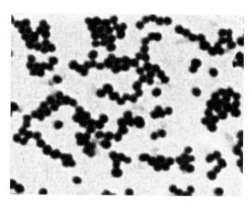

图 4-6　葡萄球菌

（2）致病性

1）致病物质

①侵袭性酶：即血浆凝固酶，它能使人血浆发生凝固，这既能阻碍吞噬细胞的吞噬作用，也使感染病灶局限，且浓汁黏稠。

②毒素：a. 肠毒素，引起葡萄球菌食物中毒的致病物质；b. 毒性休克综合征毒素-1，可增加宿主机体对内毒素的敏感性，可引起机体多个器官系统的功能紊乱或毒性休克综合征。此外还有葡萄球菌溶素、杀白细胞素、表皮剥脱毒素等。

2）所致疾病　金黄色葡萄球菌可引起化脓性感染、毒素性疾病。

①化脓性感染：可引起毛囊炎、疖、痈、伤口化脓及脓肿等局部化脓性感染。其特点是脓汁呈金黄色、黏稠，病灶与正常皮肤界限清楚，多为局限性。也可引起气管炎、肺炎、脓胸、中耳炎等各种器官的化脓性感染。严重时从局部扩散入血循环引起败血症、脓毒血等全身感染。

②毒素性疾病：食物中毒；毒性休克综合征；烫伤样皮肤综合征。

（3）防治原则　注意个人卫生，及时处理皮肤创伤；加强食品卫生管理；严格无菌操作，防止医院感染，选用敏感抗菌药物进行治疗。

2. 链球菌属　是化脓性球菌中的另一类，广泛分布于自然界和人体鼻咽部、胃肠道中，多为正常菌群，少数为致病性链球菌。

（1）生物学性状　链球菌呈球形或椭圆形，链状排列（图4-7），革兰染色阳性，营养要求高。根据在血平板上的溶血现象分为甲型溶血性链球菌、乙型溶血性链球菌、丙型链球菌。其中乙型溶血性链球菌又称溶血性链球菌，致病力强，是人类链球菌感染的主要病原菌。

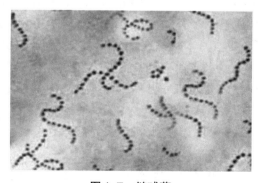

图 4-7　链球菌

（2）致病性　乙型溶血性链球菌有较强的侵袭力，并能产生多种外毒素。主要包括透明质酸酶、链激酶、链道酶、脂磷壁酸、链球菌溶血素、致热外毒素。本菌传染源为患者和带菌者，经飞沫、皮肤伤口等途径传播，可引起淋巴管炎、淋巴结炎、蜂窝织炎等化脓性感染、中毒性疾病猩红热及超敏反应性疾病急性肾小球肾炎和风湿热。

（3）防治原则　积极治疗患者及带菌者，对急性咽炎和扁桃体炎患者，尤其是儿童，要彻底治疗，以防止发生急性肾炎和风湿热。治疗首选药物为青霉素。

二、消化道感染细菌

消化道感染细菌指经消化道侵入机体，引起肠道或肠道以外其他部位感染的细菌。包括埃希菌属、志贺菌属、沙门菌属、弧菌属、螺杆菌属等。

（一）埃希菌属

埃希菌属的细菌正常情况下大多是人和动物肠道内正常菌群，不致病，其中以大肠埃希菌最常见。

1.生物学性状　革兰染色阴性，无芽孢，多数有周身鞭毛。

2.致病性　当宿主免疫力下降或细菌侵入肠道外组织器官时可引起肠道外感染，以泌尿道感染最常见，如肾盂肾炎。某些血清型菌株也可直接引起肠道感染。

（二）志贺菌属

志贺菌属又称痢疾杆菌，引起人类细菌性痢疾。

1.生物学性状　革兰染色阴性，有菌毛，无荚膜、鞭毛及芽孢。对理化因素抵抗力较弱，60℃加热10~30分钟即死亡；潮湿土壤中能生存1个月；对酸性环境较敏感；对氯霉素、磺胺、链霉素、诺氟沙星敏感但易形成耐药性。

2.致病性　本菌通过菌毛黏附于肠黏膜上皮细胞，侵入细胞内生长繁殖，产生内毒素和外毒素，引起细菌性痢疾。急性细菌性痢疾典型症状有发热、腹痛、腹泻，黏液脓血便，伴有里急后重等。若急性细菌性痢疾治疗不彻底，反复发作，病程超过2个月则可诊断为慢性细菌性痢疾。

3.防治原则　早期发现、早期隔离、彻底治疗患者。加强对饮用水、食品及粪便的管理。在治疗时应根据药敏试验结果选用敏感药物，并联合用药，防止产生多重耐药性菌株。

（三）沙门菌属

沙门菌属中对人致病的主要有伤寒沙门菌和甲、乙型副伤寒沙门菌等，其他主要对动物致病，偶尔也可传染给人类，引起食物中毒和败血症，其中鼠伤寒杆菌最常见。

1.生物学性状　革兰染色阴性，多有周身鞭毛、菌毛，无芽孢和荚膜。不耐热，但在水中可存活2~3周，在粪便中能存活1~2个月。对氯、生石灰及一般消毒剂敏感。

2.致病性　沙门菌随污染的饮水或食物经口感染，主要以内毒素致病，可引起发热、白细胞减少，中毒症状和休克。其中伤寒沙门菌可引起伤寒；副伤寒沙门菌可引起副伤寒，两种症状基本相似，统称为肠热症。

食入鼠伤寒沙门菌、肠炎沙门菌、猪霍乱沙门菌等污染的食物可引起食物中毒。此外，儿童及抵抗力低下者可被感染引起败血症。

3.防治原则　早期发现、早期隔离、彻底治疗患者。加强对饮水、食品等的卫生管理，对患者排泄物及时处理。肠热症治疗首选氯霉素。

（四）霍乱弧菌

霍乱弧菌是引起急性烈性传染病霍乱的病原菌。霍乱曾多次引起世界性大流行，是我国法定的甲类传染病。

1.生物学性状　革兰染色阴性，菌体弯曲呈弧形或逗点状（图4-8）。菌体一端有单鞭毛，运动极其活泼，有菌毛，无芽孢。耐低温、碱，对热、酸及消毒剂抵抗力弱。

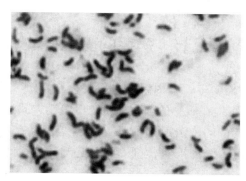

图4-8　霍乱弧菌（光镜下）

2.致病性　霍乱弧菌依靠活泼的鞭毛运动穿过肠壁黏液层，借助菌毛黏附于肠壁上皮细胞，迅速繁殖。其释放的霍乱肠毒素是目前已知的致泻能力最强的外毒素。霍乱典型症状为感染后2~3天突然出现剧烈呕吐、腹泻（米泔水样便）、严重时失水量每小时高达1L。因大量水分和电解质丢失，导致脱水、电解质紊乱及酸中毒，如不及时治疗，常因肾功能衰竭、休克而死亡。

3.防治原则　一旦发现霍乱患者，应及时做出疫情报告并隔离治疗，对患者及带菌者的粪便、呕吐物要进行消毒处理，特别是要防止污染水源与食品。治疗应及时补充液体和电解质，合理使用抗生素。

三、破伤风梭菌

破伤风梭菌广泛存在于自然界的土壤及动物的粪便中，经创口感染引起破伤风。

1.生物学性状　革兰染色阳性，细长杆状，无荚膜，有周鞭毛，芽孢圆形、大于菌体、位于菌体一端，似鼓槌状（图4-9）。专性厌氧菌。芽孢抵抗力强，在土壤中保持生命力达数十年，耐煮沸1小时，高压蒸汽灭菌可杀灭。

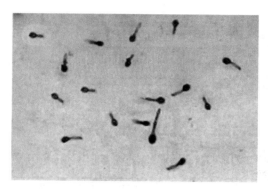

图4-9　破伤风梭菌（光镜下）

2.致病性　破伤风梭菌感染的先决条件是伤口内需为厌氧环境，如伤口窄而深，混有泥土或异物污染；坏死组织较多、局部组织缺血、缺氧；伴有需氧菌或兼性厌氧菌混合感染等条件可形成厌氧环境。破伤风梭菌由伤口入侵后，释放的破伤风痉挛毒素入血，作用于脊髓前角细胞和脑干神经细胞，阻止抑制性神经细胞释放抑制性介质，使骨骼肌强烈痉挛，引起牙关紧闭、苦笑面容、角弓反张等破伤风特有的症状，严重者可因呼吸肌痉挛窒息死亡。

3.防治原则 正确处理伤口，及时清创扩创，防止厌氧环境形成。对易受外伤的人群注射破伤风类毒素，儿童注射百白破三联疫苗。对患者可及早、足量注射破伤风抗毒素或破伤风免疫球蛋白进行治疗。

第五节　病毒的基本特性

病毒是一种个体微小，结构简单，基因组只含一种核酸（DNA或RNA），缺乏产生能量的酶系统，对抗生素不敏感，只能寄生在敏感的宿主细胞内以复制方式进行增殖的非细胞型微生物。

病毒与人类关系密切，近75%的传染病是由病毒引起，常见的有肝炎、流行性感冒、艾滋病等。其传染性强，流行广泛，且缺乏有效治疗药物，有的病毒还与肿瘤、胎儿畸形等病的发生密切相关。

一、病毒的生物学性状

（一）病毒的大小与形态

病毒的测量单位为纳米（nm），病毒的大小差别很大，一般介于50~250nm之间，必须用电子显微镜放大几万至几十万倍方可观察。病毒的形态多样，大多数病毒呈球形或近似球形，少数呈杆状、丝状、弹状、砖形或蝌蚪状（病毒的形态见图4-10）。

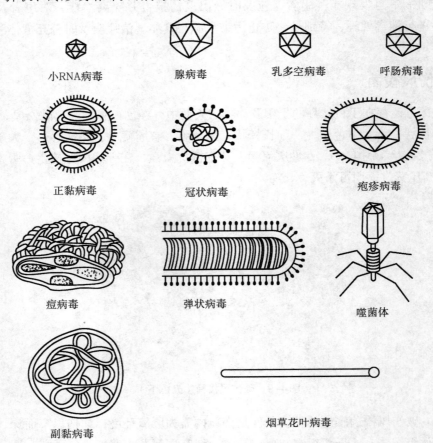

图4-10　病毒的形态模式图

（二）病毒的结构与化学组成

病毒的基本结构由核心和衣壳组成，称为核衣壳，即裸露病毒。有的病毒在核衣壳外还有一层包膜，这类病毒称为包膜病毒（图4-11）。

1.核心 主要化学成分是核酸。病毒体只含有一种类型的核酸（DNA或RNA），依此可将病毒分为DNA病毒和RNA病毒两大类。核酸控制着病毒的遗传和变异、复制和传染性。

2.衣壳 包绕在核酸外面的一层蛋白质结构，由许多壳粒所组成，主要生物学意义有：①保护核酸；②能与易感细胞受体结合，辅助病毒对易感细胞的传染；③具有抗原性，诱导机体产生免疫应答。

3.包膜 是病毒在成熟的过程中穿过机体细胞以出芽方式向机体细胞外释放时获得的，故含有机体细胞膜或核膜的化学成分。有些包膜表面有蛋白质性质的钉状突起，称为刺突或包膜子粒。包膜的功能：①保护病毒；②与病毒特异性吸附、穿入易感细胞有关。

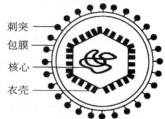

图4-11 病毒的结构模式图

（三）病毒的增殖

病毒缺乏完整的酶系统和细胞器，必须寄生在易感活细胞内，以病毒基因为模板，由宿主细胞提供酶系统、能量和场所等进行增殖，然后装配成成熟有感染性的病毒，再以不同方式释放到细胞外，病毒的这种增殖方式称为复制，其过程可分为吸附、穿入、脱壳、生物合成、装配与释放五个阶段，此五个阶段称之为一个复制周期。

（四）干扰现象

两种病毒同时感染同一细胞时，可发生一种病毒抑制另一种病毒增殖的现象，称为干扰现象。预防接种时，应避免同时使用具有干扰作用的病毒疫苗，以防降低疫苗的免疫效果。

（五）病毒的抵抗力

病毒在某些理化因素作用下可失去感染性，称为灭活。大多数病毒耐冷不耐热，56℃ 30分钟或100℃ 几秒钟即可被灭活。对X射线、紫外线、高锰酸钾、过氧化氢等敏感。有包膜病毒体的包膜可被脂溶剂溶解而被灭活。现有的抗生素对病毒无抑制作用，某些中草药如板蓝根、大青叶、贯仲、大黄等对某些病毒有一定的抑制作用。

二、病毒的感染与免疫

（一）病毒感染的方式

1.水平传播 是指病毒在人群个体之间的传播，病毒主要通过皮肤、黏膜（呼吸道、消化道或泌尿生殖道）传播，但在特定条件下可直接进入血液循环（如输血、机械损伤、昆虫叮咬等）而感染机体。

2.垂直传播 通过胎盘或产道将病毒由亲代传播给子代的方式称为垂直传播，是病毒感染的特点之一，可引起死胎、流产、先天性畸形或先天性感染。

（二）病毒的致病机制

病毒在宿主细胞内迅速大量复制增殖干扰细胞的正常代谢，破坏溶酶体释放出溶酶体酶，直接引起细胞损伤、坏死或溶解。病毒感染后导致机体细胞膜上抗原改变，从而引起免疫病理应答，引起超敏反应，导致细胞组织损伤或破坏。有些病毒可以感染人的淋巴细胞从而直接引起免疫功能紊乱，甚至肿瘤的发生。

（三）抗病毒免疫

机体抗病毒的非特异性免疫中起主要作用的是干扰素。干扰素不直接作用于病毒，而是促使机体细胞合成抗病毒蛋白，抑制病毒的生物合成，从而起到抗病毒的作用。机体的特异性免疫中，体液免疫主要作用于胞外游离的病毒，由机体产生的抗体中和病毒，阻止病毒吸附易感细胞，并能通过多种途径清除病毒。细胞免疫是抗病毒免疫中的主要力量，致敏T细胞可直接破坏感染细胞，并释放细胞因子，参与破坏受感染的细胞。

三、病毒感染的防治原则

由于对病毒性感染缺乏特效药物治疗，因此接种疫苗使机体产生自动免疫，是预防和控制病毒性疾病的有效措施。常用的疫苗有流行性乙型脑炎疫苗、脊髓灰质炎疫苗、乙肝疫苗等。免疫血清、人血清丙种球蛋白、胎盘球蛋白、转移因子等可用于某些病毒的紧急预防。

PPT

第六节　常见病毒

💬 **案例讨论**

案例　患者，女，35岁。因畏寒、发热、食欲不振、乏力、恶心、腹胀入院。入院后黄疸迅速加深。实验室检查显示肝功能有异常改变；血清学检测：抗-HAV IgM（−）、HBsAg（＋）、HBeAg（＋）、抗-HBc IgM（＋）、抗-HCV（−）、HDVAg（−）、抗-HDV（−）。

讨论　患者有畏寒、发热、食欲不振、乏力、恶心、腹胀、黄疸等症状，首先考虑急性肝炎。实验室检查肝功能有异常改变；HBsAg（＋）、HBeAg（＋）、抗-HBc IgM（＋）则可确诊为乙型肝炎。

一、流行性感冒病毒

流行性感冒病毒简称流感病毒，是流行性感冒（简称流感）的病原体。

1. 生物学性状　流感病毒是具有包膜的RNA病毒，多呈球形或丝状，由核心和包膜组成（图4-12）。核心由RNA、核蛋白（NP）和RNA多聚酶组成，其基因组分7~8个节段。包膜由两层组成，内层为基质蛋白（MP），具有保护病毒核心和维持病毒形态的作用。外层是由脂质双层构成的包膜，膜上镶嵌有两种刺突：血凝素（HA）和神经氨酸酶（NA），它们是划分流感病毒亚型的依据，抗原性极易发生变异。

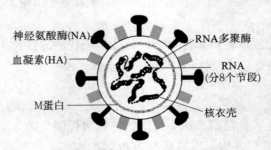

图4-12　流感病毒结构模式图

根据核蛋白和M蛋白抗原的不同将流感病毒分为甲、乙、丙三型，三型之间无交叉免疫。甲型流感病毒又根据HA和NA抗原不同分为若干亚型。甲型流感病毒亚型的形成与流感病毒的HA和NA的抗原性变异有关，也是造成人类缺乏相应的免疫力，而造成新型流感大流行的原因。

流感病毒抵抗力较弱，室温下传染性很快丧失，加热至56℃30分钟即被灭活，对脂溶剂、干燥、紫外线、甲醛、酸类等比较敏感。

2.致病性　病毒通过飞沫进入呼吸道黏膜细胞内增殖，引起黏膜充血水肿、细胞变性脱落等局部病变。病毒仅在局部增殖，一般不进入血液，但其毒素样物质可进入血液，引起畏寒、发热、厌食、乏力、头痛、全身酸痛等症状。可继发细菌感染，并发肺炎、中耳炎等。

3.防治原则　流行期间应尽量避免人群聚集，公共场所要注意空气流通。接种流感疫苗可获得对同一亚型病毒的免疫力。盐酸金刚烷胺是目前防治甲型流感的常用药物，干扰素及中草药板蓝根、大青叶等有一定疗效。

二、冠状病毒

冠状病毒是引起普通感冒的主要病原体。2002年11月至2003年6月世界流行的严重急性呼吸综合征（SARS）的病原体也是一种新的冠状病毒，称为"SARS冠状病毒"。

冠状病毒形态为多形性，核酸为RNA，不分节段，核衣壳呈螺旋对称型，有包膜，包膜表面有突起，病毒外形呈日冕状或冠状。病毒对理化因素抵抗力较差，加热至56℃30分钟或37℃几小时即失去传染性，对脂溶剂、紫外线敏感。

冠状病毒要经飞沫传播，引起普通感冒和咽喉炎。2002~2003年流行的SARS，通过飞沫经呼吸道近距离传播，亦可通过接触患者呼吸道分泌物经口、鼻、眼传播，临床表现为发热、干咳、中性粒细胞不升高或降低，肺部有弥漫性炎症且发展迅速，部分患者很快出现呼吸衰竭，死亡率极高。

对冠状病毒的感染无特效药物。对SARS应按乙类传染病处理，疾病暴发时要严格控制传染源，消毒空气。对重症病例可使用干扰素、肾上腺素、中医中药、抗生素等治疗，有较好疗效。

三、脊髓灰质炎病毒

脊髓灰质炎病毒是脊髓灰质炎的病原体，脊髓灰质炎是儿科急性传染病之一。病毒侵犯脊髓灰质前角的运动神经细胞，导致弛缓性肢体麻痹，俗称"小儿麻痹症"。

1.生物学性状　病毒呈球形，无包膜，衣壳呈20面体立体对称。脊髓灰质炎病毒的抵抗力较强，在污水和粪便中可存活数月。耐胃酸、胆汁、蛋白酶。对紫外线、干燥、热均敏感，56℃，3分钟可被灭活。对高锰酸钾、过氧化氢溶液、含氯石灰、甲醛、氯化汞和碘酒等敏感。

2.致病性　病毒主要经粪-口途径传播。病毒首先在咽部或肠壁淋巴组织中增殖，然后随血液扩散到脊髓前角细胞、淋巴细胞等，在这些组织细胞内增殖后再次侵入血液循环形成第二次病毒血症，导致全身症状加重。只有0.1%~0.2%的感染者引起暂时或永久弛缓性肢体麻痹，以下肢多见，极个别可因延髓麻痹导致呼吸、循环中枢麻痹而死亡。

3.防治原则　接种脊髓灰质炎疫苗是最有效的预防措施，对未接种疫苗又与患儿密切接触的易感儿童可注射丙种球蛋白做紧急预防，可阻止疾病的发生或减轻症状。

拓展阅读

值得我们永远铭记的"糖丸"之父-顾方舟

"糖丸",即脊髓灰质炎减毒疫苗糖丸,是让我们所有人都远离小儿麻痹症危害的"宝物"。它的发明者就是被称为"糖丸"之父的顾方舟同志。

1955年,可怕的小儿麻痹症席卷全国。顾方舟临危受命,牵头研制疫苗,对抗脊髓灰质炎。顾方舟带领团队在缺衣少食的情况下,终于研究出了疫苗。为了检测疫苗的安全性,他毅然决定自己亲自试用疫苗;而为了证明这疫苗对小孩也安全,竟拿自己刚满月的儿子做试验。自1960年开始正式生产并使用糖丸后,直到2000年,我国被世卫组织确认为无脊髓灰质炎的国家。可以说在全球范围内,糖丸为人类预防和消灭小儿麻痹症立下了汗马功劳。

四、肝炎病毒

肝炎病毒是引起病毒性肝炎的病原体。现已公认的肝炎病毒包括甲型肝炎病毒(HAV)、乙型肝炎病毒(HBV)、丙型肝炎病毒(HCV)、丁型肝炎病毒(HDV)和戊型肝炎病毒(HEV)。

(一)HAV

HAV是引起甲型肝炎的病原体。HAV主要感染儿童及青少年,且多为隐性感染及亚临床感染,仅少数人患病。

HAV属于小RNA病毒科,直径27~32nm,衣壳呈20面体立体对称结构,无包膜。HAV对乙醚及酸有较强的抵抗力。加热至100℃ 5分钟、70%乙醇溶液30分钟可灭活病毒。

HAV主要经粪-口途径传播,其首先在口咽部及唾液腺中增殖,然后到达结肠黏膜及局部淋巴结内大量增殖,进而入血引起病毒血症,最终侵犯到靶器官肝脏。患者出现乏力、厌食、厌油、发热、肝大且有肝区压痛,部分患者出现黄疸等症状。2~4周可恢复,预后良好,不会转变为慢性肝炎。

加强卫生宣传,严格饮食、保护水源是预防甲型肝炎的重要环节。对HAV感染的紧急预防,应立即注射丙种球蛋白。用特异性灭活疫苗,或减毒活疫苗进行预防效果良好。

(二)HBV

1.生物学特性

(1)形态结构 可在乙型肝炎患者的血清中见到三种不同形态的颗粒(图4-13)。①大球形颗粒:即Dane颗粒,是完整的HBV,具有感染性。大球形颗粒具有双层衣壳,核心含环状双股DNA和DNA聚合酶。②小球形颗粒:不具传染性,是病毒装配过程中过剩的衣壳。③管形颗粒:由小球形颗粒串联而成。

(2)抗原组成

1)表面抗原(HBsAg) 存在于三种颗粒的表面,测定血HBsAg是诊断HBV感染的主要指标。HBsAg具有免疫原性,是制备乙肝疫苗的主要成分。其刺激机体产生抗-HBs,此抗体为中和抗体,具有防御HBV感染的作用,患者血清中出现抗-HBs,是乙型肝炎恢复的标志。

2）核心抗原（HBcAg）　存在于 Dane 颗粒核心的表面，为内衣壳的成分，在血循环中不易被检测到。HBcAg 免疫原性强，能刺激机体产生抗-HBc，若血清中查到抗-HBc IgM，表示 HBV 正处于复制状态，而抗-HBc IgG 抗体可在血清中较长时间存在，但此抗体无保护作用，是 HBV 感染的标志。

3）e 抗原（HBeAg）　是 HBcAg 被蛋白酶裂解后形成的，为可溶性抗原。HBeAg 阳性可作为 HBV 复制及血液具有强传染性的一个指标。HBeAg 具有免疫原性，可刺激机体产生抗-HBe。此抗体对 HBV 感染具有一定保护作用，其出现是预后良好的征象。

（3）抵抗力　HBV 抵抗力较强，对低温、干燥、紫外线及一般消毒剂均有耐受性。加热至 100℃ 10 分钟、高压蒸汽灭菌法、环氧乙烷、0.5% 过氧乙酸可使 HBV 灭活。

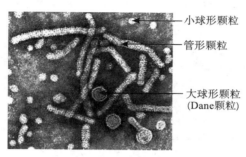

　　　　　　　　　　　　　　　　　　　　　　　　——小球形颗粒
　　　　　　　　　　　　　　　　　　　　　　　　——管形颗粒
　　　　　　　　　　　　　　　　　　　　　　　　——大球形颗粒
　　　　　　　　　　　　　　　　　　　　　　　　　（Dane 颗粒）

图 4-13　乙肝病毒的电镜图

2. **致病性**　HBV 主要通过血液、血制品、母婴、性接触等途径传播。HBV 的致病机制迄今尚未完全清楚，目前认为主要是细胞免疫和体液免疫介导的免疫病理损伤。肝细胞的损伤程度与病毒感染的数量及机体免疫应答的强弱程度密切相关。临床表现为隐性感染或急性肝炎、慢性肝炎、重症肝炎等，甚至转变为肝硬化和肝癌。

3. **微生物学检查**　目前主要采用血清学检查方法，常用酶联免疫吸附试验和放射免疫法检测患者血清中的 HBV 抗原抗体（俗称"两对半"），经综合分析检测结果协助诊断（表 4-2）。

表 4-2　HBV 抗原抗体系统检测结果的临床分析

HBsAg	HBeAg	抗-HBs	抗-HBe	抗-HBc	结果分析
+	-	-	-	-	HBV 感染或无症状携带者
+	+	-	-	+	急性或慢性乙型肝炎（传染性强，"大三阳"）
+	-	-	+	+	急性感染趋于恢复或慢性肝炎（"小三阳"）
-	-	+	+	-	既往感染或接种疫苗，有免疫力

4. **防治原则**　严格筛选献血员，输血及手术器械要进行严格的消毒，提倡应用一次性注射器。接种乙型肝炎疫苗是预防乙型肝炎最有效的方法。紧急预防可应用含高效价抗-HBs 的人血清免疫球蛋白。目前，治疗乙型肝炎仍无特效药物。

（三）其他肝炎病毒

HAV、HEV 通过消化道传播，引起急性肝炎，一般不转为慢性肝炎，也不形成慢性病毒携带者；HBV、HCV 通过输血、血制品注射器污染等方式传播，除引起急性肝炎外，还引起慢性肝炎，并与肝硬化、肝癌有关，且慢性病毒携带者多见；HDV 是一种缺陷病，只能在辅助病毒 HBV 或其他嗜肝病毒存在下才能复制，其传播途径与 HBV 相同。HBV 与 HDV 共同感染或重叠感染常导致原有感染加重，引起重症肝炎，增加慢性肝炎的危险性。

五、人类免疫缺陷病毒

人类免疫缺陷病毒（human immunodeficiency virus，HIV）是引起获得性免疫缺陷综合征（acquired immunodeficiency syndrome，AIDS）的病原体，即俗称的艾滋病病毒。

（一）生物学性状

1.形态结构 HIV呈球形，有包膜，核心为两条单股RNA并与核衣壳蛋白结合形成双体结构，外被衣壳蛋白（P24）而构成病毒核衣壳。核心中还有反转录酶和整合酶等。核衣壳外侧为内膜蛋白（P17），最外层是脂质双层包膜，其表面的刺突含病毒特异的包膜糖蛋白gp120和gp41（图4-14）。

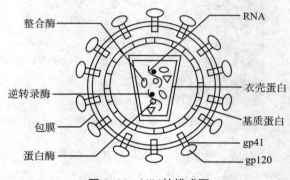

图4-14 HIV的模式图

2.抵抗力 HIV的抵抗力不强，加热至56℃10分钟可被灭活，但在室温（20~22℃）可保存活力7天。在0.1%含氯石灰液、50%乙醚、0.3%过氧化氢、75%乙醇或0.5%甲酚等消毒液中处理10分钟即被完全灭活。

（二）致病性

1.传染源和传播途径 AIDS的传染源是HIV无症状携带者和AIDS患者，其体液如血液、精液、阴道分泌液、乳汁中均含有病毒。主要有三种方式传播：①同性恋及异性间的性接触感染；②输入带有HIV的血液或血制品，静脉吸毒者共用污染病毒的注射器和针头，骨髓或器官移植、人工授精等均可感染；③经胎盘、产道或哺乳感染。

2.致病机制及临床表现 HIV选择性地侵犯并破坏表达CD4分子的T淋巴细胞，引起以CD4$^+$T细胞减少为主的免疫功能低下。

典型AIDS期患者会出现各种严重机会感染，如卡氏肺孢子虫肺炎、白色念珠菌感染等和罕见的恶性肿瘤，如恶性淋巴瘤和卡波西肉瘤。另外，有些艾滋病患者会出现神经系统病变，表现出AIDS痴呆综合征等。患者常于症状出现后1~3年内死亡。

（三）防治原则

加强卫生宣传，取缔娼妓，严禁性滥交和吸毒，普及预防知识。加强血液制品的检测，确保输血和血液制品的安全性。建立HIV感染的监测系统，加强国境检疫。对AIDS的治疗目前尚无特效的方法。

PPT

第七节 免疫系统

免疫系统是机体执行免疫功能、发生免疫应答的物质基础，由免疫器官、免疫细胞及免疫因子构成。

一、免疫器官

免疫器官分为中枢免疫器官和外周免疫器官两大类。

1. 中枢免疫器官 是免疫细胞发生、分化、发育和成熟的场所，包括骨髓和胸腺。

（1）骨髓 是造血器官，各种血细胞都由骨髓中的多能造血干细胞分化而来，也是人体 B 淋巴细胞分化成熟的场所。

（2）胸腺 是 T 淋巴细胞分化、发育和成熟的场所。

2. 外周免疫器官 是免疫细胞定居和发生免疫应答的主要场所。

（1）淋巴结 人体全身有 500~600 个淋巴结，延淋巴管遍布全身各处。淋巴结的主要功能是清除侵入机体的病原微生物、毒素或其他有害异物，同时也是 T 细胞、B 细胞定居，接受抗原刺激，活化、增殖、分化，发生免疫应答、产生免疫效应的场所。

（2）脾 是胚胎时期的造血器官，也是人体最大的外周免疫器官，同时也有过滤血液循环的作用。脾的主要功能是清除血液中的病原体、自身衰老损伤的细胞、免疫复合物及其异物，使血液得到净化；也是机体对血源性抗原产生免疫应答的主要场所。

（3）黏膜相关淋巴组织 亦称黏膜免疫系统，是指广泛分布于呼吸道、胃肠道及泌尿生殖道黏膜固有层和上皮细胞下散在的无被膜淋巴组织，包括扁桃体、肠系膜淋巴结及阑尾等。

二、免疫细胞

免疫细胞是指所有参与免疫应答或与免疫应答有关的细胞及其前体细胞。主要包括造血干细胞、T 淋巴细胞、B 淋巴细胞、吞噬细胞及抗原提呈细胞等。

1. T 淋巴细胞 来源于胸腺，占外周血中淋巴细胞总数的 70%~80%，表面存在的表面抗原与表面受体是重要的鉴定标志。按照其表面标志和功能不同又分为 CD4⁺T 细胞和 CD8⁺T 细胞两个亚群。CD4⁺T 细胞又分为 Th1 细胞和 Th2 细胞。Th1 细胞和 Th2 细胞分别在细胞免疫和体液免疫应答中发挥重要作用。CD8⁺T 又分为细胞毒性 T 淋巴细胞（CTL 或 Tc）和抑制性 T 细胞（Ts）。CTL 能特异性杀伤靶细胞，Ts 可通过释放抑制性细胞因子，抑制机体特异性免疫应答。

2. B 淋巴细胞 来源于骨髓，占外周血中淋巴细胞总数的 20%~30%。根据表面分子和功能特征，可将 B 细胞分为 B1 和 B2 细胞两个亚群，B1 细胞参与非特异性免疫；B2 细胞即为通常所指的 B 细胞，是参与特异性体液免疫应答的 B 细胞，参与适应性免疫。

3. 自然杀伤细胞（NK） 主要分布于外周血和脾脏，在淋巴结和其他组织中也有少量存在。NK 细胞属非特异性免疫细胞，不表达特异性抗原识别受体，是不同于 T、B 淋巴细胞的一类淋巴细胞，它们无需抗原预先致敏就可直接杀伤某些肿瘤和病毒感染的细胞。因此，在机体抗肿瘤和早期抗病毒或抗胞内寄生菌感染的免疫过程中起重要作用。

4. 抗原提呈细胞（APC） 是指一些能捕捉、加工处理抗原，并将抗原信息提呈给 T 淋巴细胞供其识别的一类细胞。在机体的免疫识别、免疫应答与免疫调节中起重要作用。专职性的 APC 主要包括单核-巨噬细胞、树突状细胞和 B 淋巴细胞。

三、免疫因子

免疫因子包括免疫球蛋白、补体和细胞因子（CK）等。细胞因子是由免疫细胞和某些非免疫细胞（如血管内皮细胞、表皮细胞、成纤维细胞等）经刺激而合成、分泌的具有多种生物学活性的小分子多肽或糖蛋白。CK主要功能有调节免疫应答、参与免疫细胞分化发育、介导炎症反应等。根据发挥的功能，CK可分为白细胞介素（IL）、干扰素（IFN）、肿瘤坏死因子（TNF）、集落刺激因子（CSF）、趋化因子和生长因子六类。

第八节 抗 原

一、抗原的概念

抗原（Ag）是指能刺激机体免疫系统发生免疫应答，产生抗体或效应淋巴细胞（也称致敏淋巴细胞），并能与相应抗体或效应淋巴细胞在体内或体外发生特异性结合的物质。

二、抗原的特性

抗原具有两大基本特性，即免疫原性和免疫反应性。

1.免疫原性 指抗原能刺激机体产生相应的抗体或效应淋巴细胞的性能。

2.免疫反应性 指抗原能与相应抗体或效应淋巴细胞特异性结合的性能。

根据抗原的两种性能，将抗原分为完全抗原和半抗原（或称不完全抗原）。完全抗原指既有免疫原性又有免疫反应性的物质，如大多数蛋白质、细菌、病毒等。半抗原指只有免疫反应性而无免疫原性的物质。半抗原与蛋白质载体结合后可获得免疫原性而成为完全抗原，如某些多糖、类脂和某些药物（图4-15）。

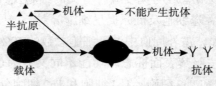

图4-15 半抗原与载体示意图

三、决定抗原免疫原性的条件

（一）异物性

所谓异物是指在胚胎期未与免疫细胞接触过的物质。免疫系统能识别并清除"非己"物质，所以异物性是构成抗原免疫原性的首要条件。根据亲缘关系异物性物质包括异种物质（异种蛋白质、病原微生物及其代谢产物、动物血清等）、同种异体物质（人类血型抗原、组织相容性抗原等）、自身物质（如精子、眼晶体蛋白、甲状腺球蛋白等）。总之，生物间种系关系越远，组织结构差异性越大，免疫原性越强。

（二）一定的理化性状

1.大分子物质 完全抗原的分子质量一般在10kDa以上，在一定范围内，分子质量越大，免疫原性越强。

2.结构与化学组成　抗原物质还必须具备较复杂的分子结构与特殊的化学基团。例如，胰岛素的分子质量仅为5.7kDa，但其序列中含有芳香族氨基酸，故免疫原性强。而明胶分子分子质量虽高达100kDa，因其主要由直链氨基酸组成，所以免疫原性弱。

此外，抗原物质免疫原性的强弱还受到机体的遗传、生理状态、年龄、个体差异以及抗原进入机体的方式和途径等诸多因素的影响。

四、抗原的特异性与交叉反应

特异性指物质间相互结合的吻合性、专一性。抗原的特异性既表现在免疫原性上，也表现在免疫反应性上。其具体表现为：抗原刺激机体只能产生与之相对应的抗体或效应淋巴细胞，抗原也只能与相对应的抗体或效应淋巴细胞结合，发生反应。决定抗原特异性的物质基础是抗原分子中的抗原决定簇。

抗原决定簇是指存在于抗原分子表面，决定抗原特异性的特殊化学基团，又称表位。抗原的特异性是由抗原决定簇的性质、数目和空间构型决定的。一般情况下，每种抗原物质具有自己独特的抗原决定簇，所以其特异性各不相同。但一些特殊情况下，在不同的两种抗原间可存在相同或相似的抗原决定簇，则称为共同抗原。由共同抗原决定簇刺激机体产生的抗体可以和两种抗原（共同抗原）结合发生反应，称为交叉反应（图4-16）。

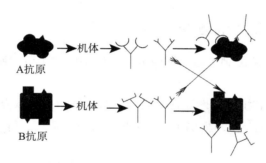

图4-16　交叉反应示意图

五、医学上重要的抗原

（一）异种抗原

1.病原生物及其代谢产物　细菌、病毒、真菌等微生物虽然结构简单，但其化学组成相当复杂，具有很强的免疫原性。这些抗原均能刺激机体产生相应的抗体。因此，可用其制成疫苗来预防疾病，也可根据相应抗体来诊断、治疗疾病。

细菌的外毒素具有很强的毒性与免疫原性，经甲醛处理后，可制成类毒素，外毒素和类毒素都可刺激机体产生中和外毒素的抗体，称为抗毒素。

2.动物免疫血清　用类毒素免疫动物（如马、羊等）后，动物血清中可含有大量相应的抗毒素，即免疫血清。这种抗毒素对人体具有双重作用：一方面可作为抗体中和相应外毒素，发挥紧急预防或治疗疾病的作用；另一方面，作为异种蛋白，它又可以引起超敏反应。

（二）同种异型抗原

同种异型抗原即来自同种不同个体的抗原。如人类红细胞ABO血型抗原和Rh血型抗原、人类主要组织相容性抗原等，这类抗原与输血反应、器官移植时出现不同程度的排斥反应有关。

（三）异嗜性抗原

异嗜性抗原是一类与种属特异性无关，存在于不同种系生物（如人、动物、植物和微生物）之间的共同抗原。

（四）自身抗原

正常情况下，自身组织对机体无免疫原性，若在感染、烧伤、电离辐射等理化因素或生物因素的作用下致其结构改变，隐藏抗原暴露或自身免疫细胞功能异常，则会有自身抗原的产生或出现。

（五）肿瘤抗原

肿瘤抗原是指细胞在癌变过程中出现的新抗原及过度表达的抗原物质的总称，分为肿瘤特异性抗原和肿瘤相关抗原两大类。检测到此类抗原，可协助诊断某些肿瘤疾病，如癌胚抗原（CEA）明显增高，可作为肠癌的辅助诊断。而甲胎蛋白（AFP）的明显增高，则可辅助诊断原发性肝癌。

PPT

第九节　免疫球蛋白

一、抗体与免疫球蛋白的概念

抗体（Ab）是B细胞受抗原刺激后，增殖分化为浆细胞，由浆细胞产生的一类能与相应抗原特异性结合的球蛋白。

免疫球蛋白（Ig）指具有抗体活性或化学结构，与抗体相似的球蛋白。抗体都是免疫球蛋白，而免疫球蛋白不一定是抗体。免疫球蛋白主要存在于血清、唾液、乳汁等体液中，也可存在于B细胞膜上。

二、免疫球蛋白的结构

免疫球蛋白的基本结构是由两条较长的重链（H链）和两条较短的轻链（L链）借链间和链内二硫键连接形成的四肽链结构（图4-17）。按重链不同，免疫球蛋白可分为IgG、IgA、IgM、

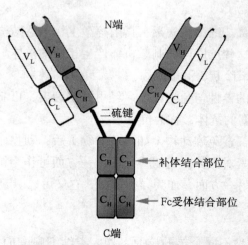

图4-17　免疫球蛋白的基本结构模式图

IgD和IgE五类。免疫球蛋白靠近氨基端的L链1/2和H链1/4或1/5处的氨基酸组成和排列顺序随抗体特异性的不同变化很大，称为可变区（V区），此区是抗体和抗原结合的部位。L链和H链的其他区段的氨基酸的组成和排列顺序变化不大，称为恒定区（C区）。

三、免疫球蛋白的水解片段

木瓜蛋白酶可将免疫球蛋白裂解两个相同的Fab段和一个Fc段（图4-18）。Fab段能与一个抗原决定簇特异性结合，Fc段是免疫球蛋白与效应分子或细胞相互作用的部位。

胃蛋白酶将免疫球蛋白裂解为相当于含2个Fab段的$F(ab')_2$和若干较小的pFc'段。$F(ab')_2$片段能与两个抗原决定簇特异性结合，故具有双价抗体活性。

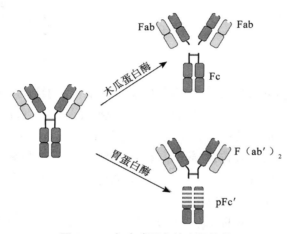

图4-18 免疫球蛋白的水解片段

四、免疫球蛋白的生物学作用

（一）V区的功能

抗体通过V区特异性识别和结合相应抗原，如细菌、病毒等抗原性异物。抗体与相应外毒素结合后，可中和毒素毒性；抗体和病毒结合可阻止病毒的吸附；抗体与细菌结合可以阻止细菌的黏附作用。

（二）C区的功能

1.激活补体 当抗体与相应抗原特异性结合后，导致抗体的空间构象改变，恒定区上原本隐藏的补体结合位点暴露，补体即可结合到该位点，最终导致补体被激活（补体的经典激活途径），激活的补体可以发挥溶菌及溶细胞的作用。

2.结合Fc受体 免疫球蛋白可通过其Fc段与多种细胞表面的Fc受体结合，从而发挥不同的生物学作用。①调理吞噬作用：即抗体利用Fc段与中性粒细胞、巨噬细胞上的Fc受体结合，从而增强吞噬细胞的吞噬作用。②抗体依赖性细胞介导的细胞毒作用（ADCC）：是指表达Fc受体的杀伤细胞（主要是NK细胞）可通过与Ig的Fc段结合，定向杀伤结合有抗体的靶细胞的作用（图4-19）。③介导I型超敏反应：IgE的Fc段能与有相应受体的细胞（如嗜碱性粒细胞、肥大细胞）结合，引起I型超敏反应。

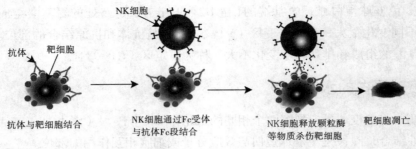

抗体与靶细胞结合　　　　NK细胞通过Fc受体　　　　NK细胞释放颗粒酶　　靶细胞凋亡
　　　　　　　　　　　　与抗体Fc段结合　　　　等物质杀伤靶细胞

图4-19　ADCC模式图

3.穿过胎盘与黏膜　IgG是唯一能通过胎盘的免疫球蛋白，可从母体转移到胎儿体内，对于新生儿抗感染具有重要意义。分泌型IgA可分泌至乳汁及腔道黏膜表面，在局部黏膜抗感染中发挥重要作用。

（三）五类免疫球蛋白的特性和功能

1.IgG　是血清和细胞外液中含量最高的免疫球蛋白，占血清免疫球蛋白总量的75%~80%；半衰期最长，为20~23天；是唯一能通过胎盘屏障的免疫球蛋白，在新生儿抗感染免疫中起重要作用；是机体再次免疫应答的主要抗体，是抗感染的主力军。

2.IgM　是分子质量最大的免疫球蛋白，又称为巨球蛋白；是机体受抗原刺激最早产生的抗体；是个体发育中合成最早的抗体，在胚胎晚期就能合成，在新生儿脐血中出现高浓度的IgM，提示有宫内感染；是天然ABO血型抗体。

3.IgA　分为血清型和分泌型两类。其中分泌型IgA（sIgA）主要存在于外分泌液中，是外分泌液中的主要抗体，能通过中和作用阻止病原体黏附，在局部黏膜抗感染中发挥重要作用。如新生儿可从母亲的初乳中获得sIgA，有利于婴儿防御胃肠道的感染。

4.IgD　在人血清中含量较低，可在个体发育的任何时期合成，半衰期很短，主要作为膜结合型免疫球蛋白存在于B细胞膜上，是B细胞发育成熟的标志。

5.IgE　正常人血清中IgE水平极低。IgE可与肥大细胞和嗜碱性粒细胞表面的IgE Fc受体结合，引起I型超敏反应。此外，IgE可能与机体抗寄生虫感染有关。

第十节　免疫应答

PPT

一、概述

1.概念　免疫应答是指机体受抗原刺激后，免疫细胞（T细胞、B细胞）识别抗原，自身发生活化、增殖、分化并发挥特异性免疫效应的过程。

2.免疫应答的类型　根据参与的主要免疫细胞的不同，免疫应答可分为B细胞介导的体液免疫应答和T细胞介导的细胞免疫应答。

3.免疫应答的基本过程　免疫应答是多种免疫细胞和细胞因子参与并受到严格调控的复杂过程，可分为感应、反应与效应三个阶段（图4-20）。

（1）感应阶段　是指抗原提呈细胞（APC）对抗原摄取、加工处理和提呈以及T、B细胞识别抗原，启动活化的过程，又称抗原提呈与识别阶段。

（2）反应阶段　是指免疫活性细胞接受抗原刺激后，活化、增殖、分化产生免疫效应细胞及

医药大学堂
WWW.YIYAODXT.COM

效应分子的阶段，又称活化、增殖、分化阶段。T、B细胞识别结合抗原后，B细胞活化、增殖、分化为浆细胞由浆细胞产生抗体；T细胞活化、增殖、分化为效应性T细胞。此阶段会有部分T、B细胞中途停止分化，转化为静止状态的记忆细胞。

（3）效应阶段　是免疫效应细胞和效应分子发挥免疫效应的阶段。由浆细胞分泌的抗体与相应抗原结合，清除抗原性异物，发挥特异性体液免疫效应；效应T细胞可通过直接杀伤靶细胞或释放细胞因子的方式发挥细胞免疫效应。

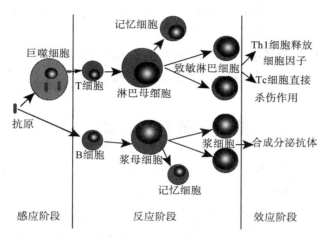

图4-20　免疫应答的过程模式图

二、体液免疫应答

1.体液免疫应答的概念　体液免疫应答是指B细胞受抗原刺激后转化为浆细胞并分泌抗体发挥特异性免疫效应的过程。因抗体存在于血清等各种体液中，故称为体液免疫应答。

2.抗体产生的一般规律

（1）初次应答　抗原初次刺激机体产生抗体的应答称为初次应答。抗原初次刺激机体，须经抗原识别，免疫细胞活化、增殖、分化至浆细胞，浆细胞分泌抗体的完整过程。初次应答的特点：①潜伏期长，一般为1~2周；②抗体效价低；③在体内维持时间短；④参与的抗体主要为IgM；⑤抗体与抗原的亲和力低。

（2）再次应答　相同抗原再次刺激机体产生抗体的过程称为再次应答。相同抗原再次刺激机体后，在初次应答过程中形成的记忆淋巴细胞可迅速、高效、特异地产生免疫应答。再次应答的特点是：①潜伏期短，一般为2~3天；②抗体效价高；③在体内维持时间长；④参与的抗体以IgG为主；⑤抗体与抗原的亲和力高。

掌握免疫应答的这一规律对医学实践具有重要的指导意义。例如，进行预防接种时，常采用多次接种的方式，以获得在体内维持时间长、高效价、亲和力强的抗体，从而达到增强免疫的效果。

3.体液免疫应答的生物学效应　体液免疫通过抗体发挥免疫效应，主要有中和病毒、调理作用、激活补体发挥补体溶菌、溶解靶细胞、通过ADCC效应杀伤靶细胞作用和引起免疫病理损伤。

三、细胞免疫应答

1.细胞免疫应答的概念　细胞免疫应答是T细胞受抗原刺激后活化、增殖、分化形成效应T

细胞，通过杀伤靶细胞和释放细胞因子，发挥的特异性免疫应答。

2.细胞免疫应答的效应机制

（1）CD4$^+$Th1细胞的免疫效应　Th1细胞主要通过释放多种细胞因子，间接发挥细胞免疫效应。①促进CD8$^+$T细胞分化成熟为Tc。②活化单核－巨噬细胞，增强其吞噬和杀伤能力。③引起以淋巴细胞、巨噬细胞浸润为主的炎症反应。

（2）CD8$^+$Tc细胞的效应　效应性Tc能特异性识别靶细胞通过分泌穿孔素击穿靶细胞，同时释放的颗粒酶使靶细胞蛋白被水解而死亡。还可启动靶细胞内的凋亡信号而导致靶细胞凋亡。

3.细胞免疫应答的生物学效应　抗胞内寄生病原体以及抗肿瘤免疫，也可参与Ⅳ型超敏反应、移植排斥反应及参与某些自身免疫性疾病的病理过程。

PPT

第十一节　超敏反应

超敏反应又称变态反应或过敏反应，是指机体再次接触相同抗原时发生的一种以生理功能紊乱或组织细胞损伤为主的特异性免疫应答。

超敏反应的本质是异常的或病理的免疫应答，同样具有免疫应答的特异性和记忆性。引起超敏反应的抗原称为变应原。变应原可以是各种抗原，如螨虫、花粉、动物皮毛及真菌、鱼、蛋、乳、抗生素、麻醉剂、生物制品等。

根据超敏反应的发生机制和临床特点，将超敏反应分为四型，即Ⅰ型超敏反应、Ⅱ型超敏反应、Ⅲ型超敏反应、Ⅳ型超敏反应。

一、Ⅰ型超敏反应

（一）概述

Ⅰ型超敏反应又称速发型超敏反应，是临床上最常见的超敏反应。特点：①发作快，消退也快；②由IgE介导；③以生理功能紊乱为主，通常不发生组织细胞损伤；④有明显的个体差异和遗传倾向。

（二）发病机制

1.致敏阶段　变应原经呼吸道、消化道或皮肤等途径进入体内，刺激某些B细胞产生IgE抗体。IgE抗体通过Fc段与肥大细胞或嗜碱性粒细胞膜上的Fc受体结合，使细胞对该变应原处于致敏状态。

微课

2.发敏阶段　当相同变应原再次进入致敏机体时，即迅速与已经产生的IgE-Fab段特异性结合，通过Fc段的构型改变，激活肥大细胞或嗜碱性粒细胞，导致细胞活化，脱颗粒并释放多种生物活性介质，如组胺、白三烯、激肽、前列腺素、血小板活化因子等。

3.效应阶段　释放的生物活性介质作用于局部或全身的效应器官和组织，引起生理功能紊乱，出现平滑肌痉挛、小血管扩张、血管壁通透性增加、黏膜腺体分泌增加等现象，导致机体出现相应的临床症状。

（三）临床常见疾病

1.过敏性休克　多见于再次注射青霉素或抗毒素后数分钟之内，患者出现胸闷气促、呼吸困

医药大学堂
WWW.YIYAODXT.COM

难，面色苍白，出冷汗，手足发凉，脉搏细速，血压下降，意识障碍或昏迷，严重者抢救不及时可迅速死亡。

2.呼吸道过敏反应　致敏个体再次吸入植物花粉、尘螨、面粉等变应原后，可迅速引发支气管哮喘或过敏性鼻炎等过敏反应。

3.消化道过敏反应　少数人进食鱼、虾、蟹、蛋等食物后，可出现恶心、呕吐、腹痛、腹泻等症状称为过敏性胃肠炎。

4.皮肤过敏反应　主要表现为荨麻疹、湿疹和血管性水肿等，可由药物、食物、花粉、寄生虫或冷、热刺激等引起。

（四）防治原则

1.寻找变应原并避免与其接触　最常用的寻找变应原方法是询问病史和进行皮肤试验。有些变应原可以被检出，但是却难以回避，如花粉、尘螨、冷空气等。

2.脱敏和减敏治疗

（1）脱敏治疗　对抗毒素皮肤试验阳性而又必须使用其进行治疗的患者，可采用小剂量、短间隔、多次注射的方法使其脱敏，然后再大量注射抗毒素时就不会引起超敏反应。

（2）减敏治疗　对能查明而又难以避免接触的变应原（如花粉、尘螨），可采用小剂量、长间隔、多次反复皮下注射变应原的方式进行减敏治疗。

3.药物治疗　常用药物有以下几种。①抑制生物活性介质释放：如色甘酸二钠能防止肥大细胞脱颗粒。②拮抗生物活性介质作用：如依巴斯丁、苯海拉明、氯苯那敏等，通过与组胺竞争结合效应器官细胞膜上的组胺受体，阻断组胺的生物学效应。③改善效应器官反应性：如肾上腺素能解除支气管痉挛。

二、Ⅱ型超敏反应

（一）Ⅱ型超敏反应的概念及机制

Ⅱ型超敏反应是IgG或IgM类抗体与吸附在靶细胞表面的抗原、半抗原或靶细胞表面的固有抗原结合，或是抗原-抗体复合物黏附于细胞表面，从而引起抗体介导的靶细胞损伤机制（激活补体溶解靶细胞；发挥调理作用促进巨噬细胞吞噬靶细胞；发挥ADCC作用由NK细胞破坏靶细胞），最终导致靶细胞溶解，故又称为细胞毒型或细胞溶解型超敏反应。

（二）临床常见疾病

1.输血反应　一般发生于ABO血型不相符合的误输血后，因人体有天然的ABO血型抗体（IgM），与输入的红细胞结合，从而激活补体使红细胞溶解，引起输血反应。

2.新生儿溶血病　多因母亲为Rh（-）血，胎儿为Rh（+）血，母亲和胎儿间Rh血型不符引起。当母亲分娩、流产时，胎儿的Rh（+）红细胞进入母体，刺激母体产生抗Rh抗体，如果已产生Rh抗体的母亲再次妊娠而胎儿血型仍是Rh（+）血时，母亲的IgG类抗Rh抗体就可通过胎盘进入胎儿体内，与胎儿Rh（+）红细胞结合，激活补体，导致胎儿红细胞溶解。

3.免疫性血细胞减少症　最常见的为药物性血细胞减少症，其机制为药物以半抗原或免疫复合物形式与血细胞结合，通过Ⅱ型超敏反应机制造成血细胞破坏。临床上常见药物性溶血性贫血、药物性粒细胞减少症、血小板减少症。

三、Ⅲ型超敏反应

（一）Ⅲ型超敏反应的概念及机制

由抗原抗体结合后形成的中等大小的免疫复合物（IC）未被机体及时清除，沉积于血管壁基底膜及组织间隙后，通过激活补体并在血小板、嗜碱性粒细胞、中性粒细胞参与作用下，最终引起血管炎及组织损伤，故又称免疫复合物型或血管炎型超敏反应。

（二）临床常见疾病

1.局部免疫复合物病 患者多次注射胰岛素、狂犬疫苗和动物源性抗毒素时，在注射局部可发生红肿、坏死等反应。

2.全身免疫复合物病

（1）血清病 初次大量注射异种动物血清后1~2周发生，主要症状有发热、皮疹、淋巴结肿大、关节肿痛和蛋白尿等。

（2）感染后肾小球肾炎 感染链球菌后2~3周，主要症状为血尿、蛋白尿、水肿、高血压等。

（3）类风湿性关节炎 机体变性的IgG与其刺激机体产生的抗体结合后，沉积在关节滑膜、皮肤组织而引起类风湿性关节炎。

四、Ⅳ型超敏反应

（一）Ⅳ型超敏反应的概念及机制

Ⅳ型超敏反应是由致敏T细胞与相应抗原作用后引起以单个核细胞浸润和组织细胞损伤为主的炎症反应。因其反应发生迟缓，一般在再次接触抗原后48~72小时才可出现明显反应，故又称迟发型超敏反应。Ⅳ型超敏反应发生机制与细胞免疫基本相同，其本质是细胞免疫的另一个侧面，与细胞免疫相辅相成，同时发生。

（二）临床常见疾病

1.传染性超敏反应 胞内寄生菌、病毒、真菌可使机体发生Ⅳ型超敏反应，由于该反应是在传染过程中发生的，故又称为传染性超敏反应。当机体再次感染结核杆菌时，形成的干酪样坏死、空洞均与Ⅳ型超敏反应有关。

2.接触性皮炎 机体经皮肤受油漆、染料、塑料、化妆品、农药或某些药物刺激产生效应T细胞后，当再次接触相同抗原经24小时后，接触抗原的局部出现症状，48~96小时达高峰，呈现红肿、硬结、水疱等皮炎症状。

第十二节　免疫学防治

人工给机体注入抗原或抗体，使机体获得特异性免疫力，以达到预防疾病的目的，称为免疫学预防。免疫学预防在传染病的控制上做出了巨大的贡献，如脊髓灰质炎有效控制应归功于"糖丸"的推广。

我们将人工的方法给机体接种抗原，刺激机体获得特异性免疫力的方法称为人工主动免疫；将人工的方法给机体注射特异性抗体等制剂，使机体直接获得特异性免疫力称为人工被动免疫。两者的特点及应用见表4-3。

PPT

表4-3 人工主动免疫与人工被动免疫的比较

比较项目	人工主动免疫	人工被动免疫
输入物质	抗原	抗体等免疫效应物质
免疫力产生时间	1~4周	输入后立即生效
免疫力维持时间	数月~数年	2~3周
应用	特异性预防	紧急预防或治疗

（一）人工主动免疫

1.概念和特点 也称人工自动免疫，给机体接种疫苗、类毒素等物质，刺激机体产生效应T细胞或抗体，从而获得免疫力的方法称人工主动免疫。特点：①输入的物质是抗原；②初次接种常需1~4周诱导期，才能刺激机体产生抗体或效应T细胞；③输入的抗原能长时间刺激机体的免疫系统，故免疫力维持时间可长达半年或数年；④主要用于传染病的特异性长期预防。

2.常用生物制品

（1）类毒素 将细菌外毒素经甲醛处理，使其失去毒性而保留免疫原性，制成类毒素。如白喉、破伤风类毒素。

（2）传统疫苗 用病原微生物制成的人工主动免疫制品称为疫苗。①死疫苗：是选用免疫原性强的标准株病原体，经理化方法灭活后制成的疫苗。死疫苗失去致病力，但仍保留其免疫原性，接种后能引起免疫应答。缺点是接种次数多，注射局部和全身反应有时较重，但安全，易保存。常用的死疫苗有伤寒、霍乱、流行性脑脊髓膜炎、乙脑、狂犬病和钩端螺旋体死疫苗等。②减毒活疫苗：用减毒或无毒力的活病原微生物制成的疫苗。活疫苗无致病力，但在体内尚有一定繁殖力，可持续刺激免疫系统引起免疫应答，免疫效果较死疫苗好。其接种次数少，副作用小，免疫效果维持3~5年，但不易保存。常用的活疫苗如卡介苗、脊髓灰质炎疫苗、麻疹减毒活疫苗和风疹疫苗等。

（3）新型疫苗 ①亚单位疫苗：是去除病原体中与激发保护性免疫无关的成分，保留有效免疫原制作的疫苗。②合成肽疫苗：又称抗原肽疫苗，是根据有效免疫原的氨基酸序列，设计合成的免疫原性多肽，以期用具有免疫原性的最小的肽来激发有效的特异性免疫应答。③基因工程苗：利用DNA重组技术制备的含保护性抗原的纯化疫苗，如DNA重组乙肝疫苗已广泛应用。

3.计划免疫 我国的计划免疫从实际出发，制定了合理的免疫程序，如儿童基础免疫程序和从事特殊职业、特殊地区人群的免疫程序等。严格按照程序实施接种，以充分发挥各类疫苗的效果，从而有效地控制相应传染病的流行。

（二）人工被动免疫

1.概念和特点 人工被动免疫指给机体直接输入抗体或细胞因子，使之获得特异性免疫力的方法。其特点是免疫力出现快、抗体进入机体立即生效，但维持时间短。此法适用于传染病的紧急预防和治疗。

2.常用生物制品

（1）抗毒素 是用类毒素多次免疫马（将类毒素注入马体内），待其产生大量抗体（抗毒素）后，取其血清并提纯而制成的特异性抗体制剂，如精制破伤风抗毒素、白喉抗毒素等。抗毒素主要用于细菌外毒素所致疾病的特异性治疗和紧急预防。

（2）正常人丙种球蛋白和胎盘丙种球蛋白 前者是从正常人血浆中提取，含IgG和IgM；后者是从健康产妇胎盘血中提取，含IgG。因多数成年人曾隐性或显性感染过多种病原微生物（例如，麻疹病毒、脊髓灰质炎病毒、甲型肝炎病毒等），故人血浆和胎盘血中含有相应的抗体，所以此类制剂可用于上述相应病毒感染的紧急预防或丙种球蛋白缺乏症的治疗。

（3）特异性人免疫球蛋白　如治疗乙肝用HBVIg。

（4）细胞免疫制剂　①转移因子：是将正常人外周血或脾脏中的淋巴细胞反复冻融后，提取的多核苷酸和多肽的混合物。分子质量小，无抗原性，反复使用不引起超敏反应，能促使受者体内T细胞转化为致敏T细胞，增强其细胞免疫功能。主要用于细胞免疫缺陷病、肿瘤及某些病毒、真菌、胞内寄生菌感染的治疗。②胸腺素：从小牛或猪胸腺中提取的一组多肽混合物，能促进T细胞发育成熟，选择性地表达免疫功能。由于胸腺素无种属特异性，故可用于细胞免疫功能低下或胸腺发育不全的免疫缺陷病（如肿瘤、自身免疫病、获得性免疫缺陷综合征等）患者的治疗。③免疫核糖核酸：是将肿瘤细胞或病原微生物的抗原免疫动物，然后从免疫动物的淋巴细胞中提取的核糖核酸制品。能将供者对某抗原的特异性免疫信息传递给受者的T细胞，使正常淋巴细胞转化为具有特异性的致敏T细胞，以增强受者的细胞免疫及体液免疫功能，多用于治疗肿瘤及乙型肝炎。④干扰素。

📖 拓展阅读

免疫治疗

免疫治疗是针对机体免疫功能低下或亢进，根据免疫学原理，利用物理、化学或生物学等手段，人为调整机体的免疫功能，以达到治疗疾病目的所采取的措施。主要有以下方法：①抗体为基础的免疫治疗：利用抗体的中和毒素、激活补体、免疫调理、ADCC等多种生物学效应，来治疗疾病。②细胞为基础的免疫治疗：给患者输入正常免疫细胞（如造血干细胞）、免疫效应细胞和肿瘤细胞免疫，以激活或增强机体免疫应答能力的方法。③药物为基础的免疫治疗：一是生物应答调节剂，是具有促进和调节免疫功能的生物制剂，特别是免疫功能低下者有促进或调节作用，又称为免疫增强剂；二是免疫抑制剂，是一类能够抑制机体免疫功能的生物或非生物制剂，包括化学合成药物、某些微生物制剂和中草药。

本章小结

细菌是一类体积微小（微米）、结构简单的微生物，以二分裂方式繁殖，极易变异，大多数对人体无害，只有少数致病。细菌的致病因素主要包括细菌的毒力、侵入的数量、侵入的门户。细菌入侵机体可以出现隐性感染、显性感染、潜伏感染和带菌状态等几种感染类型。各种细菌通过不同的入侵方式入侵机体，引起不同的临床表现。

病毒是一类体积微小（纳米），结构简单（由核心和衣壳组成，可有包膜），只含有一种核酸（DNA或RNA），必须寄生在活体细胞内以复制方式增殖的一种非细胞型微生物。病毒入侵人体后，可引起隐性感染及显性感染。各种病毒通过不同的入侵方式入侵机体，引起不同的临床表现。

免疫系统由免疫器官、免疫细胞、免疫因子组成。当抗原入侵机体可以刺激机体产生特异性免疫应答。免疫应答可以分为由B细胞介导的体液免疫应答和由T细胞介导的细胞免疫应答。机体也可发生病理性的免疫应答即超敏反应，其可分为Ⅰ型、Ⅱ型、Ⅲ型、Ⅳ型超敏反应。

习题

一、单项选择题

1.属于真核细胞型的微生物是（ ）

　　A.螺旋体　　　　B.放线菌　　　　C.真菌　　　　D.细菌　　　　E.立克次体

2.免疫的概念是（ ）

　　A.机体的抗微生物感染功能　　　　　　　B.机体清除损伤和衰老细胞的功能

　　C.机体排除非自身物质的功能　　　　　　D.机体识别、杀灭与清除外来微生物的功能

　　E.机体识别和排除抗原性物质的功能

3.下列哪种结构不是细菌的基本结构（ ）

　　A.细胞壁　　　　B.芽孢　　　　C.细胞膜　　　　D.细胞质　　　　E.核质

4.细菌的特殊结构有（ ）

　　A.肽聚糖　　　　B.荚膜　　　　C.脂多糖　　　　D.鞭毛　　　　E.菌毛

5.细菌的合成性代谢产物不应包括（ ）

　　A.色素　　　　B.细菌素　　　　C.热原质　　　　D.维生素　　　　E.抗毒素

6.血清，抗毒素等可用下列哪种方法除菌（ ）

　　A.加热至56℃ 30分钟　　　　B.紫外线照射　　　　C.滤菌器过滤

　　D.高压蒸汽灭菌　　　　E.巴氏消毒法

7.关于外毒素的叙述，哪一项是错误的（ ）

　　A.化学成分是蛋白质　　　　B.毒性作用有选择性

　　C.受甲醛作用变成类毒素　　　　D.毒性部分是脂质A

　　E.不耐热

8.细菌大量入血并大量繁殖，称为（ ）

　　A.败血症　　　　B.毒血症　　　　C.脓毒血症　　　　D.菌血症　　　　E.以上都不是

9.破伤风梭菌感染的重要条件是（ ）

　　A.其芽孢污染伤口　　　　B.菌群失调　　　　C.伤口厌氧微环境

　　D.其繁殖体污染伤口　　　　E.机体无免疫力

10.灭活是指在理化因素作用下使病毒失去（ ）

　　A.抗原性　　　　B.血凝特性　　　　C.感染性

　　D.融合细胞特性　　　　E.诱生干扰素的能力

11.脊髓灰质炎患者的传染性排泄物主要是（ ）

　　A.鼻咽分泌物　　B.眼分泌物　　　C.血　　　　D.尿　　　　E.粪

12.以下不属于体表屏障的抗感染作用的是（ ）

　　A.正常菌群拮抗　　　　B.补体系统激活

　　C.排尿、流泪等分泌冲洗　　　　D.呼吸道黏膜纤毛定向运动

　　E.胃酸杀菌

13.有关HBV叙述错误的是（ ）

A.主要通过粪–口途径传播

B.Dane 颗粒具有传染性

C.小球形颗粒均有传染性

D.感染后机体可产生抗–HBV抗体不具有保护作用

E.接种乙肝疫苗是最有效的保护措施

14.HIV的传播途径不包括（　　）

A.日常生活的一般接触　　　　　　　B.药瘾者共用污染HIV的注射器

C.输血　　　　　　　　　　　　　　D.器官移植

E.同性或异性间性行为

15.人体内最大的免疫器官是（　　）

A.骨髓　　　　B.胸腺　　　　C.脾　　　　D.淋巴结　　　　E.扁桃体

16.具有特异性杀伤作用的细胞是（　　）

A.NK 细胞　　　　B.Tc 细胞　　　　C.LAK 细胞　　　　D.巨噬细胞　　　　E.中性粒细胞

17.下列说法哪些是正确的（　　）

A.所谓异物即指异种物质　　　　　　　　　　B.抗原不一定是异种物质

C.半抗原虽无免疫原性但可与相应抗体结合　　D.抗原就是免疫原

E.大分子抗原常为多价抗原

18.下列说法正确的是（　　）

A.免疫球蛋白就是抗体　　　　　　　　　B.免疫球蛋白不是抗体

C.免疫球蛋白与抗体无关　　　　　　　　D.抗体不一定是免疫球蛋白

E.免疫球蛋白不一定是抗体，抗体都是免疫球蛋白

19.超敏反应属于（　　）

A.正常免疫反应　　　　　　B.病理性免疫反应　　　　　　C.不是免疫反应

D.正常生理反应　　　　　　E.以上都不是

20.下面哪种免疫作用在无抗体存在时仍可发生（　　）

A.ADCC 作用　　　　　　　　　　　　　B.补体经典途径激活时对靶细胞的溶解

C.免疫调理作用　　　　　　　　　　　　D.毒素中和作用

E.NK 细胞对靶细胞的杀伤作用

二、多项选择题

1.细菌的特殊结构有（　　）

A.肽聚糖　　　　B.荚膜　　　　C.脂多糖　　　　D.鞭毛　　　　E.菌毛

2.引起化脓性感染的革兰阳性球菌有（　　）

A.葡萄球菌　　　　B.链球菌　　　　C.肺炎链球菌　　　　D.脑膜炎奈瑟球菌　　　E.淋病奈瑟菌

3.结核菌素试验阳性可能为（　　）

A.已感染过结核杆菌　　　　　B.曾做过OT试验　　　　　　C.接种过卡介苗

D.已患有结核病　　　　　　　E.机体细胞免疫功能正常

4.细菌性痢疾的典型临床表现有（　　）

A.发热　　　　B.腹痛　　　　C.里急后重　　　　D.黏液性脓血便　　　E.相对缓脉

5.下列属破伤风梭菌特性的是（　　）

A.为专性厌氧菌　　　　　　　B.能形成芽孢

C.可用灭活疫苗做特异性预防　　　D.细菌常侵入血流，并经血扩散

E.通过外毒素致病

6.病毒的基本化学成分是（　　）

    A.蛋白质　　　　　B.核酸　　　　　　C.氨基酸　　　　　D.糖类　　　　　E.维生素

7.下列病毒中经呼吸道传播的是（　　）

    A.甲肝病毒　　　　B.流感病毒　　　　C.麻疹病毒　　　　D.埃可病毒　　　　E.风疹病毒

8.新生儿自母体获得的抗体是（　　）

    A.IgM　　　　　　B.IgG　　　　　　C.IgD　　　　　　D.IgE　　　　　　E.SIgA

9.初次应答时抗体产生的特点是（　　）

    A.IgM抗体升高为主　　　　　　　　B.抗体产生维持时间较长

    C.潜伏期较长　　　　　　　　　　　D.抗体浓度较低

    E.抗体亲和力较低

三、简答题

1.简述内毒素与外毒素的区别。

2.简述I型超敏反应发生的机制及其常见疾病。

第五章　疾病概述

第一节　健康与疾病的概念

一、健康的概念

　　传统的健康观念认为"无病即健康"。1946年，世界卫生组织（World Health Organization，WHO）成立时，把健康定义为：健康不仅是没有疾病或虚弱的状态，而是一种身体上、精神心理上和社会适应上的完好状态。随着社会的发展和进步，人们又赋予健康新的内涵，对健康提出了更高的要求，因此，WHO在1989年对健康作了新的定义，即"健康不仅是没有疾病，而且包括身体健康、心理健康、社会适应良好和道德健康"。

　　WHO对健康细则又做了具体描述，一个健康的人应表现为：精力充沛，能从容不迫地应付日常生活和工作；处事乐观，态度积极，乐于承担任务，不挑剔；善于休息，睡眠良好；应变能力强，能适应各种环境变化；对一般感冒和传染病具有一定的抵抗力；体重适当，体态均匀，身体各部位比例协调；眼睛明亮，反应敏锐，眼睑不发炎；牙齿洁白，无缺损、无疼痛感，牙龈正常，无龋齿；头发有光泽，头屑少；肌肉丰满，皮肤有弹性。

　　健康是人生最宝贵的财富，也是人类生存发展的基本保障。随着经济社会的发展，人们的健康意识增强，医务工作者的责任也从有病治病转为无病防病、促进健康并重，"健康管理"的理念深入人心。健康管理就是通过对个人或群体进行健康教育、健康查体、健康评估、健康干预等措施来预防和控制疾病的发生与发展，降低医疗费用，提高生命质量。

二、亚健康的概念

　　亚健康状态是机体介于健康和疾病之间的一种状态。亚健康的原因很多，如工作学习压力过大、人际关系的处理不善、环境污染、不良的生活及工作方式等。亚健康状态的表现错综复杂，主要有疲乏无力、精神不振、头痛、头晕、失眠多梦、注意力不易集中、记忆力减退、工作效率低下、情绪低落或者易烦躁、焦虑等。处于亚健康状态的机体经检查无明显器质性病变。

当机体已经处于亚健康状态而原因不能及时消除，则可向疾病状态发展。反之，则可恢复到健康状态。因此，正确认识亚健康状态并及时消除其原因，可以预防疾病的发生，从而维护和促进身心健康。

三、疾病的概念

疾病是指机体在一定的病因作用下，由于自稳调节紊乱而发生的异常的生命活动过程。在此过程中，机体常发生代谢、功能与形态结构上的异常变化，可伴随心理障碍和社会行为的异常，以及对环境的适应能力下降、劳动工作能力减弱甚至丧失。临床上患者表现出一系列的症状和体征，症状是指患者自我感觉的异常，如感冒时的鼻塞、头痛、发热等；体征是疾病的客观征象，指医生在检查患者时所发现的机体异常变化，如肝炎患者出现的肝大、黄疸等；医学上经常提到的生命体征就是用来判断患者的病情轻重和危急程度的指征，主要有心率、脉搏、血压、呼吸等。

第二节　病因概述

PPT

一、疾病发生的原因

一种疾病的发生可以有多种相关因素，其中对于疾病发生必不可少并且决定疾病特异性的因素，称为疾病发生的原因，简称病因。引起疾病发生的原因很多，常见的病因有以下几类。

1.生物因素　是最常见的致病因素，包括各种病原微生物（如细菌、病毒、衣原体、支原体、立克次体、螺旋体等）和寄生虫。临床上，生物因素引起的疾病又称为感染，其中能够在人与人之间或人与动物之间相互传播并广泛流行的疾病，又称为传染病。病原体侵入机体往往有一定的途径并作用于一定的部位，如流行性感冒（简称流感）是流感病毒经呼吸道传播引起的急性呼吸道的感染。病原体侵入机体后致病与否，主要取决于其数量、侵袭力、毒力，并与机体的免疫状态有密切的关系。

2.物理因素　主要有机械力、温度、电流、电离辐射、气压等。它们的致病程度主要取决于作用强度、部位、持续时间等。如各种外力作用于机体，轻的仅仅是皮肤的划伤、擦伤，重者可导致骨折等严重损伤。

3.化学因素　许多无机和有机化学物质会对机体造成化学性损伤或中毒反应，如强酸或强碱接触皮肤引起的腐蚀性损伤；化学因素致病往往与毒物的性质、剂量有关，如毒性极强的氰化物、有机磷农药等，即使少量被摄入机体即可引起中毒或死亡；另外，某些药物对机体也有毒性，如长期、大剂量使用要注意其不良反应。

4.遗传因素　近些年来，随着细胞遗传学和分子遗传学的飞速发展，遗传因素在疾病发生发展中的作用日益受到关注。一般所说的遗传病是指因生殖细胞或受精卵中的遗传物质发生变异而导致的疾病，包括单基因遗传病、染色体病和多基因遗传病。单基因遗传病是指受一对基因控制的遗传病，如红绿色盲；染色体病是指由染色体的数目改变或结构发生畸变所引起的遗传病，如先天愚型；多基因遗传病是指由多个基因和环境因素共同作用引起的疾病，如高血压病、精神分裂症等。

5.先天因素　是指能够影响胎儿发育的有害因素，如妇女怀孕早期病毒感染、服用某些药

医药大学堂
www.YIYAODXT.COM

物，可引起胎儿的先天性心脏病或其他畸形；此外，母亲的不良习惯如酗酒、吸毒等，也会影响胎儿的生长发育。

6.免疫因素　机体免疫功能异常引起的疾病，主要有以下三种情况。

（1）超敏反应　是指机体免疫系统对某些抗原刺激产生异常强烈反应，致使组织细胞损伤和生理功能障碍。如破伤风抗毒素或青霉素引起的过敏性休克；某些花粉或食物引起的过敏性鼻炎、荨麻疹等。

（2）免疫缺陷病　因体液免疫或细胞免疫缺陷可引起免疫缺陷病，例如艾滋病（acquired immunodeficiency syndrome，AIDS），由于感染人类免疫缺陷病毒（human immunodeficiency virus，HIV）破坏了细胞免疫，从而继发恶性肿瘤或严重感染导致死亡。

（3）自身免疫性疾病　指某些个体对自身抗原发生免疫反应，并引起自身组织的损害，如类风湿性关节炎、系统性红斑狼疮等。

7.精神－心理－社会因素　随着社会的发展和医学模式的转变，精神、心理和社会因素在疾病发生发展中的作用日益得到重视。精神、心理因素与很多疾病的发生、发展和转归都有密切的关系，比如变态人格就是纯粹的心理问题，而长期不良的心理状态（紧张、焦虑、忧虑、悲伤、恐惧等）可引起人体的多种功能失调，进而引发心身性疾病（高血压、神经症等）。社会因素包括社会环境、经济水平、人们的受教育水平以及生活、劳动、卫生条件等，对人群的健康和疾病的发生有着不可忽视的影响。

8.其他因素　营养物质摄入过多或不足都可以引起疾病，如营养过剩可引起肥胖症，高脂饮食与动脉粥样硬化的发生有关。饮食中缺碘可引起甲状腺肿，缺钙可致佝偻病等。另外，年龄、性别、不良生活方式和行为习惯（如吸烟、酗酒、不良的饮食习惯、文体活动过少）等都与疾病的发生有关。

二、疾病发生的条件

疾病发生的条件是指那些能够促进或延缓疾病发生发展的因素，它们本身不能引起疾病。临床上所说的诱因属于条件的范畴，它能够促进疾病的发生发展，如受凉后由于机体的抵抗力下降，更容易发生上呼吸道感染（感冒），即受凉是感冒的诱因。

第三节　疾病的基本病理变化

💬 **案例讨论**

案例　李先生，47岁，商人，有17年的饮酒史，喜欢肉食，平时活动较少。近段时间感觉全身乏力伴肝区不适入院。查体：肥胖，无其他阳性体征。B超检查：重度脂肪肝。肝功能检查：转氨酶升高。患者所患何病？能否恢复正常，发展下去会导致什么后果？

讨论　根据肝功检查中转氨酶增高和B超检查的结果，可确诊王先生患有脂肪肝。其原因：首先，长期饮酒，使肝细胞受损，脂蛋白合成障碍；其次，高脂饮食、肥胖和缺乏运动，导致甘油三酯合成过多，脂肪消耗减少，使肝内脂肪蓄积。脂肪肝是一种可逆性病变，早期诊断、早期治疗可以恢复正常，但任其发展下去会导致慢性肝病，甚至发展成为肝硬化。

在各种病因的作用下，患病机体的细胞、组织和器官在形态结构、功能代谢上会有异常改

PPT

变，即病理变化。疾病的种类繁多，病变复杂，但其发生、发展有着共同的规律，都是由若干基本病理变化组成的，在形态结构方面的基本病理变化包括：适应、损伤与修复，局部血液循环障碍，炎症和肿瘤。学习疾病的基本病理变化，有利于认识发生于不同器官疾病的特殊规律，是学习各种疾病的基础。

一、细胞和组织的适应、损伤与修复

机体的细胞、组织对不断变化的内、外环境所产生的刺激会做出应答反应。当这些刺激超过机体的适应能力时，可引起细胞、组织的损伤。轻度损伤是可逆的，但严重损伤是不可逆的，会导致细胞死亡。机体对损伤所造成的细胞、组织的缺损具有修复能力。

（一）细胞和组织的适应

当机体内、外环境发生变化时，细胞、组织和器官通过调节自身的代谢、功能和形态结构所做出的应答反应称为适应。细胞、组织在形态上的适应表现为肥大、增生、萎缩和化生。

1.肥大　细胞、组织和器官的体积增大，称为肥大。组织、器官的肥大通常是由于实质细胞的肥大所致，但也可伴有细胞数量的增加。由于负荷增加引起的肥大称为代偿性肥大，如运动员的骨骼肌肥大，高血压患者的心脏肥大。由于激素刺激引起的靶器官肥大称为内分泌性肥大，如女性妊娠期雌、孕激素促使子宫平滑肌肥大。

2.增生　细胞分裂增殖而导致组织、器官内实质细胞数量增多的现象，称为增生，常伴有该组织、器官的肥大。增生可发生于生理情况下，如血细胞、上皮细胞的更新换代，激素作用下青春期乳腺的增生等；也可见于病理情况中，如老年男性的前列腺增生、肥大，尤其在损伤后的修复反应中增生更为常见。

3.萎缩　已发育正常的细胞、组织或器官体积缩小称为萎缩。萎缩的组织、器官不仅细胞体积缩小，细胞的数量也会减少，其代谢、功能亦相应降低（图5-1）。

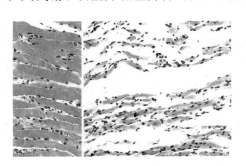

图5-1　骨骼肌萎缩

左图为正常的骨骼肌；右图为萎缩的骨骼肌，细胞体积缩小，数量减少

萎缩可分为生理性萎缩和病理性萎缩。生理性萎缩是生命过程的正常现象，老年人多数组织、器官都有不同程度的萎缩。病理性萎缩可表现为全身性或局部性萎缩。全身性萎缩见于营养不良或慢性消耗性疾病，如恶性肿瘤晚期患者。局部性萎缩可由于某些局部因素影响所致，如骨折后肢体不能活动引起的肌肉失用性萎缩；肾盂积水压迫肾实质而发生的压迫性萎缩；脑动脉粥样硬化引起供血不足而发生的脑萎缩。

萎缩的组织或器官体积缩小，重量减轻，颜色变深，功能减退。如大脑萎缩时，脑回变窄，脑沟加深、变宽，大脑功能衰退（图5-2）。

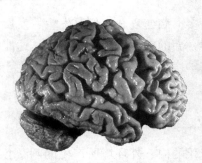

图5-2 脑萎缩

4.化生 为适应环境变化，一类分化成熟的细胞被另一类分化成熟的细胞所替代的过程，称为化生。如慢性支气管炎时，气管及支气管的部分假复层纤毛柱状上皮被鳞状上皮替代，称为鳞状上皮化生（图5-3）；慢性萎缩性胃炎时，部分胃黏膜腺上皮被肠黏膜上皮替代，称为肠上皮化生。化生是一种异常增生，有可能继发恶变，转变为恶性肿瘤。

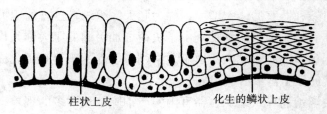

柱状上皮　　　　　　　化生的鳞状上皮

图5-3 柱状上皮的鳞状上皮化生

（二）细胞和组织的损伤

当机体内外环境的变化超过了细胞、组织的适应能力时，可引起细胞、组织发生物质代谢和形态结构的异常改变，称为损伤。细胞、组织的损伤根据轻重分为两类，一类是可逆性损伤，如变性；另一类是不可逆性损伤，即细胞死亡（包括坏死和凋亡两种类型）。

1.变性 是指由于细胞物质代谢障碍引起的一类形态变化，表现为细胞和（或）细胞间质内出现异常物质或正常物质的含量异常增多的现象，常伴有细胞功能降低。变性是细胞损伤的早期形态表现，多数是可逆的，原因消除，结构和功能均可恢复，但重者可发展为坏死。常见的变性有以下几种类型。

（1）细胞水肿 这是一种常见的轻度细胞损伤，多见于心、肝、肾等器官。在缺血、缺氧、感染、中毒等病因作用下，细胞内线粒体能量代谢障碍，ATP生成减少，引起细胞膜上的 Na^+-K^+ 泵功能降低，造成细胞内 Na^+ 和水的过多蓄积，也称水变性。

在常规的HE染色切片中，水肿细胞体积增大，胞质内布满红染的细小颗粒（为肿大的内质网和线粒体，图5-4）；严重水肿的细胞膨大如球状，胞质透明，称为气球样变；病变器官体积增大，包膜紧张。

细胞水肿可使器官功能下降，如心肌细胞水肿时收缩力下降。细胞水肿的病因消除后，即可恢复正常，若进一步发展，可发生坏死。

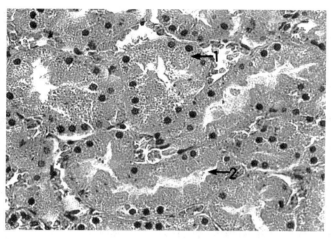

图5-4 肾小管上皮细胞水肿

1.胞质内出现细小颗粒；2.管腔狭小

（2）脂肪变 细胞内脂肪（甘油三酯）的异常蓄积称脂肪变。肝脏是脂肪代谢的主要器官，因此肝脂肪变最为常见。由于酗酒、感染、中毒、糖尿病、肥胖等原因，导致肝细胞代谢障碍，脂蛋白合成减少、脂肪酸氧化障碍，脂肪合成增加，使肝细胞内脂肪逐渐增多。

肝脂肪变时体积增大，包膜紧张，颜色淡黄，边缘变钝，切面有油腻感，简称脂肪肝。显微镜下观察，肝细胞胞质内出现大小不等的空泡（HE染色时，脂肪滴被酒精溶解而残留空泡，图5-5）；在冰冻切片中，应用苏丹Ⅲ特殊染色，脂滴可呈现橘红色。

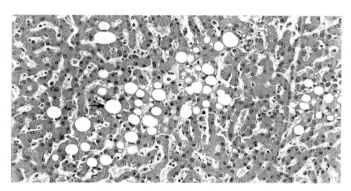

图5-5 肝细胞脂肪变

脂肪变也是一种可复性病变，原因消除后可恢复；若持续存在可导致细胞坏死。严重脂肪肝可发展为肝硬化。

（3）玻璃样变 细胞内或间质中出现红染（HE染色）、均质、半透明的蛋白质蓄积，称玻璃样变。主要有两种类型：①血管壁的玻璃样变，常见于高血压病和糖尿病的肾、脑、脾等器官的细小动脉；②结缔组织的玻璃样变，如陈旧性瘢痕组织、动脉粥样硬化的纤维斑块。

（4）病理性色素沉着 病理情况下，出现在细胞、组织中的色素沉积。常见类型有：①脂褐素：是细胞内自噬溶酶体中的细胞器碎片，不能被溶酶体酶消化而形成一种不溶性的黄褐色残存小体，多见于老年人及一些慢性消耗性疾病患者的心、肝和肾等脏器。②黑色素：由黑色素细胞产生，机体局部黑色素异常增多，常见于黑色素痣及黑色素瘤。③胆红素：正常情况下，是人胆汁中的主要色素，呈橙黄色，由血红蛋白衍生而来，随胆汁进入肠道。在某些肝胆疾病时，胆红素进入血液过多，可将全身组织黄染称为黄疸。

（5）病理性钙化 除骨和牙齿外，机体的其他组织内发生钙盐异常沉积的现象，称为病理性钙化，可见于结核坏死灶、动脉粥样硬化斑块、血栓等。沉着的钙盐主要是磷酸钙和碳酸钙，钙化灶为白色颗粒状或团块状。

2.细胞死亡 细胞受到严重损伤累及细胞核时，出现代谢停止、结构破坏和功能丧失等不可逆性改变，即细胞死亡。细胞死亡包括坏死和凋亡两种类型。

（1）坏死 是活体局部组织、细胞的一种死亡形式。坏死是细胞病理性死亡的主要方式，坏死细胞会出现自溶性改变并引发周围组织的炎症反应。坏死可迅速发生也可由变性逐渐发展而来。

1）坏死的基本病变 细胞核的改变是细胞坏死的主要形态学标志。表现为：①核固缩：细胞核脱水，染色质浓缩，染色加深，核体积缩小。②核碎裂：核膜溶解，染色质崩解成碎片，分散于胞质中。③核溶解：在脱氧核糖核酸酶的作用下，染色质的DNA分解，核淡染，只能见到轮廓，最后完全消失（图5-6）。

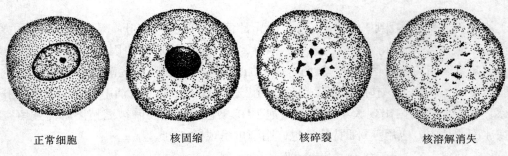

| 正常细胞 | 核固缩 | 核碎裂 | 核溶解消失 |

图5-6 细胞坏死时核的变化

坏死细胞肿胀、细胞器崩解和蛋白质变性，尤其溶酶体酶释出加速细胞的崩解。在各种溶解酶的作用下，细胞外基质逐渐解聚，胶原纤维肿胀、液化。最终坏死的细胞和崩解的间质融合成一片模糊的颗粒状、无结构物质。

由于早期坏死组织不易被识别，临床上一般称其为失活组织。失活组织外观无光泽，颜色苍白、浑浊；失去原有弹性；局部温度降低；血管无搏动，切割时无新鲜血液流出；丧失正常的感觉及运动功能（如肠管蠕动）等，在治疗中必须将其清除。

2）坏死的类型 主要有凝固性坏死和液化性坏死两种类型。

凝固性坏死：坏死组织由于蛋白质变性凝固且溶酶体酶的水解作用较弱，因此呈凝固状态。常见于心、脾、肾等器官的缺血性坏死（梗死）。坏死灶干燥、质实，灰白或灰黄色，与周围组织界限清楚。镜下，坏死细胞结构消失，但组织轮廓仍可保留一段时间。

液化性坏死：其特点是坏死组织迅速分解、液化成浑浊液体状。常发生于脑组织，又称脑软化，可能与该处水分和磷脂含量多，蛋白质少而不易凝固有关；化脓性炎症时，病灶内因有大量中性粒细胞渗出，可释放出蛋白水解酶将坏死组织溶解、液化而形成脓液，亦属液化性坏死。

3）坏死的结局 有以下四种情况。

溶解吸收：如坏死灶较小，坏死组织自身及周围中性粒细胞释放各种水解酶，使坏死组织溶解液化并经淋巴管或血管吸收，不能吸收的碎片被巨噬细胞吞噬清除。

分离排出：坏死灶较大时，不易完全吸收，其周围发生炎症反应，渗出的白细胞释放蛋白水解酶，将坏死灶边缘溶解，使之与健康组织分离，通过各种途径排出。肺、肾等内脏组织坏死后，液化的坏死物可经支气管或输尿管排出，留下的空腔，称为空洞；皮肤黏膜的坏死灶可脱落形成局部组织缺损，称为溃疡。

机化：坏死组织不能完全溶解吸收或分离排出，则由邻近健康组织增生的成纤维细胞和新生的毛细血管构成肉芽组织长入并将其取代，这种由肉芽组织取代坏死组织、血栓、纤维素性渗出物的过程，称为机化。最后转变为瘢痕组织。

包裹与钙化：如坏死灶较大，不能完全机化，则由周围增生的肉芽组织将其包围，称为包裹。其中的坏死组织有时可继发钙化。

（2）凋亡　是活体内单个细胞通过基因调控而发生的一种程序性细胞死亡，是一种细胞的主动性死亡，与坏死有很大区别。凋亡细胞首先体积缩小，与周围细胞脱离，核浓缩、破碎，胞膜突起如小泡状，最终分解为几个凋亡小体，胞膜始终完整，无内容物外溢，因此不引起周围的炎症反应，凋亡小体可迅速被周围吞噬细胞吞噬。

细胞凋亡在生物界普遍存在，既可见于生理情况下，又可发生于病理情况下。在胚胎发育个体形成、机体成熟细胞的新旧交替、萎缩以及人类肿瘤、病毒性疾病的发生上具有重要作用。

（三）修复

机体部分细胞、组织丢失后，对所形成的缺损进行修补恢复的过程，称为修复。修复后可部分或完全恢复原有组织的结构与功能。修复过程主要有两种形式，即再生和纤维性修复。

1. 再生　细胞和组织因凋亡或损伤丢失后，由周围同种细胞增殖进行修复的过程称为再生。再生可分为生理性再生和病理性再生。

（1）生理性再生　在机体的生命过程中，有些细胞、组织不断衰老、凋亡，再由新生的同种细胞和组织不断补充，从而始终保持原有的结构和功能。例如皮肤的表皮不断的角化脱落，又由基底细胞不断地再生补充；月经周期子宫内膜脱落后又被新生内膜代替；各种血细胞的再生更新。

（2）病理性再生　机体在病理状态下，细胞、组织缺损后发生的再生，又有两种情况。①完全再生：由损伤处周围同类细胞再生补充，完全恢复原有的结构和功能。②不完全再生：损伤丢失的组织细胞不能再生，由周围纤维结缔组织瘢痕修复，不能恢复原有组织的结构和功能，也称纤维性修复。在多数情况下，由于有多种组织发生损伤，病理性再生的两种方式常常同时存在。

损伤后能否完全再生与受损组织细胞的再生能力密切相关。人体各种基本组织细胞的再生能力有强有弱，一般而言，幼稚组织比高分化组织再生能力强；生理情况下经常更新的组织，再生能力较强，其他较弱。

上皮组织中被覆上皮再生能力较强，如皮肤的表皮、呼吸道及消化道的上皮，损伤后可以很快再生；腺上皮的再生能力也较强，其中以肝脏表现突出。肝脏是人体内最大的消化腺，肝细胞具有活跃的再生能力，肝在部分切除后，通过肝细胞的再生短期内就能使肝脏恢复原来大小。

结缔组织中血细胞再生能力强，生理情况下就经常更新；骨组织再生能力也很强，骨折后可完全修复；纤维结缔组织可再生并形成瘢痕来修补人体的多数损伤。

肌肉组织再生能力较弱，平滑肌有一定的分裂再生能力，而心肌、骨骼肌损伤后只能靠瘢痕修复，所以像心肌梗死病灶的修复就是瘢痕修复。

神经组织中神经细胞没有再生能力，所以脑组织的软化灶只能由胶质细胞再生修复。但神经纤维损伤离断后，只要与之相连的神经细胞仍然存活，则可完全再生。

> 📖 拓展阅读
>
> ### 干细胞
>
> 　　再生能力较强的组织中，往往存在着干细胞。干细胞是机体内具有在一定条件下无限自我更新与增殖分化能力的一类细胞，根据来源可以分为胚胎干细胞和成体干细胞。目前发现的成体干细胞主要有造血干细胞、骨髓间充质干细胞、皮肤干细胞等。干细胞可以在特定条件下分化为一种或多种人体组织或器官的细胞，在损伤修复中起到重要作用。

　　2.纤维性修复　损伤的组织包括实质与间质，如损伤处的实质细胞不能再生修复，则由间质纤维结缔组织增生来完成修复，称为纤维性修复。在这个过程中，主要是通过肉芽组织增生，溶解吸收损伤处的坏死组织、血块等异物并填补缺损，然后再转化成以胶原纤维为主的瘢痕组织，故又称为瘢痕修复。

　　（1）肉芽组织　主要由新生的毛细血管及增生的成纤维细胞构成，其间伴有炎细胞（血管内渗出的白细胞）浸润，是一种幼稚的结缔组织（图5-7）。肉眼观，呈鲜红色，细颗粒状，柔软湿润，形似鲜嫩的肉芽而得名。

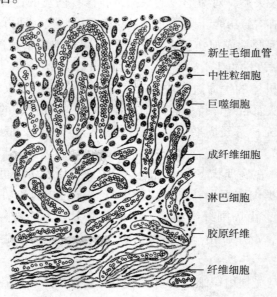

图5-7　肉芽组织

　　肉芽组织在损伤修复过程中具有重要功能：①抗感染保护创面；②填补伤口及其他组织缺损；③机化或包裹坏死组织、血栓、炎性渗出物及其他异物。

　　（2）瘢痕组织　是指肉芽组织经改建成熟形成的纤维结缔组织。瘢痕组织由大量平行或交错分布的胶原纤维束组成，常发生玻璃样变，其外观颜色苍白或呈灰白色半透明，质地硬韧并缺乏弹性。

　　瘢痕组织作为机体的一种替补组织，可填补缺损，恢复组织器官结构的完整性并使其更加牢固，但有时也对机体造成不利影响，如瘢痕收缩、瘢痕性粘连和瘢痕疙瘩等现象，会影响相应器官的结构与功能。

　　3.创伤愈合　是指机体在外力作用下，引起组织断裂或缺损后，通过再生进行修复的过程。轻度创伤仅伤及皮肤与皮下软组织，重者可致骨折。在此主要介绍皮肤的创伤愈合过程：①创口早期有不同程度坏死和血管断裂出血，并发生炎症反应；②创口边缘的皮肤及皮下组织向中心移动，创面缩小；③肉芽组织增生填平创口，并逐渐转化为瘢痕组织；④表皮和其他组织再生。根据创伤程度和有无感染等可分为一期愈合和二期愈合两种类型（表5-1，图5-8、图5-9）。

表5-1 一期愈合与二期愈合的区别

	一期愈合	二期愈合
创口条件	组织缺损少，创缘整齐，对合严密，无感染	组织缺损大，创缘不齐，无法对合，常伴有感染
愈合特点	少量肉芽组织增生，炎症反应轻，愈合时间短，瘢痕小	大量肉芽组织增生，炎症明显，愈合时间长，瘢痕较大

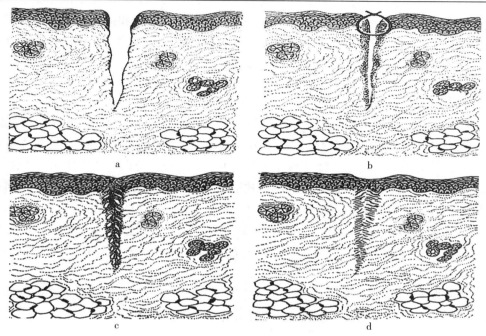

图5-8 创伤一期愈合示意图

a.创缘整齐；b.缝合严密；c.肉芽较少；d.少量瘢痕

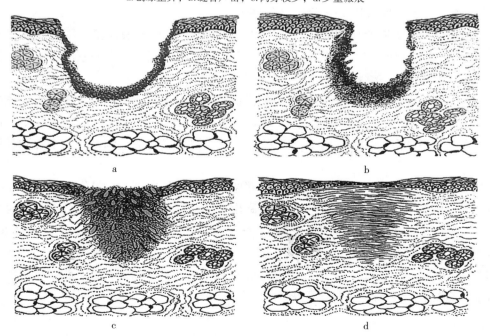

图5-9 创伤二期愈合示意图

a.创伤较大，创缘不齐；b.伤口收缩，炎症明显

c.肉芽较多，填平伤口；d.瘢痕较大，时间较长

二、局部血液循环障碍

血液循环为机体重要的生理功能，其主要作用是完成体内的物质运输。运输氧和营养物质到全身组织细胞，同时将细胞的代谢产物运走，以保证机体内环境的稳定与组织细胞新陈代谢的正常进行。在某些病因的作用下，可引起血液循环障碍，这是一种常见的病理现象。

血液循环障碍可分为全身性和局部性两大类。全身性血液循环障碍是整个心血管系统的功能失调，如心力衰竭、休克；局部血液循环障碍是某个器官或局部组织的血液循环异常，主要类型有：①循环血量的增多或减少，即充血或缺血；②血液成分逸出血管壁，如出血、水肿；③血液内出现异常物质，如血栓形成、栓塞和梗死。

（一）充血

充血是指局部组织或器官的血管内血液含量增多。可分为动脉性充血和静脉性充血两类。

1. 动脉性充血 因动脉输入血量增加，引起局部组织或器官血管内血液含量增多的状态，称为动脉性充血，简称充血。这是一种主动性充血，可分为生理性充血与病理性充血两种情况。

（1）生理性充血 当组织、器官的代谢、功能增强时，其动脉血供增加发生的充血。如运动时的骨骼肌充血、进食后的胃肠道充血等。

（2）病理性充血 常见的有炎症性充血与减压后充血。炎症性充血为炎症早期细动脉扩张所致；减压后充血为局部组织器官长期受压后压力突然解除时，局部细动脉可发生反射性扩张充血，如绷带包扎的肢体，去除绷带后出现的充血。

2. 静脉性充血 因静脉血液回流受阻，引起器官或组织血管内血液含量增多的状态，称为静脉性充血，简称淤血。淤血通常为病理性的，比充血具有更重要的临床意义。

（1）原因

1）静脉受压 如肿瘤、炎症包块、绷带包扎过紧等。

2）静脉管腔阻塞 如静脉血栓形成、栓子栓塞管腔。

3）心力衰竭 心肌舒缩功能障碍，心排出量减少，心腔内血液滞留，压力增高，导致静脉回流受阻而引起淤血。如左心衰时，肺静脉回流受阻可引起肺淤血；右心衰时，上下腔静脉回流受阻，造成体循环淤血；全心衰竭时，可致全身性淤血。

（2）病理变化 淤血的组织器官体积增大，重量增加；淤积血液中氧合血红蛋白减少，还原血红蛋白增多，呈现紫蓝色，在皮肤黏膜较明显，称发绀；局部血流缓慢，流量减少，血液中氧分压降低，代谢功能低下，体表淤血区温度降低。光镜可见淤血的毛细血管与小静脉扩张，充满红细胞。

（3）后果 淤血的后果取决于淤血程度、部位及持续时间等因素。持续的淤血由于局部毛细血管内压力升高、管壁通透性加大可引起血浆漏出，导致淤血性水肿；随后，红细胞也可少量漏出，出现淤血性出血；由于内环境紊乱，细胞长期代谢障碍，可继发萎缩、变性及坏死等病变；间质纤维组织增生，器官硬化。

如慢性肝淤血可致肝细胞脂肪变性，并与肝淤血形成红黄相间的花纹，状如槟榔的切面，称为槟榔肝。长期慢性肝淤血可引起肝硬化。

（二）出血

血液从心脏或血管逸出，称为出血。根据发生部位的不同，出血可分为内出血和外出血。逸出的血液进入组织间隙或体腔为内出血；血液流出体外为外出血。

1.**出血的类型**

（1）破裂性出血　心脏或血管壁破裂引起的出血，为破裂性出血。多见于各种外伤；也可见于血管的病变，如高血压脑血管的破裂出血；再有就是血管壁周围的病变侵蚀，如恶性肿瘤对病变部位血管的侵蚀。

（2）漏出性出血　主要由于毛细血管的管壁通透性增高，红细胞漏出血管外。常见于慢性淤血、感染、中毒、维生素C缺乏、过敏以及凝血障碍（如白血病、血友病等）。

2.**出血对机体的影响**　出血对机体的影响取决于出血类型、出血量、出血速度和部位。大血管破裂，在短时间内出血量超过循环血量的20%~25%时，可导致出血性休克；发生在重要器官的出血，即使出血量不多，也可导致严重后果，如脑出血，尤其是脑干出血，可压迫生命中枢而引起死亡。

局部组织或器官的出血，可导致相应的功能障碍，如视网膜出血，可引起视力减退或失明；慢性反复出血，可导致贫血。

（三）血栓形成

在活体心血管内，血液发生凝固或血液中某些有形成分凝集成固体质块的过程，称为血栓形成。所形成的固体质块称为血栓。在生理情况下，血液在心血管内保持液体状态并循环流动，有赖于血液中相互拮抗的凝血系统与抗凝血系统的动态平衡。在一定条件下，这种平衡被打破，可使局部凝血活性增强而导致血栓形成。

1.**血栓形成的条件**　血栓形成是血液在流动状态中由于血小板活化和凝血因子被激活而发生的凝固。血栓形成的条件有以下三个方面。

（1）心血管内膜损伤　心血管内膜的内皮细胞具有抗凝血作用，由于心血管内膜的炎症、外伤、手术等可引起血管内皮损伤及管壁胶原纤维的暴露，内皮受损可失去其抗凝功能，暴露的胶原纤维可激活血小板与凝血因子，从而形成血栓。

（2）血流状态的改变　血液正常流动时，血细胞在血流的中轴流动，构成轴流，而血浆在血流的周边部流动构成边流，并将血细胞与血管内膜隔开，阻止血小板与内膜接触。

当血流缓慢或出现涡流时，轴流消失，血小板进入边流，与血管内膜的接触机会增加，黏附于内膜的可能性增大。同时，凝血因子也可在局部聚集、活化并达到一定的浓度而促进血栓形成。因此，在其他条件相同的情况下，血流缓慢者更易形成血栓。

临床事实也证明了这一点。静脉内血流缓慢，其血栓形成比动脉多见；下肢静脉血流又比上肢静脉缓慢，其血栓形成也远比上肢多见。因此，对于长期卧床的患者，应鼓励其适当的活动，促进血液循环，对于预防血栓形成有益。

（3）血液凝固性增高　当血液中的凝血物质血小板和凝血因子的数量增多、活性增强时，血液的凝固性增高，比正常血液易发生凝固。临床上多见于严重创伤、大手术和分娩后等大量失血的患者，此时血液中补充了大量的新生血小板，这种血小板的黏附性较强；同时，血液中各种凝血因子的含量也会增多，易导致血栓形成。

上述血栓形成的条件，往往同时存在，共同作用，在不同情况下可能某一因素起主要作用。

2.**血栓形成的过程与形态特点**　无论哪种血栓都是从形成血小板黏集堆开始的，而后由于血栓所在部位不同和局部血流的影响形成了不同类型的血栓。根据血栓的形态特点可分为以下几种类型。

（1）白色血栓　血管内皮损伤后，暴露的管壁胶原纤维可激活血小板，使其不断黏附、聚集于损伤处，形成血小板黏集堆即白色血栓；在血流较快的心脏、动脉可单独存在，但多数情况下，构成静脉血栓的头部。肉眼观察，血栓为灰白色，质地较硬，表面呈波纹状，与血管壁连接紧密。

（2）混合血栓　多见于血流缓慢的静脉，构成静脉血栓的体部。在白色血栓形成后，由于血栓头部的阻挡，其下游血流出现漩涡，并导致新的血小板黏集堆生成，如此反应重复进行，可形成多个珊瑚状的血小板小梁。小梁间的血流缓慢，凝血因子浓度增加，形成纤维蛋白网，并网罗了大量红细胞。肉眼观察，混合血栓表面呈红褐色与灰白色相间的条纹状结构。

（3）红色血栓　当混合血栓进一步增大，最终阻塞血管腔，则局部血流停止，血液迅速凝固，形成暗红色的红色血栓，构成静脉血栓的尾部。新鲜的红色血栓湿润而有弹性。一段时间后，随着水分的吸收，变得干燥易碎，容易脱落并引起血栓栓塞（图5-10）。

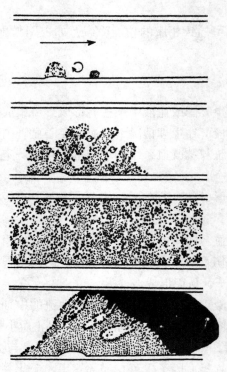

图5-10　血栓形成过程示意图

3.血栓的结局

（1）溶解吸收或脱落　血栓内的白细胞释放出的溶蛋白酶可以溶解血栓。较小的血栓可被完全溶解、吸收；较大的血栓部分溶解后，在血流的冲击下全部或部分脱落成为栓子，并随血流运行而导致栓塞。

（2）机化与再通　血栓长时间存在，则由血管壁向血栓内长入肉芽组织，并逐渐取代血栓，使血栓机化。在机化过程中，血栓逐渐干燥收缩，其内部或血栓与血管壁间出现裂隙，新生的血管内皮覆盖在裂隙表面形成新的血管，使被阻塞的血管部分地重建血流，这种现象称为再通。

（3）钙化　长时间未能完全机化的血栓，可发生钙盐沉积，导致血栓钙化。

4.血栓对机体的影响　血管损伤处血栓形成有助于伤口止血，但多数情况下血栓形成对机体不利。①阻塞血管：血栓形成后，可阻塞血管，如不能建立有效的侧支循环，会引起局部血液循环障碍。在动脉血管内，血栓完全阻塞管腔后会导致相应器官的缺血性坏死，如冠状动脉阻塞引起的心肌梗死、脑动脉阻塞可导致脑梗死；在静脉血管内，血栓形成可引起局部淤血。②血栓脱落后成为栓子可引起栓塞。

（四）栓塞

栓塞是指在循环血液中出现不溶于血液的异常物质，随着血液运行阻塞血管腔的现象。阻塞血管的异常物质称为栓子。栓子可以是固体、液体或气体，其中以脱落的血栓栓子最为常见。

1.血栓栓塞　是由脱落的血栓栓子引起的栓塞，为栓塞中最常见的类型。

（1）栓子的来源及运行途径　血栓栓子主要来自于静脉，尤其是下肢深静脉，如腘静脉、股静脉等；栓子脱落后可随血液流动到达右心，再随右心射血进入肺动脉分支，导致肺动脉栓塞。

体循环动脉系统也可形成动脉栓塞。栓子多数来自左心，如心肌梗死时的附壁血栓；少数来自动脉，如动脉粥样硬化继发的血栓。栓子可随左心射血进入主动脉系统，并随机进入主动脉的分支，引起脑、脾、肾等器官的动脉栓塞（图5-11）。

门静脉系统的栓子如肠系膜静脉的栓子可进入肝内门静脉分支引起栓塞。

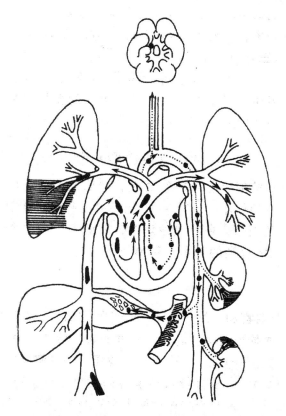

图5-11　栓子的运行途径与栓塞部位

（2）栓塞对机体的影响

1）肺动脉栓塞　取决于栓子的大小、数量和心肺功能状况。可有以下几种情况：①一般小栓子引起的肺动脉小分支栓塞不会引起严重后果；②在先有肺淤血的情况下，肺动脉栓塞可引起局部肺组织缺血坏死，即肺梗死；③如果栓子较大，栓塞肺动脉主干或其大分支，则会导致呼吸、循环衰竭而死亡。

2）体循环动脉栓塞　动脉栓塞常见于脑、脾、肾等器官，由于缺乏侧支循环，多引起局部组织缺血坏死。

2.脂肪栓塞　是脂肪滴进入血流而引起的栓塞，多见于长骨骨折或脂肪组织挫伤时，脂肪细胞破裂，游离出的脂肪滴经破裂的小静脉进入血流，经右心进入肺动脉分支，引起肺小动脉和毛细血管的栓塞；直径小于20μm的脂肪滴可通过肺泡壁毛细血管进入体循环，导致脑及其他器官的栓塞。

脂肪栓塞的后果取决于脂肪滴的数量和栓塞的部位。少量脂滴入血，可被巨噬细胞吞噬吸收，或由血中脂肪酶分解清除，无不良后果；若大量脂滴短期内进入肺循环，使75%的肺循环面积受阻时，可引起窒息和急性右心衰竭而死亡。

3.气体栓塞 气体栓塞是指由大量空气快速进入血流或溶解于血液内的气体迅速游离形成气泡阻塞血管（如减压病）而引起的栓塞。这里主要介绍空气栓塞。

头颈、胸壁的大静脉，如颈静脉和锁骨下静脉，呈负压状态，一旦这些血管损伤破裂，外界空气可快速进入血液。如果短时间内进入的空气量超过100ml，因心脏的搏动，空气与血液在右心内混合形成泡沫状血液，这种泡沫状血液具有可压缩性，心脏收缩时无法排出，阻塞于右心和肺动脉出口，导致循环中断而猝死。若少量气体进入血液，可被迅速溶解，不会引起严重后果。

4.其他栓塞 羊水栓塞是分娩过程中一种少见的严重并发症，可致孕妇猝死。

恶性肿瘤细胞侵入血管，形成瘤细胞栓子，并随血流到达远处，造成瘤细胞栓塞和血道转移；细菌团、寄生虫也可进入血流成为栓子，导致栓塞。

（五）梗死

器官或局部组织由于血管阻塞、血流停止导致缺氧而发生的坏死，称为梗死。

1.原因 引起管腔阻塞的常见原因有：血栓形成与栓塞，这是梗死最常见的原因，如冠状动脉和脑动脉粥样硬化合并血栓形成，可分别引起心肌梗死和脑梗死；而在肾、脾和肺的梗死中，由动脉栓塞引起者远比血栓形成多见。

其次，血管受压闭塞，如肠扭转、肠套叠后压迫肠系膜动脉、静脉可引起肠梗死。再有，在动脉管壁病变狭窄的情况下，持续性痉挛也会导致梗死，如在冠状动脉粥样硬化的基础上，冠状动脉强烈和持续的痉挛可引起心肌梗死。

2.类型

（1）贫血性梗死 常发生于组织致密、侧支循环不丰富的心、肾、脾等器官。梗死区呈灰白色，又称白色梗死；梗死灶形态与血管分布有关，如脾、肾梗死呈锥体形（图5-12），心肌梗死呈不规则的地图形。

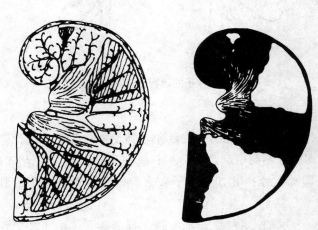

图5-12 肾动脉分支栓塞及肾贫血性梗死

（2）出血性梗死 出血性梗死常发生于组织结构疏松且具有双重血液供应的器官，如肺与肠。这些器官在梗死前往往已有明显的淤血，梗死后病灶中有大量出血，故称出血性梗死。梗死灶呈暗红色，因而又称红色梗死。

3.影响和结局　梗死对机体的影响，取决于梗死的器官和梗死灶的部位与大小。心肌梗死会影响心功能，严重者可致心力衰竭，甚至猝死。脑梗死根据其部位可引起相应的功能障碍，如失语、偏瘫，重者死亡。肺、肾、脾的梗死一般影响较小。

三、炎症

炎症是一种十分常见而且重要的基本病理过程，临床上许多疾病都属于炎症性病变，如呼吸道感染、肺炎、肾炎及各种传染病等。由致炎因子引起的损伤和机体的抗损伤反应贯穿于炎症的全过程，特别是以局部血管反应为中心的一系列防御反应，不仅能局限和消灭致炎因子，还能清除坏死组织和异物，防止损伤的扩大，最终促进受损组织的修复。如果机体没有炎症反应，人类将难以在充满致病因子的自然环境中生存。

（一）概念

炎症是机体对各种致炎因子引起的损伤所发生的一种以防御为主的反应过程。凡具有血管系统的活体组织都可以产生炎症反应，血管反应是炎症过程的中心环节。

（二）原因

引起组织损伤的致病因素均为致炎因子，可归纳为以下几类。

1.生物性因子　是炎症最常见的原因，包括细菌、病毒、支原体、立克次体、螺旋体、真菌和寄生虫等各种病原体。由生物性因子引起的炎症又称感染，是临床上最常见的一类炎症。

2.物理性因子　物理性因素作用于人体，如机械力、温度、放射线等只要超过人体限度，均可引起损伤与炎症。

3.化学性因子　各种有害化学物质，外源性的如强酸、强碱，内源性的如坏死组织分解产物、尿素等体内蓄积的代谢产物，均可引起炎症。

4.免疫性因子　异常免疫反应可引起炎性病变，临床常见的超敏反应性疾病，大多属于炎症，如过敏性鼻炎、病毒性肝炎等。

（三）炎症介质

炎症反应中，除了某些致炎因子可直接损伤血管壁引起管壁通透性增高外，多数致炎因子不能直接引起血管反应，而是通过一类化学物质的介导才行。这类参与或诱导炎症发生的具有生物活性的化学物质称炎症介质。

炎症介质的主要作用是使炎症局部血管扩张、管壁通透性增高和趋化白细胞，导致充血、液体渗出和白细胞渗出。

炎症介质可来自组织细胞，如肥大细胞、血小板、嗜碱性粒细胞，能够释放组胺、5-羟色胺等；也可来自血浆，如补体成分、缓激肽等。

（四）炎症的基本病理变化

炎症的基本病理变化包括局部组织损伤、血管反应和增生修复，通常概括为变质、渗出和增生。在炎症过程中这些病理变化按照一定的先后顺序发生，一般早期以变质和渗出为主，后期以增生为主；变质属于损伤过程，而渗出和增生则属于抗损伤过程。

1.变质　炎症局部组织发生的变性和坏死称为变质。变质多发生于实质细胞，如细胞水肿、脂肪变性、凝固性或液化性坏死等，也可见于间质成分。

2.渗出 炎症局部组织血管内的液体、蛋白质和白细胞通过血管壁进入组织间隙、体腔、体表或黏膜表面的过程称为渗出。以血管反应为中心的渗出性病变是炎症的重要标志,在局部具有防御作用。

(1)血管反应过程 致炎因子作用于局部组织时,可迅速出现细动脉短暂收缩,随后扩张并伴血流加速,血流量增加,形成炎性充血;同时,在炎症介质的作用下,局部毛细血管和小静脉扩张,通透性升高,血浆液体渗出,血液浓缩,黏滞度增加,血流减慢,血液淤积,以至血流停滞,白细胞可游出管壁(图5-13)。

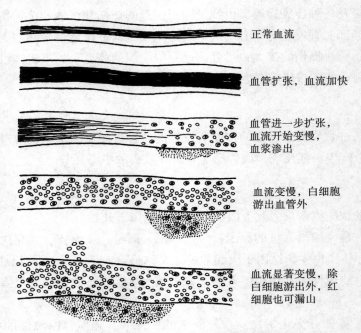

正常血流

血管扩张,血流加快

血管进一步扩张,血流开始变慢,血浆渗出

血流变慢,白细胞游出血管外

血流显著变慢,除白细胞游出外,红细胞也可漏出

图5-13 急性炎症时血流状态变化模式图

(2)液体渗出 炎症局部组织的毛细血管和小静脉扩张,管壁通透性升高,使富含蛋白质的血浆液体大量渗出。

此时渗出的液体称为渗出液。渗出液在组织间隙可形成炎性水肿,潴留于浆膜腔则称为炎性积液。渗出液具有重要的防御作用,主要表现为:①渗出的液体可以稀释毒素及有害物质,以减轻对局部组织的损伤;②给局部组织细胞带来营养物质,并运走代谢产物;③渗出液中含有抗体、补体,有利于消灭病原体;④渗出的纤维蛋白可交织成网,阻止病原体的扩散,有利于白细胞的游走和吞噬,还可作为组织修复的支架;⑤渗出物中的病原微生物可随淋巴液被带至局部淋巴结,以刺激机体的免疫反应。

然而,渗出液过多对机体也会造成不良影响,大量的渗出液可压迫、填塞局部组织、器官,影响其功能。例如大量心包积液可影响心脏的舒缩功能;肺炎中大量渗出液进入肺泡导致呼吸功能下降;渗出液中的大量纤维蛋白不能完全被吸收时,可发生机化,导致组织粘连,如心包粘连、胸膜粘连等。

(3)白细胞渗出 炎症时,除了液体成分的渗出外,还可有各种白细胞的渗出。白细胞的渗出是炎症反应的重要形态学特征,是炎症防御反应的主要表现。渗出于血管外的白细胞称为炎细胞。渗出的炎细胞聚集于炎症病灶的现象称为炎细胞浸润。

1)白细胞的渗出过程 ①边集与附壁:随着血管扩张、液体渗出,血流变慢,白细胞进入边流,靠近血管壁,并沿内皮滚动,最后黏附于血管内皮上。②游出:附壁的白细胞在内皮细胞连接处伸出伪足，以阿米巴样运动方式穿过内皮间隙、基底膜到达血管外；白细胞的游出是一个主动过程。③趋化作用：游出血管壁的白细胞在某些化学物质的驱使下主动向炎症病灶做定向移动的现象，称为趋化作用（图5-14）。

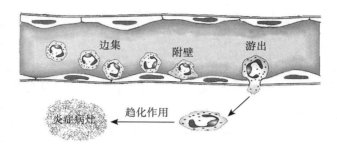

图5-14　白细胞渗出模式图

2）白细胞在炎症局部的作用　①吞噬作用：白细胞到达炎症病灶后发挥其吞噬作用，吞噬和消化病原体及其他异物。具有较强吞噬能力的细胞，主要是嗜中性粒细胞和巨噬细胞。②免疫作用：具有免疫作用的细胞主要为巨噬细胞和淋巴细胞；抗原进入机体后，巨噬细胞将其吞噬、处理，并将抗原传递给T淋巴细胞与B淋巴细胞，使其致敏发挥免疫作用。③组织损伤作用：到达炎症病灶区内的白细胞除了发挥其吞噬、降解作用外，还可释放多种产物，如中性粒细胞可释放溶酶体酶、活性氧自由基等，引起组织细胞损伤。

3）炎细胞的种类、主要作用及其临床意义　见表5-2。

表5-2　炎细胞的种类、主要作用及临床意义

炎细胞	主要作用	临床意义
中性粒细胞	1.具有活跃的游走功能和较强的吞噬能力 2.崩解后，释放多种蛋白水解酶，溶解坏死组织及纤维蛋白	主要见于急性炎症的早期和化脓性炎症
单核细胞（巨噬细胞）	1.具有很强的游走和吞噬能力 2.能演变为类上皮细胞及多核巨细胞等 3.处理抗原，传递免疫信息	主要见于急性炎症后期，肉芽肿性炎症（结核、伤寒等），病毒和寄生虫感染等
嗜酸性粒细胞	1.游走能力较弱，有一定吞噬能力 2.能吞噬免疫复合物	主要见于寄生虫感染及超敏反应性炎症
淋巴细胞及浆细胞	1.游走能力弱，无吞噬能力 2.淋巴细胞参与免疫反应	主要见于慢性炎症，病毒感染和某些细菌感染
嗜碱性粒细胞	1.无明显游走和吞噬能力 2.胞质可脱颗粒可释放组胺、5-羟色胺	主要见于超敏反应性炎症

3.增生　在相应生长因子的刺激下，炎症局部组织内的实质细胞和间质细胞均可增生。实质细胞增生如肝炎时肝细胞的增生；间质细胞增生包括血管内皮细胞、巨噬细胞和成纤维细胞的增生。炎症的增生属于防御性反应，具有限制炎症扩散和修复损伤的积极作用。

（五）炎症的局部表现和全身反应

炎症的局部表现为红、肿、热、痛和功能障碍，以体表炎症时最为明显。红、热是由于炎症局部血管扩张、血流加快所致；肿是由于局部炎症性充血、血液成分渗出引起；由于渗出物压迫和某些炎症介质直接作用于神经末梢而引起疼痛；发炎的组织、器官，由于损伤、渗出物的压迫或阻塞，可引起功能障碍。疼痛也可影响肢体的活动功能。

虽然炎症的基本病变主要位于局部，但常可引起不同程度的全身反应。常见的全身反应主要

有发热和末梢血白细胞增多。适当的发热与白细胞数目的增多可增强炎症反应，具有重要的防御意义。

（六）炎症的类型

1.临床类型　临床上，通常根据炎症发病的缓急程度、病程持续时间的不同，可将炎症分为急性炎症和慢性炎症。

急性炎症起病急，症状明显，病程短（几天到一个月内），局部病变以变质、渗出为主，增生变化不明显；慢性炎症起病缓慢，症状不明显，病程长（几个月到几年），可从急性炎症转化而来，也可单独发生，病理改变以增生为主。

2.炎症的形态学类型　炎症包含变质、渗出和增生三种病变，但在不同炎性疾病中三种病变的程度并不一致，往往以某一种病变为主，因此炎症可分为变质性炎症、渗出性炎症和增生性炎症。

（1）变质性炎症　少数炎症病变以变质为主，而渗出、增生相对较轻，称为变质性炎症，如急性病毒性肝炎、流行性乙型脑炎等。

（2）渗出性炎症　如炎症病变以渗出为主，而变质、增生相对较轻，则称为渗出性炎症。大多数急性炎症为渗出性炎症，根据渗出物的成分不同又可分为以下四种类型。

1）浆液性炎　是以浆液渗出为主的炎症。渗出物中是以清蛋白为主的血清，其中混有少量白细胞和纤维蛋白。浆液性炎好发于浆膜、皮肤、黏膜和疏松结缔组织等处。皮肤的浆液性炎，如皮肤的Ⅱ度烫伤；黏膜的浆液性炎，如感冒初期鼻黏膜排出大量浆液性分泌物；浆膜的浆液性炎，如渗出性结核性胸膜炎，可引起胸膜腔积液。浆液性炎一般较轻，病因消除后易于消退。

2）纤维素性炎　渗出物中含有大量纤维蛋白，即纤维素。常见于黏膜、浆膜和肺。

在某些细菌（白喉杆菌、痢疾杆菌、肺炎球菌）毒素的作用下，血管壁损伤较重，通透性明显升高，使大分子纤维蛋白原渗出，后在凝血酶的作用下，使其转变为纤维蛋白，并交织成网络状。

发生于黏膜者，渗出的纤维素、白细胞和坏死的黏膜组织形成一层灰白色的膜状物，称为假膜；因此在黏膜的纤维素性炎又称为假膜性炎，如细菌性痢疾。发生于肺的纤维素性炎症，主要见于大叶性肺炎，表现为在肺泡腔内有大量的纤维素渗出，病变肺大叶实变。

纤维素性渗出物可由变性坏死的白细胞释放出的蛋白酶所液化而被吸收或排出；但当纤维素渗出较多而不能及时被吸收时，则可发生机化，导致组织、器官的粘连，而影响其功能。

3）化脓性炎　特点为渗出物含有大量中性粒细胞，常伴有组织坏死和脓液形成。多由化脓菌（如葡萄球菌、链球菌、大肠埃希菌）感染所致。在化脓过程中形成的黄白色或黄绿色浑浊、黏稠的液体，称为脓液。化脓性炎症又有三种类型。①脓肿：为局限性化脓性炎，伴有脓腔形成，多见于皮下组织、肺、肝等处，主要由金黄色葡萄球菌引起，其中心充满脓液，脓肿壁为肉芽组织。②蜂窝织炎：是指疏松结缔组织内的弥漫性化脓性炎症，病灶内组织明显充血、水肿，大量中性粒细胞浸润；常见于皮下组织、肌肉组织间和阑尾等部位。多由溶血性链球菌感染所致，此菌能分泌透明质酸酶和链激酶，可溶解结缔组织基质中的透明质酸和纤维素，使细菌沿组织间隙蔓延、扩散。③表面化脓和积脓：黏膜的化脓性炎，脓性渗出物主要向黏膜表面渗出，称为表面化脓；如发生于浆膜或胆囊等处，脓液在浆膜腔或胆囊内积聚，称为积脓。

4）出血性炎　是指炎症局部以大量红细胞漏出为特征的一类炎症。多因血管壁严重损伤，通透性明显升高所致。常见于某些烈性传染病，如流行性出血热、鼠疫等。

（3）增生性炎症　以增生为主的炎症，称为增生性炎症，多见于慢性炎症。可分为非特异性增生性炎及特异性增生性炎两种。

1）非特异性增生性炎　主要为毛细血管内皮细胞和成纤维细胞增生（即肉芽组织），同时常伴有淋巴细胞、浆细胞和单核细胞浸润。有时局部黏膜上皮、腺上皮和肉芽组织同时增生，向外表突出而形成炎性息肉，常见于鼻黏膜和子宫颈；有时炎性增生可形成一个境界清楚的肿瘤样团块，称炎性假瘤，常见于眼眶和肺。

2）特异性增生性炎　病程呈慢性经过，其特点是巨噬细胞增生，形成境界清楚的结节状病灶，称为"肉芽肿"；可分为感染性肉芽肿和异物性肉芽肿两大类，前者如结核杆菌感染引起的"结核性肉芽肿"，后者如手术缝线周围出现的肉芽肿。

（七）炎症的结局

1.痊愈　多数情况下，由于机体抵抗力较强，或经过适当治疗，病原微生物被消灭，炎症区坏死组织和渗出物被溶解、吸收，通过周围健康细胞的再生可以完全恢复组织原来的结构和功能；如炎症灶内坏死范围较大，或渗出的纤维素较多，不易完全溶解、吸收，则由肉芽组织增生，瘢痕修复。

2.迁延为慢性炎症　若机体抵抗力较差或致炎因子持续存在，使炎症反复发作，不断引起组织细胞损伤，导致炎症经久不愈，可转变为慢性炎症，如急性肝炎反复发作可转为慢性肝炎。

3.蔓延扩散　当机体的抵抗力低下或感染的病原体数量多、毒力强时，炎症可向周围组织蔓延扩散，并可经血管、淋巴管扩散到全身。

（1）局部蔓延　病灶内的病原微生物沿组织间隙、自然管道向周围邻近的组织、器官扩散，如肾结核可沿尿路扩散至输尿管和膀胱。

（2）淋巴道扩散　病原体侵入淋巴管，随淋巴液扩散，引起淋巴管和局部淋巴结炎症，常表现为局部淋巴结肿大、质硬、压痛，如急性扁桃体炎时，病原体沿淋巴道扩散，可致颌下或颈部淋巴结炎症；原发性肺结核病时，肺原发灶内的结核杆菌，可沿淋巴道扩散，引起肺内淋巴管结核和肺门淋巴结结核。

（3）血道扩散　病原体及其毒素侵入或吸收入血，可引起菌血症、毒血症、败血症和脓毒败血症。

1）菌血症　细菌由局部病灶侵入血液，血液中可查到细菌，但无明显的全身中毒症状，侵入的细菌可被肝、脾、骨髓的吞噬细胞杀灭。多见于某些炎症的早期。

2）毒血症　细菌的毒素或毒性代谢产物被吸收入血，患者可出现高热、寒战等全身中毒症状，但血培养细菌检查为阴性，常同时伴有心、肝、肾等实质细胞的变性、坏死，严重者可出现中毒性休克。

3）败血症　细菌入血并在血液中大量生长繁殖，产生毒素，患者出现严重的全身中毒症状；同时伴有皮肤和黏膜的出血点及肝、脾、全身淋巴结肿大等症状。血培养细菌检查为阳性。

4）脓毒败血症　由化脓菌引起的败血症。化脓菌随血流到达全身，除可引起败血症的症状外，常在全身多数器官形成多发性栓塞性小脓肿。脓肿的中央小血管内常可见到细菌菌落。

四、肿瘤

肿瘤是一类常见病、多发病，根据其性质可分为良性肿瘤与恶性肿瘤，恶性肿瘤又称为癌症。近些年来我国恶性肿瘤的发病率呈明显上升趋势，最新统计数据显示：2015年全国恶性肿瘤发病约392.9万人。这意味着，平均每天超过1万人被确诊为癌症，每分钟约有7.5人被确诊为恶性肿瘤。从发病人数看，肺癌仍位居首位，发病人数为78.4万；第二至第十分别为胃癌、结直肠癌、肝癌、乳腺癌、食管癌、甲状腺癌、子宫颈癌、脑癌、胰腺癌。

（一）肿瘤的概念

肿瘤是机体在各种致瘤因素的作用下，局部组织细胞异常增生而形成的新生物，常表现为局部肿块。这种异常增生称为肿瘤性增生。

肿瘤性增生与其他非肿瘤性增生（如炎性增生、修复性增生）有着本质的区别。肿瘤性增生的特点是：增生不受机体的控制，无限生长，新生的肿瘤细胞分化不成熟，与机体不协调；而非肿瘤性增生始终处于机体的调控之下，增生细胞分化成熟，为机体的正常细胞，且其增生程度和机体协调一致。

（二）肿瘤的形态

1.肿瘤的大体形态

（1）形状　肿瘤的形状多样，受到发生部位、组织来源及其性质等多种因素的影响。生长在皮肤黏膜等体表部位的肿瘤，可向表面突起呈息肉状、乳头状、菜花状或蕈状生长；恶性肿瘤除向表面生长外，还同时向深部组织浸润生长；由于其生长迅速，常因血供不足而发生坏死，其表面组织坏死脱落后可形成溃疡。

位于深部组织的良性肿瘤，常呈结节状、分叶状或囊状，境界清楚，多有完整包膜；恶性肿瘤多呈不规则块状或条索状，如树根长入周围组织，边界不清楚（图5-15）。

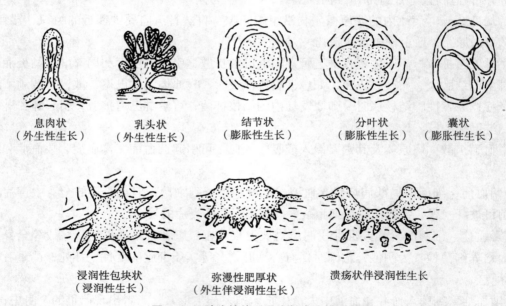

| 息肉状 | 乳头状 | 结节状 | 分叶状 | 囊状 |
| （外生性生长） | （外生性生长） | （膨胀性生长） | （膨胀性生长） | （膨胀性生长） |

| 浸润性包块状 | 弥漫性肥厚状 | 溃疡状伴浸润性生长 |
| （浸润性生长） | （外生伴浸润性生长） | |

图5-15　肿瘤的外形及生长方式模式图

（2）大小　肿瘤的大小与患者就诊早晚、肿瘤性质、生长速度及发生部位有关。早期肿瘤的体积较小，肉眼观不易觉察，只能在显微镜检查时发现（如原位癌）。良性肿瘤生长时间较长，可以长得较大，有的甚至达到几十公斤，如卵巢的囊腺瘤；恶性肿瘤生长迅速，危害较大，患者死亡较早，反而体积较小。

（3）硬度　肿瘤的硬度取决于瘤细胞的种类及实质与间质的比例。骨组织发生的骨瘤较硬，脂肪组织起源的脂肪瘤较软；含间质多的肿瘤较硬；有继发坏死、出血时则较软，继发钙化或骨化时则较硬。

（4）颜色　肿瘤的颜色取决于起源组织、局部血供状态、有无出血坏死及色素沉积。一般上皮及结缔组织发生的肿瘤呈灰白色，脂肪瘤呈浅黄色，软骨瘤呈灰蓝色，血管瘤呈暗红色，黑色素瘤呈黑褐色。

（5）数目 多数为单发，但也可同时或先后发生多个原发性肿瘤，如多发性子宫平滑肌瘤、多发性脂肪瘤。

2.肿瘤的组织结构 肿瘤的基本组织结构可分为实质和间质两部分。实质由肿瘤细胞构成，为主要成分，决定着肿瘤的生物学特性及其对机体的影响，也是病理诊断的主要依据。

肿瘤通常只有一种实质成分，但少数肿瘤可以有两种甚至多种成分，如乳腺纤维腺瘤就有增生的纤维组织和腺上皮组织两种实质成分；畸胎瘤含有三个胚层来源的多种实质成分。

肿瘤间质由结缔组织和血管组成，对实质起着支持、营养作用。间质内可见到淋巴细胞和浆细胞等免疫细胞，这是机体抗肿瘤免疫反应的结果，其数量越多，预后相对越好。

（三）肿瘤的异型性

肿瘤的细胞形态和组织结构与其起源的正常组织比较有不同程度的差异，这种差异称为异型性。它反映肿瘤的分化程度，恶性肿瘤的异型性小者，分化程度较高，恶性程度低；异型性大者，分化程度较低，恶性程度高。异型性是区别良、恶性肿瘤的主要组织学依据。

1.肿瘤细胞的异型性 良性肿瘤细胞的异型性小，一般与其起源的正常细胞相似。恶性肿瘤细胞具有高度异型性，其形态结构特征如下：①细胞的多形性，即瘤细胞形态及大小不一致，一般体积较大，并可出现形态奇特、体积很大的瘤巨细胞。②核的多形性，即核增大、核浆比例增大，并可出现巨核、双核、多核或畸形核；核染色深，染色质呈粗颗粒状，核膜增厚，核仁肥大，数目增多；核分裂象多见，常出现不对称性、多极性等病理性核分裂象（图5-16）。病理性核分裂像只见于恶性肿瘤，是十分重要的病理诊断依据。③胞质内核蛋白体增多，染色呈嗜碱性。

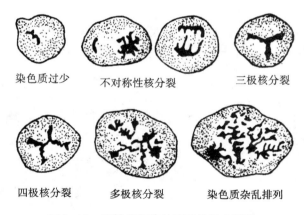

染色质过少　　　不对称性核分裂　　　三极核分裂

四极核分裂　　　多极核分裂　　　染色质杂乱排列

图5-16 恶性瘤细胞的病理性核分裂像

2.肿瘤组织结构的异型性 良性肿瘤的组织异型性不明显，一般与其起源组织相似，如纤维瘤，其瘤细胞与正常纤维细胞相似，但纤维细胞束交错排列呈编织状。恶性肿瘤的组织异型性明显，细胞排列紊乱，失去正常的层次和结构。

（四）肿瘤的生长与扩散

1.肿瘤的生长 良性肿瘤生长缓慢，可呈现间断性的生长；恶性肿瘤生长较快，并由于血液及营养供应相对不足而发生坏死、感染等继发性改变；生长缓慢的良性肿瘤，其生长速度突然加快，则有恶性变的可能。肿瘤的生长方式主要有以下三种。

（1）膨胀性生长　是多数良性肿瘤的生长方式。随着瘤细胞增生，肿瘤体积逐渐增大，犹如吹气球一样，将周围组织推开或挤压。肿瘤常呈结节状，周围有完整包膜，边界清楚。位于皮下的肿瘤，触诊时可以移动。肿瘤手术易摘除干净，不易复发。

（2）浸润性生长　为多数恶性肿瘤的生长方式。随着瘤细胞增生，侵入周围组织，像树根长入泥土一样，破坏和浸润周围组织，常不形成包膜，与周围正常组织没有明显的界线（图5-17）。触诊时肿瘤固定，不易移动。手术难以摘除干净，术后易复发。

（3）外生性生长　发生在体表、体腔或自然管道（消化道、泌尿生殖道等）表面的肿瘤，常向表面生长，形成突起的乳头状、息肉状、蕈状或菜花状，此种生长方式称为外生性生长，这是良恶性肿瘤共有的生长方式。但恶性肿瘤在外生性生长的同时伴有基底部浸润性生长。

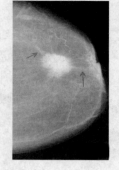

图5-17　恶性肿瘤的浸润性生长

2.肿瘤的扩散　恶性肿瘤不仅在原发部位生长，还可以通过多种途径扩散到身体的其他部位。扩散的方式表现为直接蔓延和转移。直接蔓延是指恶性肿瘤细胞连续不断沿着组织间隙、血管、淋巴管等侵入邻近正常组织或器官，并继续生长，如晚期乳腺癌可直接蔓延到胸肌和胸腔，甚至到达肺脏。转移是指恶性肿瘤细胞从原发部位侵入淋巴管、血管或体腔，被转运到远隔部位而继续生长，形成与原发瘤同样类型肿瘤的过程。原发部位的肿瘤为原发瘤，由转移新形成的肿瘤为转移瘤，又称继发瘤。常见的转移途径有以下几种。

（1）淋巴道转移　癌多经淋巴道转移，少数肉瘤也可经淋巴道转移。瘤细胞侵入淋巴管，随淋巴流首先到达局部淋巴结，形成淋巴结转移瘤，如乳腺癌时患侧的腋窝淋巴结转移。瘤细胞到达淋巴结后，先聚集于边缘窦，继而生长、增生累及整个淋巴结，此时淋巴结常肿大，质地变硬，切面呈灰白色。继而瘤细胞可进一步顺淋巴流依次向远处淋巴结转移。最后瘤细胞可经胸导管入血流再继发血道转移（图5-18）。

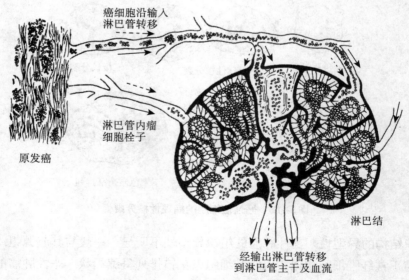

癌细胞沿输入淋巴管转移

淋巴管内瘤细胞栓子

原发癌

淋巴结

经输出淋巴管转移到淋巴管主干及血流

图5-18　癌的淋巴道转移模式图

（2）血道转移　多为肉瘤的转移途径，但癌晚期经血道转移的也不少见。瘤细胞侵入血管后，可随血流到达远隔器官内，继续生长而形成转移瘤。由于静脉壁较薄，管内压力较低，故瘤细胞多经小静脉入血。血液中瘤细胞运行途径与血栓栓子运行途径相似。侵入体循环静脉的瘤细胞经右心到肺，在肺内形成转移瘤（图5-19）；侵入肺静脉的瘤细胞，可经左心随主动脉血流到达全身各器官，发生广泛转移；侵入门静脉的瘤细胞到达肝，在肝内形成转移瘤；侵入胸、腰、骨盆的静脉的瘤细胞，可通过吻合支进入脊椎静脉丛，直接转移到脑和脊椎。

血道转移瘤具有多发、弥漫分布、结节大小较一致、边界清楚的特点。血道转移虽然可在体内许多器官形成转移瘤，但肺和肝是最常累及的器官，故临床上判断有无血道转移，做肺和肝的影像学检查很有必要。

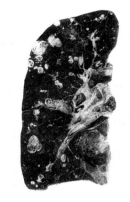

图5-19 肺内血道转移瘤

（3）种植性转移 体腔内器官的恶性肿瘤扩散至浆膜时，瘤细胞可以脱落，像播种一样种植在邻近或远隔器官的表面，继续生长形成多个转移瘤。如胃癌破坏胃壁侵及浆膜时，癌细胞自浆膜脱落后，可种植到大网膜、腹膜、腹腔内器官表面，形成广泛种植性转移。

（五）肿瘤对机体的影响

1.良性肿瘤对机体的影响 良性肿瘤生长缓慢，无浸润和转移，一般对机体影响较小，主要是对周围组织的压迫或阻塞作用，如肠道的平滑肌瘤可引起肠梗阻；但在关键部位有时也可引起较为严重的后果，如颅内良性肿瘤（如脑膜瘤）压迫脑组织可引起相应的神经系统症状。

2.恶性肿瘤对机体的影响 恶性肿瘤分化不成熟，生长较快，除也可引起局部压迫、阻塞作用外，还可继发多种病变与表现，并最终导致死亡。

（1）破坏组织器官的结构与功能 如骨肉瘤破坏正常骨组织，引起病理性骨折；晚期肝癌可广泛破坏肝组织，导致肝功能障碍。

（2）出血 多种恶性肿瘤由于自身坏死、溃疡或侵袭破坏周围组织而发生出血。如鼻咽癌导致鼻出血；肺癌导致咯血；膀胱癌可发生血尿；直肠癌可出现便血等。

（3）感染 因为瘤组织的破溃、机体抵抗力的降低，恶性肿瘤晚期患者常并发局部或全身的严重感染。

（4）疼痛 恶性肿瘤早期一般不出现疼痛，但晚期可因压迫或侵犯神经组织，出现顽固性疼痛。如肝癌时，肝被膜神经受压迫而出现肝区疼痛；鼻咽癌侵犯三叉神经时产生头痛。

（5）恶病质 多见于恶性肿瘤晚期，是指患者机体出现进行性消瘦、严重贫血、明显衰竭的状态。

（六）肿瘤的命名与分类

1.肿瘤的命名 良性肿瘤的命名较为简单，一般在肿瘤的来源组织之后，加一个"瘤"字，如来源于腺上皮的良性肿瘤称为腺瘤，有囊腔形成者称为囊腺瘤。来源于被覆上皮（皮肤、膀胱）者常呈乳头状外生性生长，称为乳头状瘤。

恶性肿瘤的命名较为复杂。来源于上皮组织的恶性肿瘤称为癌，命名为来源组织之后，加一个"癌"字，如鳞状细胞癌、腺癌；来源于间叶组织的恶性肿瘤称为肉瘤，命名为来源组织之后，加"肉瘤"，如纤维肉瘤、骨肉瘤；有些来源于幼稚组织及神经组织的恶性肿瘤称为母细胞瘤，如神经母细胞瘤。肿瘤的分类少数恶性肿瘤沿用习惯名称，如白血病、霍奇金病等。

2.肿瘤的分类 一般以组织来源为根据，将肿瘤分为五大类，即上皮组织肿瘤、间叶组织肿瘤、淋巴造血组织肿瘤、神经组织肿瘤及其他肿瘤，每类肿瘤又根据生物学特征的不同，分为良性与恶性两类。现将各种组织常见肿瘤列于表5-3。

表5-3 肿瘤的分类

组织来源	良性肿瘤	恶性肿瘤	好发部位
上皮组织			
鳞状上皮	乳头状瘤	鳞状细胞癌	乳头状瘤见于皮肤、鼻腔、喉等处；鳞癌见于宫颈、皮肤、食管、肺、喉和阴茎等处
基底细胞		基底细胞癌	头面皮肤
移行上皮	乳头状瘤	移行细胞癌	膀胱、肾盂
腺上皮	腺瘤	腺癌（各种类型）	腺瘤多于乳腺、甲状腺、胃、肠；腺癌见于胃肠、乳腺、甲状腺等
	黏液性囊腺瘤	黏液性囊腺癌	卵巢
	浆液性囊腺瘤	浆液性囊腺癌	卵巢
	多形性腺瘤	恶性多形性腺癌	涎腺
间叶组织			
纤维结缔组织	纤维瘤	纤维肉瘤	四肢
纤维组织细胞	纤维组织细胞瘤	恶性纤维组织细胞瘤	四肢皮下、腹膜后
脂肪组织	脂肪瘤	脂肪肉瘤	子宫、胃肠道
平滑肌组织	平滑肌瘤	平滑肌肉瘤	肉瘤多见于头颈、生殖泌尿道及四肢
横纹肌组织	横纹肌瘤	横纹肌肉瘤	皮肤和皮下组织、舌、唇等
血管淋巴管组织	血管瘤	血管肉瘤	
	淋巴管瘤	淋巴管肉瘤	
骨组织	骨瘤	骨肉瘤	骨瘤见于颅骨、长骨；骨肉瘤见于长骨两端
软骨组织	软骨瘤	软骨肉瘤	软骨瘤多见于手足短骨；软骨肉瘤多见于盆骨、肋骨、股骨及肩胛骨等
滑膜组织	滑膜瘤	滑膜肉瘤	膝、腕、肩等关节附近
间皮	间皮瘤	恶性间皮瘤	胸膜、腹膜
淋巴造血组织			
造血组织		白血病	
淋巴组织		多发性骨髓瘤	胸骨、椎骨、肋骨、颅骨和长骨
		淋巴瘤	颈部、纵隔、肠系膜和腹膜后淋巴结
神经组织和脑脊膜			
神经衣组织	神经纤维瘤	神经纤维肉瘤	全身皮神经、深部神经及内脏
神经鞘组织	神经鞘瘤	恶性神经鞘瘤	头、颈、四肢等处神经
胶质细胞	胶质细胞瘤	恶性胶质细胞瘤	大脑
原始神经细胞		髓母细胞瘤	小脑
脑膜组织	脑膜瘤	恶性脑膜瘤	脑膜
交感神经节	节细胞神经瘤	神经母细胞瘤	纵隔、腹膜后、肾上腺髓质
其他肿瘤			
黑色素细胞	黑痣	黑色素瘤	皮肤
胎盘组织	葡萄胎	恶性葡萄胎	子宫
		绒毛膜上皮癌	
性索	支持细胞间质细胞瘤	恶性支持细胞间质细胞瘤	卵巢、睾丸
生殖细胞		精原细胞瘤	睾丸
		无性细胞瘤	卵巢
		胚胎性癌	睾丸、卵巢
三个胚叶组织	畸胎瘤	恶性畸胎瘤	卵巢、睾丸、纵隔和骶尾

（七）良性肿瘤与恶性肿瘤的区别

良性肿瘤和恶性肿瘤在生物学特点和对机体的影响上有明显的不同。良性肿瘤一般对机体影响小，易于治疗，效果好；恶性肿瘤危害较大，治疗措施复杂，效果也不够理想。因此，区别良性肿瘤与恶性肿瘤，对于正确的诊断和治疗具有重要的临床意义。目前二者的区别仍主要依据病理形态学改变，并结合其生物学行为等多项指标，其中最重要的是肿瘤细胞的异型性、浸润与转移。表5-4是良性肿瘤与恶性肿瘤的主要区别点。

表5-4　良性肿瘤与恶性肿瘤的区别

	良性肿瘤	恶性肿瘤
分化程度	分化程度高，异型性小，与起源组织的形态相似	分化程度低，异型性大，与起源组织的形态差别明显
核分裂	少见，无病理性核分裂	多见，有病理性核分裂
生长速度	缓慢	迅速
生长方式	膨胀性生长或外生性生长，前者有包膜，边界清楚	浸润性生长或外生性生长，前者无包膜，边界不清
继发改变	出血、坏死少见	出血、坏死、溃疡多见
转移	不转移	常有转移
复发	手术后不复发	手术后易复发
对机体影响	较小，一般主要为局部压迫或阻塞作用	较大，除压迫、阻塞外，还可以破坏组织器官，继发出血、感染，甚至造成恶病质

（八）肿瘤的病因和发病机制

肿瘤的病因十分复杂，涉及外界环境的刺激和机体内在的变化两个方面，而且往往多种因素交互作用。

1.外界致癌因素

（1）化学性致癌因素　迄今经动物实验证实有致癌作用的化学物质已达1000多种，其中有些可能与人类癌症有关。重要的化学性致癌物质有以下几种。

1）多环芳烃化合物　此类化合物中致癌作用较强的主要有3、4-苯并芘。它是煤焦油的主要致癌成分，广泛存在于沥青、煤烟、内燃机废气和烟草燃烧烟雾中，近些年来肺癌的发病率明显升高与此关系密切。此外，烧烤食品中也有此物。

2）亚硝胺类　可引起人类消化道的恶性肿瘤。亚硝胺在自然界性质不稳定，分布少，但合成亚硝胺的前身物质硝酸盐、亚硝酸盐、二级胺却广泛存在于水和食物中，变质的蔬菜、食物、腌制的腌菜中含量较高。亚硝酸盐和二级胺在胃内酸性环境中合成亚硝胺。

3）黄霉菌毒素　此毒素是黄曲霉菌的代谢产物。黄曲霉菌存在于受潮霉变的粮食中，在霉变的玉米、花生及谷类中含量最多。

（2）物理性致癌因素　主要是各种电子辐射，包括X射线、γ射线、亚原子微粒的辐射，以及紫外线照射。长期接触X射线和镭、铀、钴等放射性同位素可引起肺癌、皮肤癌、白血病等各种癌症。在日光下长期曝晒，过量的紫外照射可引起皮肤的恶性肿瘤。

（3）生物性致癌因素　人类的某些肿瘤与病毒感染有关。在DNA病毒中，EB病毒与鼻咽癌、伯基特淋巴瘤有关；人乳头状瘤病毒与子宫颈癌、乙型肝炎病毒与肝癌之间关系密切；RNA病毒中，人类T细胞淋巴瘤病毒、白血病病毒与T淋巴瘤、白血病有关。

此外，流行病学调查和临床资料信息提示幽门螺旋杆菌与胃癌，特别是胃淋巴瘤的发生有关。寄生虫与某些肿瘤之间也有一定的关系，如日本血吸虫病与结肠癌的发生有关；华支睾吸虫在肝内胆管寄生，有时可合并胆管上皮癌。

2.机体内部因素

（1）遗传因素　遗传因素对人类肿瘤发生的作用可分为三种情况：①遗传在某些肿瘤的发生中起决定作用，如家族性多发性结肠腺瘤病、视网膜母细胞瘤等；②遗传不决定肿瘤的发生，而决定肿瘤的易感性，如着色性干皮病易发生皮肤癌；③遗传在个体致癌作用不明显，但显示出明显家族倾向，如乳腺癌等。

（2）内分泌因素　某些肿瘤的发生与内分泌激素刺激有密切关系。如乳腺癌、子宫内膜癌的发生与雌激素水平过高有关。

（3）免疫因素　肿瘤抗原引起的机体免疫反应以细胞免疫为主，T淋巴细胞、K细胞、NK细胞和巨噬细胞对肿瘤细胞起溶解破坏的作用。体液免疫在溶解破坏肿瘤细胞方面也起一定的作用。机体免疫功能不足或降低的人易发生恶性肿瘤。但大多数肿瘤发生在免疫功能正常的人群，说明肿瘤细胞有保护自身不受免疫攻击的机制。

肿瘤的发病机制还未能完全清楚。目前公认肿瘤是基因病，细胞的恶变是细胞染色质中多种基因突变的结果。机体内部和外界的多种致癌因素，通过不同的机制导致细胞内原癌基因激活和抑癌基因失活，使细胞生长和分化失控，发生恶性转化（恶变）。

（九）常见肿瘤举例

1.上皮组织肿瘤　上皮组织肿瘤来源于被覆上皮和腺上皮。

（1）良性上皮组织肿瘤　常见的有乳头状瘤与腺瘤。

1）乳头状瘤　由被覆上皮发生，并向表面呈外生性生长，好发于皮肤及黏膜的表面。外观呈乳头状或绒毛状，其根部狭窄，常形成蒂与基底部正常组织相连。镜下，乳头的中心为含有血管的结缔组织间质，乳头表面被覆增生的上皮细胞。

2）腺瘤　由腺上皮发生的良性肿瘤，好发于甲状腺、乳腺、唾液腺、胃肠道和卵巢等处。黏膜腺瘤多呈息肉状；腺器官内的腺瘤多呈结节状，包膜完整，边界清楚。

（2）恶性上皮组织肿瘤　由上皮组织发生的恶性肿瘤称为癌，是人类最常见的恶性肿瘤，40岁以上的中、老年多见。癌的种类较多，常见的主要有鳞癌与腺癌。

1）鳞状细胞癌　简称鳞癌，由鳞状上皮发生。好发于有鳞状上皮覆盖的部位，如皮肤、口腔、食管、子宫颈及阴茎等处；也可发生于无鳞状上皮的部位，如支气管、胆囊等处，经鳞状上皮化生而发生鳞癌。此癌外观常呈菜花状，或坏死脱落而形成溃疡，癌组织同时向深层作浸润性生长。

2）腺癌　由腺上皮发生的恶性肿瘤，好发于胃肠道、子宫内膜、乳腺、甲状腺和胰腺等处。肉眼上肿瘤常呈息肉状、菜花状或不规则结节状。表面坏死脱落后也可形成溃疡。

2.间叶组织肿瘤

（1）良性间叶组织肿瘤　这类肿瘤分化较为成熟，其形态结构与起源组织较为相似，生长缓慢，以膨胀性生长为主，一般都有包膜。常见的有以下几种。

1）纤维瘤　由纤维组织发生，肿瘤多呈结节状，有包膜。切面呈灰白色，可见编织状花纹，质地韧硬。

2）脂肪瘤　是最常见的良性间叶组织肿瘤，任何有脂肪组织的部位均可发生，但常见于躯干及四肢皮下。肿瘤多为单发，亦可多发，呈分叶状或扁圆形，包膜完整，质软、淡黄色，切面酷似正常脂肪组织。

3）平滑肌瘤　由平滑肌组织发生，好发于子宫和胃肠道。肿瘤可单发，亦可多发，呈结节状，边界清楚，可无包膜，切面呈灰白色，可见编织状条纹（图5-20）。

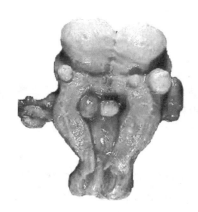

图 5-20　子宫平滑肌瘤

4）血管瘤　由血管发生，可见于任何部位，但以皮肤多见。血管瘤多为先天性，在出生后就可在体表见到，儿童时期生长较快，成人后可停止生长。肿瘤呈鲜红色或紫红色，浸润性生长，无包膜。

（2）恶性间叶组织肿瘤　恶性间叶组织肿瘤统称肉瘤。肉瘤比癌少见，但来源广泛，种类较多，常见于青少年。肉瘤通常体积较大，呈结节状或分叶状，质软，切面多呈灰红色，湿润，质地均匀细腻呈鱼肉状，故称为肉瘤。这里主要介绍纤维肉瘤与骨肉瘤。

1）纤维肉瘤　由纤维组织发生，好发于四肢皮下及深部组织，是肉瘤中的常见类型。肿瘤呈结节状或不规则形，切面灰白色或灰红色，质软、鱼肉状，可有假包膜。

2）骨肉瘤　好发于四肢长骨的干骺端，尤其是股骨下端和胫骨上端。多见于青少年，常有局部外伤史。肿瘤组织生长可形成梭形肿块。肿瘤切面呈灰白色，鱼肉状。在肿瘤侵犯破坏骨皮质向外生长时，其表面的骨外膜常被掀起，在肿瘤上下两端掀起的骨外膜与骨皮质之间可有新生骨形成，从而出现三角形隆起，称为 Codman 三角（图 5-21）；同时，在掀起的骨外膜与骨皮质之间可形成与骨表面垂直的放射状新生骨小梁，在 X 线上表现为日光放射状阴影，它与上述的 Codman 三角成为 X 线下诊断骨肉瘤的主要依据。

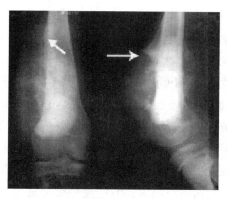

图 5-21　X线显示骨肉瘤 Codman 三角

第四节　疾病的转归

疾病的转归是疾病过程的最后阶段，亦即疾病的结局阶段。疾病的结局主要取决于致病因素作用于机体后发生的损伤与机体抗损伤反应的情况，以及是否得到了及时和有效的治疗。疾病的

PPT

结局有以下三种情况。

一、完全康复

完全康复是指病因消除，症状、体征消失，病变组织细胞的形态结构、功能和代谢完全恢复正常。患者的心理与社会适应性也恢复正常。

二、不完全康复

疾病的主要症状和体征消失，但病变组织的形态结构、功能和代谢未完全恢复正常，有时可留有后遗症，机体通过代偿机制才能维持相对正常的生命活动。如大面积烧伤患者遗留的瘢痕、高血压病左心室的代偿性肥大。

三、死亡

死亡是生物个体生命活动的终止，也是生命最终必然的结局。随着人类社会和医学科学的发展，人类对死亡的认知经历了一个发展的过程。

传统观点把死亡看作一个渐进的发展过程，将其分为三个阶段，即濒死期、临床死亡期和生物学死亡期。

1. 濒死期　又称临终状态，此期的特点是脑干以上的神经中枢处于深度抑制，而脑干的功能依然存在。主要表现为各种生理功能的减弱，如意识模糊或丧失，反应迟钝或减弱，呼吸不规则、心跳微弱、血压下降、体温下降等。濒死期的长短因人因病而异。临床上常将无明显濒死期而直接进入临床死亡期的突然死亡称为猝死。

2. 临床死亡期　本期主要特点是延髓处于深度抑制和功能丧失状态，临床表现为呼吸和心跳停止、各种反射消失。但是此时组织细胞仍在进行着微弱的代谢活动，如能采取积极有效的抢救措施，有可能复苏成功。因此，本期是死亡的可逆阶段，施行必要的抢救措施是非常有意义的。

3. 生物学死亡期　本期是死亡过程的最后阶段，也是死亡的不可逆阶段。此期，机体各器官组织的新陈代谢相继停止，并发生不可逆的功能丧失和形态改变，有机体变为了尸体。进而出现一系列死后的变化，如尸冷、尸僵、尸斑等，最后尸体腐败分解。

自古以来，人们对死亡的认识都保持着这样一个概念：一个人只要心脏停止跳动，自主呼吸消灭，就是死亡。把心脏视为维持生命的中心，这一概念一直指导着传统医学与法律。然而，随着医学科技的发展，患者的心跳、呼吸等生命体征都可以通过一系列药物和先进设备长期维持。因此，人们逐渐改变了对死亡的定义以及判定死亡的标准，提出了脑死亡的概念。

所谓脑死亡是全脑（包括大脑和脑干）功能不可逆的永久性丧失。判断脑死亡的标准是：①自主呼吸停止；②不可逆性深度昏迷；③脑神经反射消失（如瞳孔对光反射、角膜反射、吞咽反射等）；④瞳孔散大或固定；⑤脑电波消失；⑥脑血液循环完全停止。

脑死亡概念的提出有利于为器官移植获得良好的供体，有助于判断死亡的准确时间从而为解决某些法学问题提供依据，还有利于确定终止复苏抢救的界线，从而节约有限的医疗资源。因此，用脑死亡作为判定机体死亡的标准是社会发展的需要，也更加科学、合理。

本章小结

　　健康包括身体健康、心理健康、社会适应良好和道德健康。疾病是机体在病因作用下所发生的异常的生命活动过程。亚健康状态是机体介于健康和疾病之间的一种状态。疾病的原因是对于疾病的发生必不可少并且决定疾病特异性的因素。疾病的种类繁多，病变复杂，但其基本病变是相似的，主要包括：细胞与组织的适应、损伤与修复，血液循环障碍，炎症和肿瘤等；疾病的结局有完全康复、不完全康复和死亡三种情况；脑死亡作为判断机体是否死亡的唯一科学标准。

习　题

习题

一、单项选择题

1. 能够促进疾病发生的因素为（　　）

　　A.疾病的原因　　　　　　　　B.疾病的条件　　　　　　　　C.疾病的外因

　　D.疾病的内因　　　　　　　　E.疾病的内部条件

2. 有关健康叙述正确的是（　　）

　　A.健康就是没有疾病或病痛　　　　　　B.健康就是体格强壮

　　C.健康是心理上的完好状态　　　　　　D.健康是有完好的社会适应能力

　　E.健康是身体、心理、社会适应和道德上的完好状态

3. 下列哪种疾病不属于遗传病（　　）

　　A.先天愚型　　　　　　　　B.白化病　　　　　　　　C.血友病

　　D.先天性心脏病　　　　　　E.精神分裂症

4. 不属于完全康复的是（　　）

　　A.损伤性变化完全消失　　　　　B.基本病变可以未完全消失

　　C.功能代谢完全恢复正常　　　　D.自稳调节恢复正常

　　E.代谢水平恢复正常

5. 关于脑死亡最确切的是（　　）

　　A.呼吸、心跳停止，反射消失

　　B.各组织器官的生命活动终止

　　C.各种反射消失，脑干以上神经中枢处于深度抑制状态

　　D.全脑（包括大脑和脑干）功能不可逆的永久性丧失

　　E.机体各器官组织都发生死亡

6. 下列哪项不宜作为判断脑死亡的标准（　　）

　　A.心跳停止　　　　　　　　B.自主呼吸停止，需不停地进行人工呼吸

　　C.脑干神经反射消失　　　　D.不可逆性深昏迷

　　E.瞳孔散大

7. 关于萎缩的描述，以下哪项是错误的（　　）

A.萎缩的器官均匀缩小

B.萎缩的器官重量减轻

C.萎缩器官的实质细胞体积变小、数量减少

D.间质纤维组织和脂肪组织数量减少

E.萎缩器官可呈褐色

8.下列细胞水肿的镜下所见，哪一项是错误的（　　）

A.细胞体积增大　　　　　　　　　B.胞质内出现红染的细小颗粒

C.胞质内有脂肪滴　　　　　　　　D.胞质透明呈空泡状

E.严重水肿的细胞膨大如球

9.细胞坏死后的主要形态学指标是（　　）

A.细胞核增大　　　　　　　　　　B.核固缩、核碎裂、核溶解

C.细胞质红染　　　　　　　　　　D.细胞内出现异常物质

E.核固缩、核碎裂

10."槟榔肝"是指（　　）

A.肝细胞水肿　　　　　　B.肝硬化　　　　　　　　C.慢性肝淤血

D.肝细胞萎缩　　　　　　E.脂肪肝

11.下列哪种因素与血栓形成无关（　　）

A.血管内皮损伤　　　　　B.血流缓慢　　　　　　　C.血小板数量增多

D.纤维蛋白溶解酶增多　　E.出现涡流

12.下肢深静脉内的血栓脱落后，随血流运行，可造成（　　）

A.脑栓塞　　　　B.脾栓塞　　　　C.肾栓塞　　　　D.肺栓塞　　　　E.肝栓塞

13.心肌梗死属于（　　）

A.出血性梗死　　　　　　B.液化性坏死　　　　　　C.坏疽

D.贫血性梗死　　　　　　E.干酪样坏死

14.下列哪项属于恶性肿瘤细胞的生物学特性（　　）

A.细胞生长对机体有利　　　　　　B.瘤细胞丧失分化成熟的能力

C.生长与机体相协调　　　　　　　D.生长缓慢

E.膨胀性生长

二、多项选择题

1.关于病因的叙述正确的有（　　）

A.任何疾病都有病因　　　　　　　B.只要病因作用于机体，就一定会发病

C.条件不能直接引起疾病　　　　　D.病因对疾病的发展可以不再发挥作用

E.诱因能够促进疾病的发生发展

2.不完全康复时机体（　　）

A.主要症状消失　　　　　　　　　B.可留有后遗症

C.次要病变尚未完全消失　　　　　D.主要的损伤性变化已得到控制

E.代偿后可维持相对正常的生命活动

3.下列关于脑死亡的诊断，正确的是（　　）

A.自主呼吸停止　　　　　　B.可逆性昏迷　　　　　　C.脑神经反射消失

D.瞳孔散大或固定　　　　　E.脑电波消失、脑血液循环完全停止

4.属于组织、细胞适应性反应的有（　　）

A.萎缩　　　　　B.再生　　　　　　C.肥大　　　　　D.增生　　　　　E.化生

5.坏死组织的清除方式有（　　　）

A.溶解吸收　　　B.机化　　　　　　C.分离排出　　　D.纤维包裹　　　E.钙化

6.恶性肿瘤的转移途径有（　　　）

A.淋巴道转移　　B.血道转移　　　　C.种植性转移　　D.动脉转移　　　E.消化道转移

7.炎症局部临床表现有（　　　）

A.痛　　　　　　B.肿　　　　　　　C.热　　　　　　D.功能障碍　　　E.红

三、简答题

1.列出常见病因的种类。

2.叙述炎症反应中渗出液的防御作用。

3.请列表比较良性肿瘤和恶性肿瘤的区别。

第六章 常用器械检查

第一节　心电图检查

一、心电图概述

（一）心电图的基本原理

生物体在生命活动的过程中，在器官、组织和细胞等层面表现出电位和极性变化的现象，称为生物电。微观层面的生物电主要指单细胞甚至单个离子通道的跨膜电活动，宏观层面的生物电则是微观层面的生物电在一定生理活动过程中的总和。根据器官和组织的不同，临床诊断领域所应用的生物电可分为心电、脑电、肌电、视网膜电等。

心脏是血液循环的动力器官，起到"泵"的作用，心脏的跳动是在生物电控制下完成的。对于正常人体来说，心脏的窦房结产生的兴奋按照一定的途径和时程，依次传向心房和心室，分别引起心房和心室细胞兴奋。单个心肌细胞的生物电变化总和起来，就是心房或心室的生物电变化。这种生物电变化通过心脏周围的组织和体液传导到体表，用测量电极放置在人体表面的一定部位，就可以记录到相应的电变化曲线，这就是心电图（electrocardiogram，ECG）。

心电图反应心脏各部位兴奋的产生、传导和恢复过程中的生物电变化，与心脏的机械收缩活动没有直接关系。

（二）心电图各波段的组成和命名

心电图上的每个波形都代表着心脏电生理活动的相应过程，典型的心电图波形包括P波、QRS波群、T波和U波。（图6-1）。

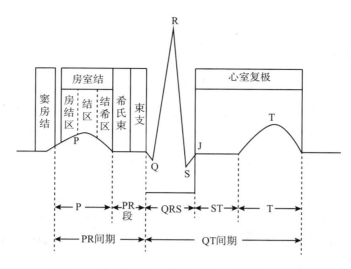

图6-1 心脏除极、复极与心电图各波段关系图

P波：反映心房除极过程，心电图在标准记录条件下（走纸速度25mm/s，纵向每10mm代表1mV），正常P波宽度不超过0.11秒，最高幅度不超过0.25mV。

QRS波群：反映的是左、右心室除极的全过程，QRS波群宽度称为QRS时限，代表全部心室肌兴奋所需要的时间。正常心电图QRS波时限不超过0.10秒。

T波：反映心室的快速复极过程。在R波为主的心电图上，正常T波幅度不应低于R波的1/10。

U波：位于T波之后，产生机制尚不清楚，可能与心室肌的舒张有关。U波的异常改变在心电图临床诊断中有重要价值。

PR段（实为PQ段，但习惯称为PR段）：从P波的终点到QRS波群的起点为PR段。它反映兴奋由心房传到心室的时间。正常心电图的PR段应接近基线。

P-R间期：从P波起点到QRS波群起点的间隔时限，反映从心房除极到心室除极的时间，此时限增加，表示兴奋通过心房、房室结和房室束的传导时间延长。

ST段：从QRS波群终点到T波起点，反映心室的缓慢复极过程。正常心电图的ST段非常接近基线。

Q-T间期：从QRS波群起点到T波终点，代表心室开始除极到心室复极完毕的过程，心率快者此时限较短。

（三）心电图导联体系

将心电图机上两个电极连接到人体表面的任意两点，使心电流能经导线与心电图机沟通组成回路，这种连接的方法，即为心电图导联。为使不同个体之间可以进行心电图的比较，便于总结正常和异常的心电图规律，Einthoven在1905年提出了心电图导联选择规则，即为目前国际通用的导联连接方式。该导联体系分为肢体导联和胸导联，共有12个常规心电图导联体系。

1.肢体导联

（1）标准导联　为双极肢体导联，反映其中两个肢体间的电位差变化。有3个标准导联，分别为Ⅰ、Ⅱ和Ⅲ导联。其中，Ⅰ导联正极放置于左臂，负极放置于右臂；Ⅱ导联正极放置于左腿，复极放置于右臂；Ⅲ导联左腿（正极）、左臂（负极）（图6-2）。

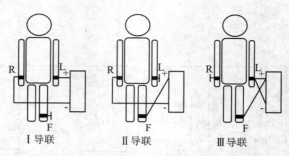

I 导联　　　　Ⅱ导联　　　　Ⅲ导联

图6-2　标准双极导联的电极位置及正负极连接方式

（2）加压单极肢体导联　为单极导联，反映检测部位的电位变化。有3个加压单极导联，分别称为aVR、aVL和aVF导联。其中，aVR：右臂（正极），左臂和左腿（负极）；aVL：左臂（正极），右臂和左腿（负极）；aVF：左腿（正极），左臂和右臂（负极）（图6-3）。

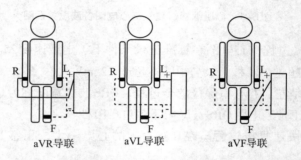

aVR导联　　　　aVL导联　　　　aVF导联

图6-3　加压单极肢体导联的电极位置与电极连接方式

2.胸导联　为单极导联，包括V_1~V_6导联。胸导联检测电极的安放位置为：V_1位于胸骨右缘第4肋间隙；V_2位于胸骨左缘第4肋间隙；V_3位于V_2和V_4连线的中店；V_4位于左锁骨中线与第5肋间隙相交处；V_5位于左腋前线V_4水平；V_6位于左腋中线V_4水平（图6-4）。

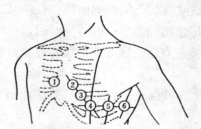

图6-4　胸导联检测电极的位置

二、心电图的检查方法

（一）心电图的测量方法

心电图一般描记在小方格纸上，各细线间隔为1mm。横向距离代表时间，可用于计算各波和间期所占的时间。心电图纸的移动速度一般为每秒25mm，因此每一小格所代表的时长为0.04秒；两条相邻粗线之间有5小格，代表0.2秒。纵向距离代表电压，可用于计算各波振幅的高度或深度，当输入定准电压为1mV使曲线移位10mm时，1小格代表0.1mV。

1.测量原则

（1）波形的宽度　自波形起点内缘至波形终点内缘，代表该波所延续的时间。

（2）波形的高度　代表振幅。

1）正向波　以基线的上缘至波形顶点之间的垂直距离作为波形高度。

2）负向波　以基线的下缘至波形底端之间的垂直距离作为波形高度。

2.心率的测量

（1）测定从上一个P波开始到下一个P波开始（或从上一个R波开始到下一个R波开始）的间隔时间（代表一个心动周期），然后通过下列公式计算心率：

$$心率=60/P–P 或 R–R 间期（s）$$

（2）由于横向1大格代表0.2秒，因此，数30大格（相当于6秒）距离中P或R波的数目，乘以10，即为1分钟心房和心室率。此方法常用于计算心律不齐者的平均心率。

3.平均心电轴　平均心电轴一般指平均QRS轴，是心电活动的平均向量，包括平均电势方向和强度两个方面。

简单测定平均心电轴的方法是目测Ⅰ、Ⅲ导联的QRS波群方向，估测电轴是否偏移：①Ⅰ、Ⅲ导联的QRS主波均为正向波，则电轴不偏；②Ⅰ导联主波为正向波，Ⅲ导联出现较深的负向波，则电轴左偏；③Ⅰ导联出现较深的负向波，Ⅲ导联主波为正向波，则电轴右偏。

（二）心电图检查的临床应用

1.心电图　主要反映心脏在心动周期中的电学变化，因此可用于各种心律失常和传导障碍的诊断分析。到目前为止，尚没有任何其他方法能在心律失常和传导障碍的诊断中起到替代心电图的作用。

心电图的特征性改变及其演变规律是除临床表现外，诊断和评估心肌梗死病情的主要依据。心肌梗死大多是由冠状动脉粥样硬化导致，发生心肌梗死后，随着时间的推移，在心电图上可先后出现缺血、损伤和坏死三种类型的改变。发生梗死的区域，由于中心到边缘的缺血程度不同，也可在不同部位同时出现上述三种改变。

（1）"缺血型"改变　缺血发生于心内膜面，则出现对称性高而直立的T波；缺血发生于心外膜面，则出现对称性的T波倒置。

（2）"损伤型"改变　主要表现为面向损伤心肌的导联出现ST段弓背向上抬高。

（3）"坏死型"改变　主要表现为面向坏死区的导联出现宽深Q波，或没有明显的R波，仅呈现QS波形。

此外，随着时间的推移，心肌梗死的心电图图形也会出现变化，其演变规律对诊断也有重要意义。在早期（超急性期，持续数分钟到数小时），T波高耸，之后迅速出现ST段斜型抬高，与T波相连；进入急性期（持续数小时到数周），高耸的T波降低，出现宽深Q波，ST段弓背向上抬高，T波倒置，幅度逐渐加深；到了近期（亚急性期，持续数周到数月），病理性Q波持续，ST段回归基线，倒置的T波幅度变小；最后，陈旧期（愈合期，持续3~6个月或更长）：ST段和T波恢复正常，或T波持续倒置、低平，最后仅留下较宽深的Q波，反映坏死区域的愈合。

心肌梗死部位的诊断则一般依据坏死图形（宽深Q波或QS波）出现的导联来判断（图6–5）。

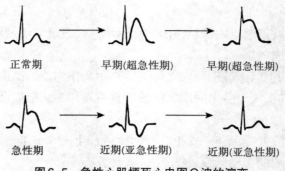

图6-5　急性心肌梗死心电图Q波的演变

2.心电图运动负荷试验　心电图运动负荷试验是发现早期冠心病的一种检查方法。冠心病的确诊可依据冠状动脉造影结果，心电图运动负荷试验与之相比存在着一定比例的假阳性和假阴性，但冠状动脉造影需借助数字减影血管造影设备（digital subtraction angiography，DSA），还需要向患者血管中注入造影剂，操作相对复杂、有创，患者有较低概率对造影剂过敏；而心电图运动负荷试验则简便、无创、安全，因此仍然是一项重要的临床心血管疾病检查手段。

（1）运动实验原理　生理情况下，人体为满足运动时肌肉组织需氧量的增加，心率会随之加快，心排出量也相应地增加，因此，心肌耗氧量和冠状动脉血流量均增加。而当冠状动脉发生病变，且狭窄达到一定程度时，患者在静息状态下可能不发生心肌缺血，但当运动负荷增加，伴随心肌耗氧量增加时，冠状动脉血流量不能相应增加，因此引起心肌缺氧，心电图上即出现相应异常改变。临床上，一般以心率或心率与收缩期血压的乘积来反映心肌耗氧量。

（2）运动负荷量的确定　运动负荷量分极量与亚极量两档。极量即极限运动量，一般采用统计所得的各年龄组最大心率为指标。最大心率的简便算法为220-年龄；亚极量指的是心率达到最大心率的85%~90%时的负荷量，计算方法可采用最大心率×85%。设受试者甲60岁，则甲最大心率为220-60=160次/分，亚极量运动实验中，甲心率应达到160×85%=136次/分。

（3）心电图运动实验方法

1）Master二级梯运动实验　要求受试者按年龄、性别、体重的不同，选择合适的速度，在规定时间内完成规定次数的二级梯登梯运动，以便分析运动前后的心电图变化。该方法简便易行，费用低廉，比较安全，但负荷量较小，敏感性偏低，假阴性率较低，目前在临床上已较少应用。

2）踏车运动实验　该要求受试者在装有功率计的踏车上进行运动，通过对踏车速度和阻力的调节来控制负荷量的大小，负荷量逐渐递增，直到患者的心率达到亚极量水平。运动前、运动中及运动后分别多次记录心电图，逐次分析做出判断。该方法的优势是可根据受试者的个人情况，达到其亚极量负荷，结果较为个性化，比较可靠。

3）平板运动实验　为目前应用最广的运动负荷试验方法。实验中，患者在跑步机平板上走动，根据所选择的运动方案，仪器自动分级依次增加跑步机平板的速度及坡度，以使负荷逐渐增大，直到患者心率达到亚极量水平。分析运动前、中、后的心电图变化，判断结果。

（4）检测方法和注意事项　运动实验前应描记受试者卧位和立位12导联心电图，测量血压，作为基线对照。运动中通过监视器对心率、心律及ST-T改变进行监测，并按预定的方案逐渐增加负荷量，每3分钟进行一次心电图记录和血压测量。在达到预期的亚极量负荷后，继续增加负荷至预期最大心率，保持1~2分钟，再终止运动。运动终止后，每2分钟记录一次心电图，一般需至少持续观察6分钟。如果6分钟后ST段缺血性改变仍未恢复到运动前图形，应继续观察至恢复。

（5）适应证　对不典型胸痛和可疑冠心病患者的鉴别诊断；评估冠心病患者的心脏负荷能

力；评价冠心病药物或手术治疗效果；进行冠心病易患人群流行病学调查、筛查等。

（6）禁忌证　急性心肌梗死或心肌梗死合并室壁瘤；不稳定型心绞痛；心力衰竭；中、重度瓣膜病或先天性心脏病；急性或严重慢性疾病；严重高血压患者；急性心包炎或心肌炎；肺栓塞；严重主动脉瓣狭窄；严重残疾不能运动者。

（7）终止实验条件　在运动过程中，出现以下情况之一时，即便尚未达到预期的实验终点，也需立刻终止实验。

运动负荷进行性增加，而心率减慢、血压下降的患者；出现室性心动过速或进行性传导阻滞的患者；出现眩晕、视力模糊、面色苍白或发绀的患者；出现典型的心绞痛或心电图出现缺血性ST段下降 ≥ 0.2mV 者。

（8）运动实验结果判断　目前国内外较常用的踏车或平板运动实验阳性标准为：①运动中出现典型的心绞痛；②运动中心电图出现ST段下斜型或水平型下移 ≥ 0.1mV，持续时间大于2分钟。

3.动态心电图　动态心电图（ambulatory electrocardiography，AECG）是指连续记录24小时或更长时间的心电图。因其可提供受检者24小时的动态心电活动信息，已称为临床上广泛使用的无创性心血管病诊断手段之一。

（1）动态心电图的基本构成　动态心电图主要由记录系统和回放系统组成。

1）记录系统　包括导联线和记录器。导联线一端与固定在受检者身上的电极相连，另一端与记录器连接。记录器佩戴在受检者身上，能精确的连续同步记录和储存24小时或更长时间的两通道或三通道心电信号。

2）回放分析系统　主要由计算机系统和心电分析软件组成。回放系统能自动对记录器记录到的24小时心电信号进行分析。分析人员利用计算机分析的结果，可对心电资料进行检查、判定、修改、编辑、打印以及制图，形成诊断报告。

（2）动态心电图的临床应用　人体的心电活动常因自身和外界的各种因素而发生变化，有些异常的心电图改变持续时间不长，出现频率不高，难以通过常规心电图检查发现。这时，我们就可以采用动态心电图，记录受试者日常生活状态下连续24小时甚至更长时间的心电图资料，结合受检者的生活日志，全面了解患者症状、活动、服药与心电图变化之间的关系。

（3）注意事项　应注意要求受检者在佩戴动态心电图仪检测的过程中做好生活日志。对动态心电图检测所得的某些结果，尤其是ST-T改变，还应结合病史、症状及其他临床资料综合分析，才能做出正确的诊断。动态心电图属于回顾性分析，并不能了解患者即时的心电变化。由于导联的限制，动态心电图不能反映某些异常心电改变的全貌。因此，对于心脏房室大小的判断、束支传导阻滞、心肌梗死的诊断和定位等，仍需依赖常规12导联心电图检查。

第二节　超声检查

一、医用超声概述

人耳能够听到的声音频率在20Hz~20kHz之间，每秒振动次数（频率）超出20kHz的声波就叫作超声。超声的方向性好，反射能力强，在不同的介质中传播的声速、声阻抗、声吸收系数和衰减系数等都有所不同。因此，利用超声声束扫描物体，通过对接收到的回波信号进行分析，可以获取物体内部结构、密度、大小等方面的信息。应用于人体，则可获得人体内不同器官及组织的形状、大小、质地等方面的信息。用于临床检查的超声波频率一般在1MHz~20MHz。

PPT

目前的医用超声诊断仪（图6-6）一般采用超声脉冲回波技术，将接收到的回波信号经过放大显示在显示屏上，根据显示的方式不同，可分为A型（amplitude modulation）幅度调制、B型（brightness modulation）亮度调制、D型（Doppler）、M型（motion modulation）运动调制等类型。

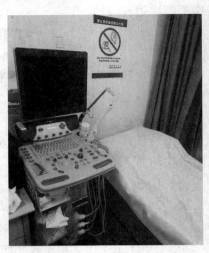

图6-6　医用超声诊断仪

A型超声诊断仪的横轴表示扫描深度，纵轴表示回波强度。常用于测量组织界面距离、脏器大小等。B型超声横轴表示声束的扫描方向，纵轴表示声束的扫描深度，以明亮程度代表回波强弱，形成超声波检查的体层图像。具有真实性强、直观性好、容易掌握和诊断方便等优点。D型超声应用多普勒原理，当声源与接收体（即探头与反射体）之间有相对运动时，回声的频率会随之改变。这种频率的改变称为频移。彩色D型超声（多普勒超声）将获得的频移信号经编码后实时叠加在B型超声所获取的二维图像上，即形成彩色多普勒超声图像，常用于观察正常和病变组织的血流信号。M型超声诊断仪可形成人体内部脏器随时间变化的超声检查图像，可用于心脏检查，获取超声心动图。

超声诊断目前已应用于临床各个领域的疾病诊断，并因其实时性好、无创、无痛苦、成本低廉等优点，成为当代最重要的临床影像技术之一。

二、临床应用

超声图像是人体脏器及组织结构的声学图像，这种图像与解剖结构及病理改变之间存在着一定的规律，但目前超声图像尚不能反映组织学及细胞病理学特征，因此在临床诊断中，必须将超声图像与解剖、病理、临床症状等相结合，进行综合分析，才能得出正确的诊断结果。

（一）适应证

超声可检查软组织及其脏器的疾病，如心脏、血管、颅脑、眼、上颌窦、颌面部包块、肝、胰、胆囊、脾、胃、大肠、小肠、肾、肾上腺、膀胱、前列腺、甲状腺、乳腺、卵巢、子宫及胎儿、腹腔、盆腔、胸腔及肺部、纵隔、肌肉、脂肪、软骨、椎间盘等脏器的部分疾病。

（二）检查项目

1.测距　即测定被检查脏器或病变的深度、大小、各径线长度、面积、容积等，如子宫大小、甲状腺峡部厚度、心壁厚度、心腔大小、二尖瓣瓣口面积等。

2.形态及边缘　正常脏器有一定的外形，有明确的边界回声，轮廓整齐。占位性病变常导致脏器外形失常、局部肿大、膨出变形。肿块若有光滑而较强的边界回声，常提示包膜的存在。

3.位置及相互关系　超声可测定脏器的位置，判断是否下垂和移位。还可判断病变在脏器内的具体位置、病变与周围脏器的关系，是否压迫和侵入周围血管等信息。

4.病变性质　依据超声图像所显示的脏器或病变内部回声特点，包括有无回声、光电强弱粗细以及分布是否均匀等方面，可以鉴别病变的性质，如囊性（壁的厚薄、内部有无分割及乳头状突起、囊内液体的稀稠等）、实质性（密度是否均匀）和气体。

5.活动规律　例如观察心内结构的活动规律等。

6.血流信息　运用多普勒超声可测定心脏及血管内各部位的血流速度、方向性质（层流或湍流），可发现心内瓣口狭窄或反流的情况，可测量和计算心脏每搏量、心内压力、心功能等指标。还可检测血管瘤、血管狭窄、闭塞、外伤断裂、移植血管的通畅情况、脏器内血管分布、血流供应情况和肿瘤的新生血管等。

（三）优点及局限

超声诊断可在体外观察体内脏器的结构和活动规律，无痛、无创、非侵入性。操作简便、安全。局限之处在于超声频率高，不能穿透空气和除颅骨外的骨骼，因此，含气多的脏器和被含气脏器（肺、胃肠胀气）所遮盖的部位，以及骨骼和骨骼深部的脏器病变，直接利用超声进行检查是无法显示所需信息的。因此，通常采用改变超声入射部位（比如超声探头从阴道伸入，观察子宫及其附件）或驱散气体（例如让患者饮水、灌肠）的方法来显示相应的器官及病变情况。

第三节　X线、CT和MRI检查

一、X线检查

（一）X线概述

1895年，德国物理学家威廉·伦琴发现了X射线，并很快应用到临床检查。这一发现，开创了人类采用非侵入方法揭示人体内部结构的先河，使医学检查手段发生了划时代的革命。

X射线是一种波长极短、能量极大的电磁波。X射线的波长为0.001~10nm，临床应用的X射线波长在0.001~0.1nm。X射线具有良好的穿透能力，能透过许多不透明的物质，同时，还能使很多固体材料发生可见的荧光，使照相底片感光，还能造成空气的电离。因此，X射线被发现后，迅速应用于人体疾病的检查和治疗。X射线穿透人体后，不同厚度、不同密度的组织对X射线吸收衰减不同，例如骨骼吸收的X射线量较多，肌肉吸收的X射线量则较少，因此，透过人体的X射线就携带了人体各部密度分布的信息，在荧光屏或照相底片上引起强弱不同的荧光或感光作用，显示出密度不同的阴影。高密度高厚度组织呈白色，低密度低厚度组织则呈黑色。X线图像是受检部位的组织重叠图像。组织器官的分辨率取决于机器性能和组织间密度对比，因此，为区分组织间密度对比不高的两种组织，还需引入人工造影剂。

随着医学技术的发展，X射线诊断设备的性能也得以不断完善和提升，并因其检查用时少、费用低廉，可获得永久性的图像记录，在临床上得以广泛应用。20世纪80年代以来，随着数字化X摄影技术的提出，更是进一步降低了患者接受检查的照射剂量，提升了图片质量和检查效率，图片后处理也十分方便灵活，是目前X射线检查的主要方式。

PPT

微课

（二）检查方法

X线检查可分为普通检查、特殊检查和造影检查三类。

1.普通检查 包括透视和X线摄影，是X线检查中最早应用和最基本的方法。

（1）透视 是一种简便而常用的检查方法。透视时，检查的部位置于X线管和荧光屏之间。透视除可观察形态外，还可观察器官的活动，如呼吸运动、心脏和大血管的搏动、胃肠道的蠕动等。透视不易显示较细致的结构和改变，较厚和密实的部位又不易透过X射线从而清楚显影，因此X线透视最适用于胸部，观察心、肺和胸腔大血管。对于骨骼系统，透视一般仅限于观察四肢骨骼的明显病变，例如骨折、脱位等，对颅骨、脊柱、骨盆等均不适用。对腹部病变，除观察膈下积气和胃肠道梗阻、积气、积液以及致密的异物外，一般不做透视，但在进行胃肠道钡餐检查和钡剂灌肠时就必须使用透视。

（2）X线摄影 摄影时需将受检部分置于X线管与胶片之间，并贴近胶片，固定不动。胸部和腹部摄影时需暂时停止呼吸，否则会得到模糊的影像。摄片时，应除去衣物、饰品、遮蔽物、敷料等，否则可能造成混淆。摄影可用于人体的任何部位。

2.特殊检查 包括体层摄影、荧光缩影、放大摄影、记波摄影、高千伏摄影、软X线摄影、硒静电X线摄影、立体X线摄影。

3.造影检查 通过将造影剂注入器官内或其周围，人为的增大组织和器官间的密度差别，从而使显影清晰易分辨。造影检查的发明，显著地扩大了X线检查的范围。

造影剂可分为两类：一类是X射线易透过的气体，常被称为阴性造影剂；另一类是不易为X线透过的钡剂和碘剂，常称为阳性造影剂。造影剂引入人体的方法有直接引入和生理集聚两种。

（1）直接引入 胃肠钡餐造影可通过口服方式引入钡剂，其他则大多需要借助工具，例如导管。支气管造影使用导管穿过气管内部将碘剂注入支气管内；膀胱造影的导管从尿道经过，将碘水剂注入膀胱；钡剂灌肠则经肛管将钡剂注入结肠；心血管造影经心室内导管注入碘水剂。

（2）生理集聚 是将碘剂通过口服或注入体内后，通过生理吸收和排泄，使其选择性的从一个器官排出，暂存于该器官的实质或通道内，从而达到显影的目的。静脉肾盂造影、口服胆囊造影和静脉胆道造影常用此方法。

（三）临床应用

1.中枢神经系统 颅骨外伤、炎症、肿瘤病变等。

2.骨骼 骨骼肿瘤及肿瘤样病变；外伤、骨折、脱位、退行性病变、感染、炎症、肿瘤、头颅发育异常。

3.呼吸系统 肺发育异常、感染、肿瘤、胸膜或纵隔病变、炎症、肿瘤等。

4.循环系统 各种心血管发育异常，先天或后天性心肌及瓣膜病、心包疾病等。

5.消化系统 胃肠管或胆管的发育异常、炎症、胃肠道梗阻、肿瘤。

6.泌尿生殖系统 发育异常、炎症、肿瘤。

二、CT 检查

（一）CT概述

CT（computed tomography），即电子计算机断层扫描摄影，是一种利用X线束、γ射线、超声波等，与高灵敏度的探测器一起围绕人体的某一部位做连续的断面扫描，将所得的图像逐张显示出来的影像检查技术。通常所说的CT，一般指X射线CT（X-CT）。

与X线检查所获取的组织厚度和密度差的重叠图像不同，CT检查获取的是X线束穿过人体特定层面的断面图像。由于CT所扫描的断面仍然有一定的厚度，因此，CT检查设备在形成CT图像的过程中，相当于是将断面分成若干体积相等的小长方体，称为"体素"（voxel）。扫描所得的信息通过一定的算法进行计算，获得每个体素的X射线衰减系数或吸收系数，再排列成矩阵。形成图像时，将矩阵中的每个数字转变为从黑到白的不同灰度的小方块，即像素（pixel），并按矩阵中的位置依次排列，即构成CT图像。因此，CT图像是重建图像。体素的大小由扫描野的大小、矩阵的行列数及断面层的厚度决定，扫描野越小，矩阵数越多，层厚越小，分辨率越高。

由于CT图像是人体组织断面像，因此它的密度分辨率明显优于X线检查图像，能将不同的组织和器官更好的区分开，能更好地显示人体内各部位的器官结构。

按照CT检查时是否需要造影剂，可将CT检查分为平扫、造影强化扫描和造影扫描。

（二）临床应用

1.中枢神经系统　颅脑发育异常、外伤、脑血管病、脑白质病、炎症、肿瘤和肿瘤样病变。

2.运动系统　脊柱的椎体、椎间盘、椎管、脊髓以及肌肉、关节等各部位病变；骨及软组织发育异常、炎症、外伤及肿瘤样病变等。

3.呼吸系统　肺、支气管、胸膜、纵隔病变。

4.循环系统　心血管、心包病变。

5.腹部　肝、胆囊、胰、脾、肾、肾上腺、腹膜后、胃肠道病变。

6.盆部　男女生殖系统、膀胱、直肠病变。

三、MRI检查

（一）MRI概述

MRI（Magnetic Resonance Imaging），即磁共振成像，是利用磁共振现象从人体中获得电磁信号，并重建出人体信息的一种断层成像技术。MRI通过对处于静磁场中的人体施加某种特定频率的射频脉冲，使人体中的氢质子受到激励而发生磁共振现象。停止脉冲后，质子在弛豫过程中产生磁共振信号，MRI设备接收磁共振信号，并进行空间编码和图像重建等处理过程，最后产生能反映人体内部结构的磁共振图像。

磁共振成像技术的特点是：软组织对比度好，显影清楚；灰阶丰富，伪影很少；空间分辨率高，可多维度（横截面、冠状面、矢状面、斜断面）成像，有利于判断病变和异常组织与正常组织之间的解剖关系；成像参数丰富，图像变化多；可利用流空效应进行血管成像。MRI不仅能显示解剖结构，还能显示组织的生理化信息。能显示任意角度的层面像，因此可以从三维空间上对病灶准确定位，能测定局部组织的pH值。并且MRI没有电离辐射，对人体无害。MRI的应用，解决了许多CT或其他影像方法难以解决的成像问题，扩展了医学影像技术的应用范围，提高了诊断准确性。

（二）MRI检查方法

按照进行MRI检查时是否应用造影剂，可以将MRI检查分为平扫和强化扫描两种。

1.平扫　指不用造影剂的一般扫描。在腹部检查时给患者服用一些顺磁性的药物，如钆制剂等，以充盈胃肠道，提高分辨率，也属于平扫。根据受检部位的不同，可使用不同的射频线圈和接收线圈，如头线圈、颈线圈、体线圈、肢线圈、表面线圈等。

2.强化扫描 同CT检查强化扫描一样，指的是应用造影剂，以便能够清晰观察病变组织的血供、病变组织和血管的关系的扫描方法。目前临床上应用的MRI造影剂主要有两类，一类是以钆及其络合物（如钆喷替酸葡甲胺，Gd–DIPA）代表的T_1加权的造影剂，也称正造影剂，主要反映的是纵向磁场的恢复；另一类是以超顺磁纳米氧化铁为代表的T_2加权的造影剂，也称负造影剂，主要反映的是横向磁场的减弱。向静脉中注射造影剂后，重复受检部位的T_1或T_2加权扫描，可引起局部MRI信号增强，因而更容易发现病变的范围，以及判断病变的性质。

3.MRI特殊成像技术 MRI特殊成像技术尚有MR血管成像、MR胰胆管成像、MR脊髓成像、MR尿路成像、功能MR成像、脂肪抑制成像、快速成像序列、MR波谱和弥散、灌注成像等方法。

（三）MRI临床应用

1.中枢神经系统 可用于检查颅脑发育异常、外伤、脑血管病、脑白质病、炎症、肿瘤等病变。

2.脊柱 可用于检查椎体、椎间盘、椎管、脊髓等各种病变。

3.头颈部 可用于检查骨及软组织发育异常、炎症、外伤、肿瘤及肿瘤样病变。

4.呼吸系统 可用于检查肺、纵隔、胸膜病变等。

5.循环系统 可用于检查心血管以及心包病变。

6.腹部 可检查肝、胆、胰、脾、肾上腺、肾、腹膜后、胃肠道病变。

7.盆部 可检查男女生殖系统、膀胱、直肠等处病变。

8.四肢 可检查骨骼、肌肉、关节病变。

PPT

第四节 内窥镜检查

内窥镜一词的英文为endoscopy，是由希腊语词根endo（意为"内部"）+scopein（意为"观察"）演变而来的。内窥镜的含义很广，按成像手段可分为纤维镜、电子镜、超声镜、无线内窥镜等；按结构可分为软性镜、硬性镜。医用内窥镜通过插入人体自然腔从而实现观察腔内结构和病理改变、采集组织标本、切除小型病变等操作，达到诊断和治疗的目的。医用内窥镜的应用涵盖众多临床学科，如消化科的胃镜、十二指肠镜、小肠镜、结肠镜等；呼吸科的支气管镜、插管镜；耳鼻喉科的鼻咽喉镜；泌尿科的膀胱镜、尿道镜；妇产科的宫腔镜、阴道镜以及外科的腹腔镜、胸腔镜、关节镜等。

从1805年德国Philipp Bozzini首次提出内窥镜的设想至今，内窥镜设备的发展已有了200多年的历史。早期内窥镜存在着插入部过硬、照明不足等缺陷，1880年爱迪生发明电灯后，人们开始使用小电珠作为内窥镜光源，并注入气体扩充人体内腔，使内窥镜获得了临床实用价值。之后，随着半可屈式内窥镜、光导纤维内窥镜以及电子内窥镜的发明和应用，医用内窥镜的诊断和治疗范围逐渐扩大，在临床上发挥着越来越重要的作用。为克服超声波对骨性及气体界面不易通过的特性，弥补体表探测时出现盲区以及内窥镜只能观察人体腔室表面的局限性，内窥镜厂商还将内窥镜和超声探测仪结合起来，制造出超声内窥镜，可提高深部脏器，如胰腺、胆总管下部及肝门部位的诊断率。

一、胃肠内窥镜

胃肠内窥镜是指能随人体消化道自然腔插入的一种光学器械，属于侵入性的医疗设备，可分为经口插入的上消化道内窥镜和经肛门插入的下消化道内窥镜。

（一）胃肠内窥镜工作原理

纤维内窥镜是利用光导纤维与透镜组合来完成光线与图像的传导，而电子内窥镜则是利用光电传感器CCD进行光电转换，并将明暗不同的光信号转化成强弱不同的电信号，通过主机对电信号进行多级处理，获得重建的图像。目前，纤维内窥镜已被电子内窥镜取代。

纤维内窥镜的外部结构可分为目镜部、操作部、导光软管部、插入部和导光插头部5部分。操作部有吸引按钮和送水、送气按钮。这些按钮不仅可以拆卸清洗，还可以高温高压灭菌。人体的消化道检查必须禁食空腹进行，因此患者检查时，消化道是空虚的，内窥镜插入必须通过送气功能将消化道充气撑开，才能进行充分的观察。操作手柄下方有钳子管道（简称钳道）开口处，上有橡皮密封帽，称为钳子管道开口阀，打开橡皮阀，可插入各类诊疗附件，进行组织标本采集、小型病变切除以及异物回收等工作。

纤维内窥镜的内部结构包括光学系统和机械系统。光学系统又包括导光束和导像束，前者把光源装置中的光线传到漆黑一片的人体内部，以便医生能看清相应的结构和病变，后者把内部的图像传导目镜，这样操作者就能在目镜部观察到内窥镜先端的消化道图像。我们知道，当光线从一个介质传到另一个介质时，在界面上会发生反射与折射，当光线由光密介质进入光疏介质，入射角又大于临界角时，就会发生全反射现象。光线全部被反射，没有泄露。光纤维由两层材料组成，外层为折射率较低的被层，内层为折射率较高的芯层。光线在内层材料中反复反射，向前传导，不会发生泄露。纤维内窥镜的导光或导像束通常由2万~5万条光导纤维组成，纤维极细，直径只有头发丝的1/10左右。单纤维只传递一个光亮点，单纤维以正方形或六角蜂窝型排列，则传导图像，即传像束；若单纤维杂乱排列，则为传导光的导光束。纤维内窥镜的机械系统则包括牵引钢丝和角度钮。钢丝受力牵引后，就会拉动关节移动，使弯曲部做出相应角度的弯曲。

纤维内窥镜结构简单，移动方便，在20世纪50年代末推出后深受临床医生的欢迎，但由于长时间观察容易引起眼睛疲劳，不便于多人会诊，不便于保存检查部位图像以便评估病情进展，因此在消化领域已逐渐被电子内窥镜取代。

电子内窥镜的结构与纤维内窥镜基本相同（图6-7），但由于成像原理不同，结构上稍有不同。胃肠电子内窥镜的工作原理是利用光电信号转换，通过图像处理中心进行信号处理，显示到监视器上供医师进行观察。因此操作部无须目镜，导光插头部增加了与图像处理芯片连接的内窥镜电缆插口，用于信号的传递与接收，同时操作部还增加了遥控按钮，可以进行图像的冻结和强调处理。

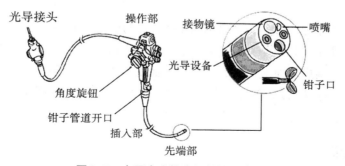

图6-7 电子内窥镜主要结构示意图

（二）胃肠内窥镜临床应用

1. 胃镜 胃镜检查的适应证如下。

（1）上腹部不适或疼痛的患者，经对症治疗4周症状不缓解的。

（2）吞咽不畅或疼痛的患者。

（3）上消化道出血患者进行急诊胃镜检查可尽早明确病因及出血来源。

（4）消化性溃疡患者进行胃镜检查可采集组织样本，通过活检辨别其良恶性，并随访观察药物疗效及愈合情况。

（5）X线诊断的食管癌、胃癌患者可通过胃镜检查及活检进一步进行组织病理学诊断。

（6）慢性萎缩性胃炎患者，尤其是伴有肠上皮化生及不典型增生的患者，可通过胃镜进行随访观察。

（7）各种需要利用胃镜进行治疗的情况，例如急诊止血、食管静脉曲张硬化治疗、息肉切除、取消化道异物、消化道狭窄的扩张治疗等。

2.结肠镜 结肠镜检查的适应证如下。

（1）原因未明的便血或持续大便潜血阳性的患者。

（2）慢性腹泻原因未明的患者。

（3）钡剂检查怀疑由回肠末端及结肠病变需明确诊断的患者。

（4）低位肠梗阻伴腹部包块不能排除肠道疾病的患者。

（5）结肠息肉摘除、止血、乙状结肠扭转或肠套叠复位的患者。

（6）结肠癌手术后、息肉摘除手术后需定期内窥镜随访的患者。

（7）应用内窥镜协助肠道疾病手术的探查和治疗。

（8）高危人群大肠肿瘤普查。

二、其他内窥镜

（一）腹腔镜

腹腔镜与电子胃镜类似，是一种带有微型摄像头的内窥镜器械。它采用冷光源提供照明，将腹腔镜镜头插入腹腔内，运用数字摄像技术，使腹腔镜镜头拍摄到的图像通过光导纤维传导到信号处理系统，并实时显示在专用监视器上。医生可通过监视器屏幕上显示的患者器官不同位置、角度的图像，对患者病情进行分析判断，还可运用特殊的腹腔镜器械进行手术。手术通常采用2~4孔操作法，其中一个孔开在人体的肚脐上，避免了传统开腹手术在患者腹部留下的长条状伤疤。恢复后，患者腹部仅留有1~3个0.5~1cm线状疤痕，创面小，痛苦少，恢复快，也被称为"钥匙孔"手术。

腹腔镜手术需要在腹腔建立手术空间，因此需要向腹腔内灌注气体，使前腹壁抬高，使得手术有良好的视野，便于用器械进行操作。目前主要使用的是二氧化碳，因其在血液中溶解度很高，如果有少量二氧化碳进入血液循环，不会引起致命性的气体栓塞。

腹腔镜的手术基本器械有穿刺针、套管针与转换帽、分离钳、抓钳、电凝钩、冲洗和吸引管、施夹器与金属夹、电凝棒、电针、电铲、标本袋等。

（二）超声内窥镜

超声内窥镜（endoscopic ultrasonography，EUS）是将微型高频超声显像探头安装在内窥镜导管的顶端，插入消化道后，在观察腔内黏膜改变的同时还可进行实时超声扫描显像。超声内窥镜显像可避免皮肤和腔内气体的干扰，局部图像清晰，提高了内窥镜诊断的水平。

根据临床需求，超声内窥镜可分为诊断型超声内窥镜和治疗型超声内窥镜。超声内窥镜系统的基本构成包括：①内窥镜图像处理装置、光源、监视器等；②超声系统的超声信号处理装置（即超声主机）、微探头驱动器、超声电缆线；③内窥镜与微探头系统，包括超声胃镜、超声肠镜、胃内微探头、食管探头、胰胆微探头、肠道微探头、直肠探头等；④周边设备：如注水装置、注水三通管等。

超声内窥镜是集消化内窥镜与超声设备为一体的医疗器械，基本工作原理是同时获取人体内对光和超声的反射信号，以帮助医生了解受检器官的解剖病理学改变。

超声内窥镜主要用于判断消化道肿瘤的侵犯深度、临近的淋巴结转移、黏膜下病变的组织起源和性质、探查十二指肠壶腹区和胰腺。实际使用时，内窥镜前端需安装一个小水囊，充入不含气体的水，以便去除人体自然腔内的气体对超声的干扰。

（三）胶囊内窥镜

胶囊内窥镜，又称无线内窥镜，是一个由微型摄像机和传送器组成，大小约与胶囊药丸相当，被患者吞下后，可沿消化道不断拍摄图像，并将图像传送到体外的接收器的消化道检查装置。目前，也有人将胶囊内窥镜与机器人技术结合，利用无线遥控胶囊内窥镜在体内的操作，使得胶囊内窥镜具备了治疗的潜力。

目前胶囊内窥镜以小肠检查为主。胶囊的外壳非常光滑，利于吞咽，而且能防止肠内容物的黏附，以保证所获取图片的清晰度。胶囊内窥镜为一次性使用的器械，可借助胃肠道平滑肌的蠕动而逐渐通过消化道，并排出体外。胶囊拍摄的图像可传输到接收传感器上，检查时，患者可以将与传感器相连的数据记录仪佩戴在身上，自由走动，无须住院。检查结束后，取下患者身上的传感器和记录仪，下载图像数据到电脑工作站进行处理和读片，即可辅助医师对病情做出判断。

胶囊内窥镜的优点是方便、无创、无线、无痛苦，还免去了交叉感染的风险，不影响患者正常工作和生活，又可扩展传统消化道内窥镜检查的视野，克服了传统插入式内窥镜患者依从性差、不适用于老弱危重患者等特点，大大扩展了消化道内窥镜检查的适应证，可以说是消化道内窥镜检查的一次重要革新。

本章小结

临床上常用的器械检查方法有心电图、超声、X线、CT、MRI和内窥镜等。心电图记录的是心脏各部位兴奋的产生、传导和恢复过程中的生物电变化，可用于各种心脏疾病的诊断。超声检查是利用声束扫描人体，获得人体内不同器官及组织的形状、大小、质地等方面的信息。X线穿透人体后，获取人体各部分密度分布的信息，以帮助医生判断病变的位置和性质。医用内窥镜则通过插入人体自然腔从而实现观察腔内结构和病理改变、采集组织标本、切除小型病变等操作，达到诊断和治疗的目的。

习题

一、单项选择题

1.下列关于心电图各波段的说法，错误的是（　　）

A.P波反映心房除极过程　　　　　　　　　　　B.QRS波群反映左右心室除极的全过程

C.T波反映心室的缓慢复极过程　　　　　　　　D.PR段反映兴奋由心房传到心室的时间

E.P–R间期时限增加，表示兴奋通过心房、房室结和房室束的传导时间延长

2.关于心电图导联，错误的描述是（　　）

A.肢体导联又分为标准导联和加压单极肢体导联

B.标准导联为双极肢体导联

C.为使不同个体之间的心电图可以进行比较，必须规定统一的导联体系

D.胸导联是双极导联

E.加压单极肢体导联有3个，即aVR、aVL和aVF导联

3.心电图上P–P或R–R间距为0.8秒，请问心率是（　　）

A.50　　　　　　　B.75　　　　　　　C.80　　　　　　　D.90　　　　　　　E.100

4.高而直立的T波一般出现在以下哪种情况（　　）

A.心内膜面发生的缺血　　　　　　　B.心外膜面发生的缺血

C.心肌发生损伤　　　　　　　　　　D.心肌坏死

E.坏死区域愈合

5.下列关于冠心病早期诊断的说法，错误的是（　　）

A.心电图运动负荷实验是发现早期冠心病的一种检查方法

B.因结果不存在假阳性和假阴性，心电图运动负荷试验是冠心病确诊的"金标准"

C.冠状动脉造影需要使用DSA设备，还需向患者血管中注入造影剂

D.有少部分患者可能对造影剂过敏

E.心电图运动负荷试验简便、无创、安全。

6.某患者55岁，则他进行心电图运动负荷实验时应选择的运动负荷亚极量应为（　　）

A.120　　　　　　　B.130　　　　　　　C.140　　　　　　　D.150　　　　　　　E.160

7.临床检查的超声波频率一般在（　　）

A.20Hz~20kHz　　　　　　　B.20kHz~200kHz　　　　　　　C.200kHz~2MHz

D.1MHz~20MHz　　　　　　　E.1Hz~20Hz

8.B型超声诊断仪所采用的显示方式是（　　）

A.幅度调制　　　B.辉度调制　　　C.多普勒　　　D.运动调制　　　E.宽度调制

9.以下各种生理或病变器官及组织的信息中，无法使用超声检查来实现的是（　　）

A.测量甲状腺峡部厚度　　　　　　　　　　B.检查占位性病变是否存在包膜

C.检查肿瘤是否压迫和侵入血管　　　　　　D.观察正常和病变器官的血流情况

E.检查骨骼和骨骼深部的脏器病变

10.哪项在超声检查前不需要充盈膀胱（　　）

A.胆囊和胰腺　　　　　　　　　B.膀胱和输尿管　　　　　　　　　C.早孕检查

　　D.女性输卵管和子宫　　　　　　　　E.男性前列腺

11.吸收X射线能力最强的组织结构是（　　）

　　A.肌肉　　　　　B.脂肪　　　　　C.骨骼　　　　　D.肺组织　　　　　E.肝脏

12.X射线成像的基础是（　　）

　　A.荧光效应　　　B.感光效应　　　C.电离效应　　　D.生物效应　　　E.穿透性

13.透视检查的基础是（　　）

　　A.荧光效应　　　B.感光效应　　　C.电离效应　　　D.生物效应　　　E.穿透性

14.X射线摄影的基础是（　　）

　　A.荧光效应　　　B.感光效应　　　C.电离效应　　　D.生物效应　　　E.穿透性

15.关于X射线透视检查叙述错误的是（　　）

　　A.诊断结果快速　　　　　　B.经济简便　　　　　　C.最适用于胸部

　　D.影像不够清晰　　　　　　E.不能观察器官的运动与功能

16.下列属于生理集聚的造影剂引入方法是（　　）

　　A.胃肠钡餐造影　　　　　　B.钡剂灌肠造影　　　　　C.膀胱造影

　　D.心血管造影　　　　　　　E.口服胆囊造影

17.CT图像是（　　）

　　A.重叠图像、实际图像　　　B.断面图像、实际图像　　　C.重叠图像、重建图像

　　D.断面图像、重建图像　　　E.以上都不对

18.按成像手段，内窥镜可分为（　　）

　　A.纤维镜、电子镜、超声镜、无线内窥镜　　　B.胃镜、十二指肠镜、小肠镜、结肠镜

　　C.支气管镜、鼻咽喉镜等　　　　　　　　　D.软性镜、硬性镜等

　　E.宫腔镜、腹腔镜、胸腔镜、关节腔镜等

19.高危人群大肠肿瘤普查一般采取（　　）

　　A.胃镜　　　　　B.结肠镜　　　　　C.宫腔镜　　　　　D.腹腔镜　　　　　E.超声内窥镜

20.关于超声内窥镜，正确的是（　　）

　　A.超声内窥镜在观察腔内情况的同时还可以进行超声扫描显像

　　B.基本工作原理是同时获得人体对光和超声的反射信号

　　C.可分为诊断型和治疗型

　　D.使用时前端需安装一小水囊，内充不含气的水

　　E.以上都对

二、多项选择题

1.关于磁共振成像技术的特点，正确的是（　　）

　　A.软组织对比度好，显影清楚　　　　　　B.灰阶丰富，伪影很少

　　C.空间分辨率高，可多维度成像　　　　　D.可进行血管成像

　　E.有电离辐射，需要防范

2.关于MRI，错误的是（　　）

　　A.磁共振图像是实际图像　　　　　　　　B.只能单维度成像

　　C.仅能显示正常和病变组织的解剖关系　　D.可应用造影剂进行强化扫描

　　E.伪影较多

3.下列关于内窥镜的说法，正确的是（　　）

　　A.超声内窥镜可克服超声波对骨性和气体界面不易通过的特性

B.电子内窥镜的操作部有目镜

C.通过插入各类诊疗附件，内窥镜可进行组织标本采集、病变切除和异物回收

D.纤维内窥镜长时间观察容易引起眼睛疲劳，不便于会诊和保存资料

E.电子内窥镜操作部可进行图像处理

4.关于腹腔镜，说法正确的是（　　）

A.既可检查腹腔内病变，也可同时进行手术

B.创口小，也被称为"钥匙孔"手术

C.手术时需要向腹腔内灌注气体，使腹壁抬高，形成良好的手术视野

D.造"气腹"所用气体为二氧化碳

E.医生可通过显示器观察患者腹内情况，分析病情，实施手术

三、简答题

1.简述心电图的基本原理及临床应用范围。

2.简述CT的基本原理及主要优点。

3.简述内窥镜的基本原理及主要类别。

第七章　心血管系统疾病

📖 知识目标

1. **掌握**　原发性高血压的病因与发病机制、临床表现与治疗原则。
2. **熟悉**　动脉粥样硬化与冠心病病因与发病机制、临床表现和治疗原则。
3. **了解**　心血管系统的解剖与生理基础知识。

👉 能力目标

1. **学会**　人体心率与血压的测量方法。
2. **具备**　心肺复苏的能力。

第一节　心血管系统的解剖

心血管系统是一个连续而封闭的管道系统，由心脏和血管构成，心血管内有血液循环流动。心脏是血液循环的动力器官，通过有节律的收缩和舒张推动血液流动；血管是血液流经的通道，由动脉、毛细血管和静脉组成。

一、血液循环

血液在心血管内周而复始的循环流动，称为血液循环。通过血液循环将血液中的氧及营养物质供给全身的组织细胞，同时，将组织细胞产生的代谢产物运走，以保证人体新陈代谢的正常进行。根据血液循环的途径不同，可分为体循环和肺循环两部分（图7-1）。

（一）体循环（大循环）

当心室收缩时，含有较多的氧及营养物质的鲜红色血液，即动脉血，自左心室输出进入主动脉，经各级动脉分支到达毛细血管，在此与周围组织细胞进行物质交换，氧气、营养物质透过毛细血管壁，经过组织液进入组织细胞；组织细胞的代谢产物，如二氧化碳等，进入血液，形成静脉血，再经各级静脉回流至上、下腔静脉，最后返回右心房。这一循环过程称为体循环，也称为大循环。体循环的特点是流程长，范围广，血液由动脉血变成静脉血。

（二）肺循环（小循环）

血液（静脉血）由右心室射出，经肺动脉主干及其分支到达肺泡壁的毛细血管网，在此进行气体交换，释出二氧化碳，吸收肺泡中的氧气，再经肺静脉返回左心房。这一循环过程称为肺循环，也叫小循环。肺循环的特点是流程短，只经过肺，血液由静脉血变成含氧丰富的动脉血。

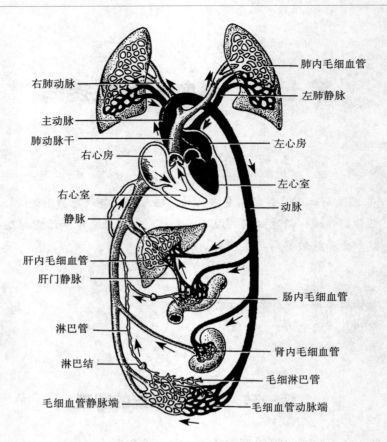

右肺动脉
主动脉
肺动脉干
右心房
右心室
静脉
肝内毛细血管
肝门静脉
淋巴管
淋巴结
毛细血管静脉端

肺内毛细血管
左肺静脉
左心房
左心室
动脉
肠内毛细血管
肾内毛细血管
毛细淋巴管
毛细血管动脉端

图7-1　血液循环示意图

二、心脏

（一）心脏的位置和外形

心脏位于胸腔的中纵隔内，约2/3位于身体正中线的左侧，1/3位于正中线的右侧。心的前面大部分被肺和胸膜覆盖；后方平对第5~8胸椎体，与左主支气管、食管、胸主动脉邻近；两侧借纵隔胸膜与肺相邻；上方连有出入心的大血管，下方与膈相贴（图7-2）。

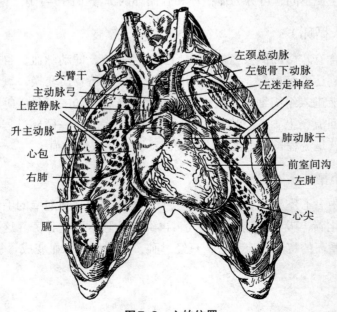

头臂干
主动脉弓
上腔静脉
升主动脉
心包
右肺
膈

左颈总动脉
左锁骨下动脉
左迷走神经
肺动脉干
前室间沟
左肺
心尖

图7-2　心的位置

心脏呈倒置的圆锥形，周围裹以心包。国人的心脏大小似本人的拳头，重量约250g，可分一尖、一底、两面、三缘和三沟。心尖，钝圆，朝向左前下方，于左侧第5肋间隙锁骨中线内侧1~2cm处可扪及其搏动。心底，朝向右后上方，与出入心的大血管相连。两面：心脏前面，朝向胸骨及肋软骨，又称胸肋面；心脏后面，与膈的中心腱相邻，又称膈面（图7-3）。三缘：心右缘垂直向下，由右心房构成；心左缘钝圆，主要由左心室及小部分左心耳构成；心下缘接近水平位，由右心室和心尖构成。心的表面有三条沟，冠状沟是靠近心底处的一条环形沟，是心房与心室在心表面的分界标志；在胸肋面和膈面各有一条自冠状沟向心尖稍右侧走行的沟，即前室间沟和后室间沟，为左、右心室的分界线。

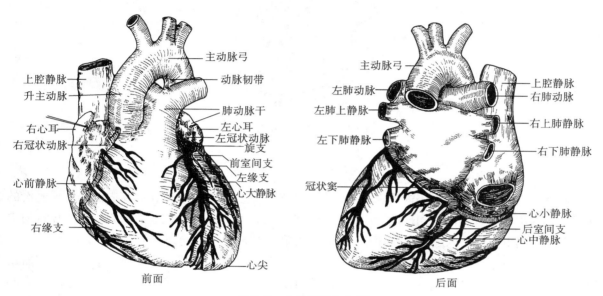

图7-3　心的外形和血管

（二）心腔

心脏为一中空的肌性器官，内有四个心腔，借房间隔和室间隔分为后上部的左、右心房和前下部的左、右心室，同侧的心房与心室借房室口相通。心房接纳静脉，心室发出动脉。左、右侧的心腔之间有房间隔和室间隔，故不直接相通。房间隔由两层心内膜夹少量心肌和结缔组织构成，厚1~4mm，卵圆窝处最薄，厚约1mm。室间隔大部分由心肌构成，称室间隔肌部；但在上部中份有一小卵圆形区域，非常薄，缺乏肌质，称为室间隔膜部，此处是先天性心脏病室间隔缺损的好发部位。

在房室口处有房室瓣，右房室瓣有三个瓣膜，称三尖瓣；左房室瓣有两个瓣膜，称二尖瓣。在瓣膜的游离缘与心室壁的乳头肌之间连有数条丝状的腱索，使瓣膜在心室收缩时关闭房室口，防止血液逆流回心房（图7-4）。

右心房与上、下腔静脉相连，左心房与肺静脉相连，右心室与肺动脉相连，左心室与主动脉相连。在心室与动脉的连接处有三片半月形瓣膜，分别称为肺动脉瓣和主动脉瓣，心室收缩时，瓣膜向动脉侧开放，血液流入动脉；心室舒张时，瓣膜关闭，防止动脉内的血液反流。瓣膜象闸门一样，单向开放，保证心内血液定向流动。

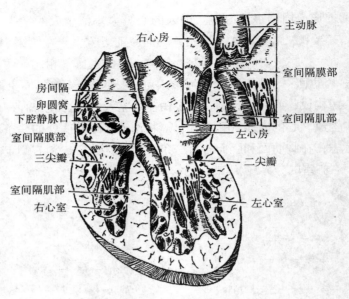

图7-4　心腔结构示意图

（三）心壁的结构

心壁由内向外依次分为心内膜、心肌层和心外膜三层。心内膜是衬在心腔内面的一层光滑的薄膜，其内皮与血管的内皮相连续。心瓣膜即由心内膜向心腔折叠而成。心内膜分为内皮、内皮下层和心内膜下层，心内膜下层内含有血管、神经和心脏传导系统的分支。

心肌层是心壁的主体，主要由心肌纤维构成。其中心房肌较薄，心室肌较厚，左心室肌最厚。在各房室口和动脉口周围，有致密结缔组织形成的纤维环，构成了心壁的支架。心房肌和心室肌分别附着于纤维环上，互不连续。房间隔位于左、右心房之间，由两层心内膜夹少量心肌和结缔组织构成，其右侧面中下部有卵圆窝，是房间隔最薄处，易发生缺损。室间隔的大部分由心肌构成，称为肌部；其上部靠近心房处，有一缺乏心肌的卵圆形区域，称为膜部，是室间隔缺损的好发部位。

心外膜为心壁外面的一层浆膜，即心包的脏层，包裹在心肌的表面。

（四）心脏传导系统

心脏传导系统位于心壁内，由特殊分化的心肌细胞组成，它们形成一些结或束，其功能是产生兴奋并传导冲动，维持心脏正常的节律，使心房肌和心室肌的收缩互相协调。心脏传导系统包括窦房结、结间束、房室结、房室束及其分支等（图7-5）。

1.窦房结　是心正常的起搏点，位于上腔静脉入口与右心耳之间的心外膜下方，能产生自律性兴奋，并通过结间束传到房室结。正常时窦房结每分钟可发出60~100次的冲动，沿其系统传导至全心各处，支配心肌的收缩与扩张。如它发生病变，可使心率发生改变，叫窦性心律失常。临床常见有窦性心率过速、窦性心率过缓等。

2.房室结　是位于房中隔下部右心房侧心内膜下，冠状窦口的前上方，结的下端续为房室束，其功能是将窦房结传来的冲动传至心室肌。

3.房室束　始于房室交界处的房室结，向下走行于室间隔内并分为左、右束支，分别沿室间隔两侧的心内膜深面下行，最终形成浦肯野纤维网与心肌相连。

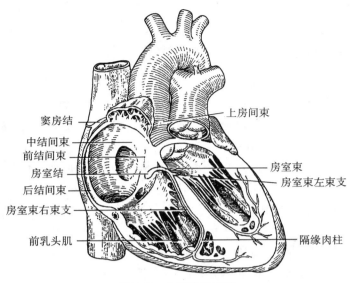

窦房结

中结间束
前结间束

房室结

后结间束

房室束右束支

前乳头肌

上房间束

房室束

房室束左束支

隔缘肉柱

图7-5　心脏传导系统

（五）心脏的血管

营养心脏的血管有左、右冠状动脉，均起自于升主动脉的根部，经冠状沟分布到心脏的各部。左冠状动脉主要分布于左心房、左心室、右心室前壁和室间隔的前上2/3部；右冠状动脉主要分布于右心房、右心室、左心室后壁、室间隔后下1/3部及窦房结和房室结（图7-3）。

冠状动脉并非终末动脉，同侧冠状动脉各分支和左、右冠状动脉分支之间均有广泛的吻合，因此心肌内的毛细血管极为丰富，几乎每根肌纤维都伴有一条毛细血管，毛细血管汇成小静脉。心脏的静脉大部分于冠状沟后部汇合成冠状窦，再经冠状窦口注入右心房。

（六）心包

心包是包裹心及出入心的大血管根部的囊状结构，分为内、外两层，外层为纤维心包，内层是浆膜心包。纤维心包是坚韧的结缔组织囊，包在心脏的表面，向上与出入心脏的大血管外膜延续，向下与膈的中心腱相附着。浆膜心包薄而光滑，分为脏层和壁层，脏层即心外膜，壁层紧贴纤维心包的内面。脏、壁两层在大血管根部相互移行，形成潜在的心包腔，内含少量浆液，可减少心脏搏动时两层之间的摩擦（图7-6）。

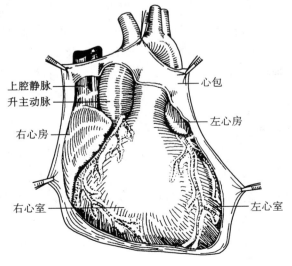

上腔静脉

升主动脉

右心房

右心室

心包

左心房

左心室

图7-6　心包

三、血管

（一）血管的种类与结构

血管可分为动脉、静脉和毛细血管三类。

1.动脉 是将血液从心脏运送到毛细血管的管道。动脉在走行中不断分支变细，根据其管径大小可分为大、中、小三级动脉。大动脉是指由心室发出的主干血管，其管径大、管壁厚，如主动脉和肺动脉等；管径在0.3~1.0mm的动脉称小动脉，其中接近毛细血管的部分称微动脉；介于大、小动脉之间的动脉均为中动脉，如肱动脉、桡动脉、肾动脉和脑动脉等。

动脉管腔的横断面呈圆形，其管壁较厚，由内向外分为内膜、中膜和外膜三层。内膜最薄，由内皮及其外面的少量结缔组织构成；内膜游离面光滑，可减少血液流动的阻力。内膜邻近中膜处，有呈波浪状的内弹性膜，内弹性膜由弹性纤维构成，且在中动脉最明显。中膜是较厚，由几十层平滑肌和弹性纤维构成。大动脉的中膜以弹性纤维为主，因弹性较大而被称为弹性动脉（图7-7）。中动脉和小动脉的中膜以平滑肌为主，故称为肌性动脉（图7-8）。小动脉管壁平滑肌的舒缩可改变血流的外周阻力，影响血压，故又称其为阻力血管。外膜较薄，由疏松结缔组织构成，含有小血管、淋巴管和神经等。

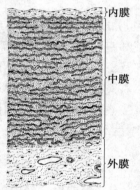
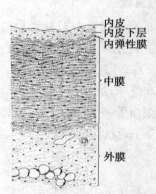

图7-7 大动脉管壁微细结构　　　　图7-8 中动脉管壁微细结构

2.静脉 是输送血液从全身回到心脏的血管，起始于毛细血管，止于心房。静脉管壁较薄，分为内膜、中膜和外膜，但是三层间的界限不明显。静脉也可分为大、中、小静脉三级，大静脉是指注入心房的静脉主干，如上、下腔静脉；管径小于2.0mm的静脉称小静脉，其中与毛细血管相连的部分称微静脉；介于大、小静脉之间的静脉属于中静脉，如下肢的大隐静脉等。

3.毛细血管 是连于动脉和静脉间的网状微细血管，是血液借助组织液与组织细胞进行物质交换的场所。毛细血管分布广泛，管径细，管壁很薄，仅由一层内皮及其基膜构成，吻合成网状，血流缓慢。毛细血管可分为连续毛细血管、有孔毛细血管和血窦三类。

（二）肺循环血管

肺循环的血管包括肺动脉、毛细血管和肺静脉。肺动脉干短而粗，起于右心室，在升主动脉的前方向左后上方斜行，至主动脉弓的下方分为左、右肺动脉。经左、右肺门进入肺内，再经多次分支后形成肺泡毛细血管网。肺动脉内的血液含CO_2浓度较高，为静脉血。肺静脉起于肺泡周围的毛细血管网，在肺内逐级汇合，至两肺门处，各自形成两条肺静脉出肺，注入左心房。肺静脉内的血液含O_2浓度高，为动脉血。

（三）体循环血管

体循环血管包括体循环的动脉和静脉，即从心脏发出的主动脉及其各级分支，以及返回心脏的上腔静脉系、下腔静脉系和心静脉系。

1.体循环的动脉 主动脉是全身最粗大的动脉，由左心室发出，根据行程可分为升主动脉、主动脉弓和降主动脉三段。

升主动脉是主动脉向右上行部分，比较短，在其起始处发出左、右冠状动脉。

主动脉弓位于胸骨柄的后方，呈弓形弯向左后方，至第4胸椎体下缘移行为降主动脉。在主动脉弓的上面，从右向左发出三大分支，即头臂干、左颈总动脉和左锁骨下动脉。头臂干上升到右胸锁关节高度时发出右颈总动脉和右锁骨下动脉。颈总动脉上行又分为颈内、颈外动脉，分布于头颈部。锁骨下动脉延续为腋动脉、肱动脉，肱动脉至肘窝又可分为桡动脉和尺动脉，分布于上肢。主动脉弓下方，靠近动脉韧带处有2~3个粟粒状小体，称主动脉小球，是化学感受器，参与呼吸的调节。

主动脉弓下行为降主动脉，在胸腔内称为胸主动脉，在腹腔内称为腹主动脉。胸主动脉的分支有食管动脉、支气管动脉、心包动脉、肋间后动脉和肋下动脉。腹主动脉的分支较多，可分为壁支和脏支两种。壁支为4对腰动脉，分布于腹后壁、背部等处。脏支数量多且粗大，不成对的脏支有腹腔干（又分为胃左动脉、肝总动脉和脾动脉3支）、肠系膜上动脉和肠系膜下动脉，成对的脏支有肾动脉和睾丸动脉。

腹主动脉再下行分支为左、右髂总动脉，髂总动脉又分支为髂内、髂外动脉。髂内动脉分布于盆腔内脏器官和盆壁，髂外动脉向下延续为股动脉，股动脉至腘窝处移行为腘动脉，在腘窝下缘又分为胫前动脉和胫后动脉，分布于下肢（图7-9）。

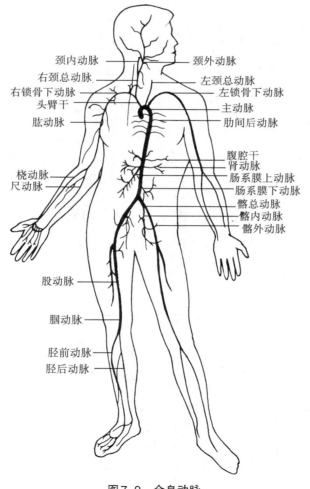

图7-9 全身动脉

2.体循环的静脉 体循环的静脉与同级动脉比较，数量多、管壁薄、管腔大、弹性差。静脉管壁内具有半月形向心开放的静脉瓣，有防止血液逆流的作用，四肢静脉的静脉瓣较多，尤其是下肢更多。静脉按分布部位又分为浅静脉和深静脉。浅静脉位于浅筋膜内，有些部位可透过皮肤看到，又称为皮下静脉，不与动脉伴行，最后注入深静脉。临床上常经较大的浅静脉进行注射、输液和插管等。深静脉位于深筋膜的深面，多与同名动脉伴行，引流范围与伴行动脉的分布范围大体一致。

体循环的静脉可分为三个系统，即上腔静脉系、下腔静脉系（包括门静脉系）和心静脉系。上腔静脉系是收集头颈、胸部（心除外）和上肢的静脉血回流到心脏的管道。下腔静脉系是收集下肢、盆部和腹部的静脉血返回心脏的一系列管道。心静脉系为收集心脏的静脉血液的管道。

门静脉系是下腔静脉系中的一个重要组成部分，收集除肝脏外腹腔不成对器官的静脉血。门静脉由肠系膜上静脉和脾静脉在胰头后方汇合而成，后经肝门入肝，在肝内反复分支，最后形成小叶间静脉，与肝动脉的分支小叶间动脉共同汇入肝血窦，而后经肝静脉出肝入下腔静脉。正常情况下，肝门静脉系与上、下腔静脉系之间的吻合支都比较细小，血流量也较少，当肝门静脉回流受阻时（如肝硬化），肝门静脉系的血液经上述交通途径形成的侧支循环，注入上、下腔静脉系，随着血流量的增多，吻合支变得粗大并出现静脉曲张（图7-10）。

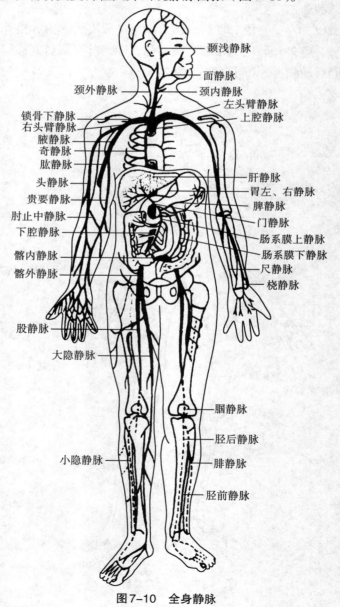

图7-10　全身静脉

第二节　心血管系统的生理功能

一、心脏功能

心脏的功能是泵血，通过心房和心室有节律的收缩和舒张活动来完成的。心肌的节律性收缩是血液循环流动的动力，心瓣膜的作用是使血液的流动始终朝着单一方向进行。

（一）心率与心动周期

1.心率　每分钟心跳的次数即为心率。正常成人安静状态时为60~100次/分，平均75次/分。心率可因年龄、性别及生理状态不同而有差异。新生儿心率可达130次/分，此后随年龄增长逐渐减慢，至青春期接近成人。在成人中，女性心率较男性稍快；经常运动锻炼者心率较慢。人在运动、紧张或情绪激动时，心率加快。如果安静时成人心率超过每分钟100次者，称为心动过速；低于每分钟60次者，称为心动过缓。

2.心动周期　心脏每收缩和舒张一次称为一个心动周期。心动周期的长短与心率有关，如果心率为75次/分，心动周期即为0.8秒。在一个心动周期中，心房首先收缩，持续0.1秒，继而舒张为0.7秒；当心房收缩时，心室处于舒张状态，持续0.5秒；心房进入舒张后不久，心室开始收缩，持续0.3秒。从心室开始舒张到心房开始收缩之前这段时间，心房和心室均处于舒张状态，称为全心舒张期，约为0.4秒。若心率加快，则心动周期缩短，以舒张期缩短更为明显。故过快的心率对心脏的充盈和持久活动非常不利。

（二）心脏泵血过程

在心脏内血液是由心房流向心室，再由心室射入动脉。心腔内压力的变化是促进血液流动的动力，而瓣膜的开闭则决定着血流的方向。在心的泵血过程中，心室起着主要作用。现以左心室为例说明心室射血和充盈过程。

1.心室收缩期　可分为等容收缩期和射血期。

心房收缩完毕开始舒张时，心室立即开始收缩，心室内压力迅速升高，当超过房内压时房室瓣关闭，防止血液逆流入心房。此时室内压仍低于主动脉压，主动脉瓣处于关闭状态，心室成为一个封闭的腔，腔内充满不可压缩的血液，随着心肌的强烈收缩，室内压急剧升高，没有血液从中射出，心室容积基本不变，称为等容收缩期，持续约0.06秒。当室内压继续升高，超过主动脉压时，动脉瓣被推开，血液由心室快速流入主动脉，心室容积变小，此期为射血期，历时约0.24秒。

2.心室舒张期　可分为等容舒张期、充盈期和心房收缩期。

心室射血后开始舒张，室内压降低，当低于主动脉压时，动脉瓣关闭，此时的室内压仍高于房内压，房室瓣亦处于关闭状态，心室再次形成一个封闭的腔隙，容积不变，室内压下降，称为等容舒张期，持续约0.08秒。心室继续舒张，室内压进一步下降，当室内压低于房内压时，心房中血液推开房室瓣快速流入心室，心室容积随之扩大，称为充盈期，历时约0.42秒。在心室舒张期的最后约0.1秒，心房开始收缩，称心房收缩期。心室血液的70%来自于心室舒张，室内压降低对心房和大静脉血液有"抽吸作用"，而通过心房收缩充盈心室的血液仅占30%。

（三）心输出量及其调节

心输出量是衡量心脏泵血功能的基本指标，可分为每搏输出量和每分输出量。每搏输出量是指一侧心室每次收缩时射出的血量（简称搏出量）；每分输出量是每分钟一侧心室射出的血量（简称心输出量），等于搏出量和心率的乘积。正常人左半侧心和右半侧心的心输出量基本相等。健康成人安静状态下，搏出量为70ml，以心率为75次/分计算，则心输出量约为5L/min。心输出量与机体的代谢水平相适应，在肌肉运动、情绪激动、怀孕等情况下，心输出量会增加。

心输出量决定于搏出量和心率，而搏出量又受心肌的前负荷、后负荷和心肌收缩能力的影响。这些因素都可调节心输出量。

1.心肌前负荷 心肌在收缩前所承受的负荷，称为心肌的前负荷。心室肌的前负荷可以用心室舒张末期的容积或压力来表示。这一血量或压力，决定了心肌在收缩前的初长度。在一定范围内，前负荷增大，心肌收缩的初长度增加，心肌收缩力增强，搏出量增加。

2.心肌后负荷 心肌收缩后遇到的负荷或阻力称为心肌后负荷。心室射血过程中，必须克服大动脉（肺动脉或主动脉）血压造成的阻力，才能使心室血液冲开半月瓣进入动脉，因此，大动脉血压起着后负荷的作用，心室肌的后负荷取决于动脉血压的高低，动脉血压的变化将影响心肌的收缩，从而影响搏出量。

3.心肌收缩力 是指心室肌细胞本身的功能状态。在同等条件下，心肌收缩力增强则搏出量增多，心肌收缩力减弱则搏出量减少。心肌收缩力受神经及体液因素的调节。交感神经兴奋、血中肾上腺素增多时，心肌收缩力增强；迷走神经兴奋时，心肌收缩力减弱。

4.心率 在一定范围内，心率加快，心输出量可增加。但心率过快（超过180次/分）时，由于心动周期缩短，特别是心室舒张期显著缩短，导致心室充盈血量减少，使搏出量和心输出量相应减少。反之，心率过缓（低于40次/分），尽管心室舒张期延长，但心室容积有限，充盈量亦不会无限制增加，故心输出量也将减少。

（四）心音

心动周期中，心肌收缩与舒张、瓣膜关闭、血流撞击动脉管壁等引起的振动所产生的声音。正常情况下用听诊器在胸壁适当部位可听到2个心音，即第一心音和第二心音。

第一心音出现在心室收缩期，标志着心室收缩的开始，是由心室收缩、房室瓣突然关闭伴随大动脉管壁振动而形成的。其音调低，声音强，持续时间长。在心尖搏动处听得最清楚。故它的强弱可以反映心室收缩力量以及房室瓣的功能状况。

第二心音出现在心室舒张期，标志着心室舒张的开始，是由心室舒张、动脉瓣关闭引起的。其音调高，声音弱，持续时间短，在胸骨旁第二肋间处听得最清楚。其声音的强弱可以反映动脉血压的高低以及动脉瓣的功能状态。

在听取心音同时可了解心率、心室舒缩情况和瓣膜的功能状态等。如心瓣膜发生病变时，会出现一些异常的声音称为心脏杂音。因此，心音与心脏杂音的听诊在某些心脏疾病的诊断上具有重要意义。

二、血管功能

血管分为动脉、毛细血管和静脉三大类。各种血管之间的连接又构成复杂的网络。各类血管有自己的结构和功能特点，在血液循环系统中发挥着不同的生理作用。

（一）血流的基本生理因素

血液在心血管中流动时，涉及一系列血流动力学问题，其中最基本的是血流量、血流阻力和血压以及它们之间的关系。

1.血流量和血流速度 血流量（Q）是指单位时间内流过血管某一横截面的血量，通常以ml/min或L/min为单位。整个循环系统的血流量就是两个心室的总输出量，对于一个器官来说，单位时间内流过某一器官的血流量就是该器官的血流量。不论心输出量，还是器官血流量，都与其动、静脉两端压力差（△P）成正比，而与血流阻力（R）成反比。其关系式如下：

$$Q=\frac{\triangle P}{R}$$

血流速度是指单位时间内血液中的一个质点在血管内移动的距离，也称为线速度，通常以mm/s或m/s为单位。血液在血管内流动时，其流速与血流量成正比，与血管总横截面积成反比。因此，血液在主动脉中流速最快，在总横截面积最大的毛细血管中流速最慢。

2.血流阻力 血流阻力（R）是指血液在血管内流动时所遇到的阻力。它来自血液成分之间以及血液与血管壁之间的摩擦。血流阻力的大小与血管长度和血液黏滞度成正比，与血管半径的4次方成反比。生理情况下，血管的长度、血液黏滞度的变化很小，故血流阻力主要取决于血管口径。由于体内小动脉和微动脉口径较小，又易受神经、体液因素的影响而改变，故小动脉、微动脉对血流阻力的影响较大。机体主要是通过控制各器官阻力血管的口径，来调节各器官的血流分配的。

3.血压 血压（blood pressure，BP）是指血管内血液对管壁的侧压。在不同血管内被分别称为动脉血压、毛细血管血压和静脉血压。血压通常以毫米汞柱或千帕为计量单位（1mmHg≈0.133kPa）。血液在流经大动脉、中小动脉、毛细血管、静脉系统至右心房时，由于不断克服阻力，血压逐渐降低，因此不同部位血管内的血压不同。动脉血管处，血压最高；小动脉、微动脉处，血压下降最显著；至腔静脉、右心房时血压已接近零值。

（二）动脉血压

1.动脉血压的正常值 通常所说的血压是指体循环的动脉血压。在每一心动周期中动脉血压呈现周期性变化。心室收缩时，动脉血压升高所达到的最高值，称为收缩压。心室舒张时，动脉血压降低所达到的最低值，称为舒张压。收缩压与舒张压之差，称为脉压。脉压可反映动脉血压波动的幅度。为便于测量血压，常以上肢肱动脉血压为标准。临床上动脉血压的习惯记录方法是"收缩压/舒张压"。我国健康青年人安静状态下的收缩压为100~120mmHg（13.3~16.0kPa），舒张压为60~80mmHg（8.0~10.6kPa），脉压为30~40mmHg（4.0~5.3kPa）。根据我国1999年资料统计：收缩压小于120mmHg（16.0kPa），舒张压小于80mmHg（10.7kPa）为理想血压；收缩压小于130mmHg（17.3kPa），舒张压小于85mmHg（11.3kPa）为正常血压；收缩压在130~139mmHg（17.3~18.5kPa），舒张压在85~89mmHg（11.3~11.9kPa），为血压的正常高限，超过正常高限即为高血压。若收缩压持续低于90mmHg（12.0kPa）或舒张压低于60mmHg（8.0kPa），则认为是低血压。随着年龄的增长血压会逐渐升高。

稳定的动脉血压是推动血液循环和保持各器官有充足供血量的必要条件。动脉血压过低，血液供应不能满足需要，特别是脑、心、肾等重要器官可因缺血缺氧造成严重后果；如动脉血压长期增高，即高血压病，可造成严重的心脑血管疾病。可见，动脉血压的相对稳定是保证正常生命活动的必要条件。

2.动脉血压的形成 在封闭的心血管系统中，足够的循环血量是形成动脉血压的前提。在此基础上，心脏射血与外周阻力二者相互作用形成了动脉血压。外周阻力是血液在外周血管内流动时所遇到的阻力，主要与血管口径有关，特别是小动脉和微动脉所构成的血流阻力起决定作用。在心室收缩期，心室射出的血液，由于外周阻力的存在，只有1/3流至外周，其余2/3暂时贮存在大动脉内，因此收缩期动脉血压升高，但由于大动脉壁的弹性扩张，收缩压不至于过高。心室舒张期心脏射血停止，动脉血压下降，同时大动脉弹性回缩，继续推动血流。由于大动脉的弹性回缩和外周阻力的存在，使舒张期大动脉内仍保持一定的血液充盈，使舒张压不至于过低。

3.影响动脉血压的因素

（1）每搏输出量　在其他因素不变的情况下，每搏输出量增加，收缩压上升较舒张压明显。反之，每搏输出量减少，主要使收缩压降低。因此，收缩压主要反映搏出量多少。

（2）外周阻力　其他因素不变，外周阻力增大，血压升高，以舒张压升高明显。这是由于小动脉和微动脉口径缩小，阻止动脉血液流向外周，使舒张期末大动脉内的血量增多，因而舒张压升高。外周阻力下降，舒张压下降。因此，舒张压高低主要反映外周阻力的大小。

（3）心率　其他因素不变，心率在一定范围内增加，可使舒张压升高，这是由于心率加快，心动周期缩短，尤其是心室舒张期缩短明显，因而流至外周的血量减少，心室舒张期末存留于大动脉内的血量增多，故心率主要影响舒张压。

（4）循环血量与血管容积的比例　正常机体的循环血量与血管容积相适应，使血管内血液保持一定的充盈度，而显示一定的血压，当循环血量减少（如大失血），或血管容积增加（如中毒引起的毛细血管、小静脉扩张），均可导致血压下降。

（5）动脉管壁弹性　大动脉管壁的弹性对动脉血压起缓冲作用，随着年龄的增长，尤其是到老年时，大动脉管壁的弹性纤维减少，导致血管的弹性降低，收缩压明显升高；同时，外周阻力血管也具有一定的弹性，其弹性也会随年龄的增长而有所降低，被动扩张能力减小，外周阻力增大，因而舒张压虽也随着年龄的增长而升高，但升高的程度不如收缩压，所以脉压也加大。

（三）动脉脉搏

在每个心动周期中，动脉内的压力发生周期性波动。这种周期性的压力变化可引起动脉血管发生波动，称为动脉脉搏，简称脉搏。这种波动起始于主动脉，沿着动脉管壁向周围传播，在一些表浅动脉的表面（如桡动脉）均可摸到。脉搏的频率（脉率）与节律是心率和心律的反映，是反映心血管功能的一项重要指标。

（四）静脉血压与血流

1.静脉血压　静脉具备管壁薄、容量大、可收缩的特点，具有调节血流量的功能，静脉通过收缩或舒张来调节回心血量和心输出量，以使血液循环适应机体的需要。

当体循环血液流经小静脉时，血压降到15~20mmHg；到达右心房时压力已接近于零。通常将各器官的静脉血压称为外周静脉压，而把胸腔内的大静脉和右心房内的血压称为中心静脉压。中心静脉压的正常值为4~12cmH$_2$O。

中心静脉压的高低，取决于心脏射血功能和静脉回心血量。如心功能良好，能及时将回心血液射出，则中心静脉压较低；反之，中心静脉压则较高。若静脉回心血量增加，中心静脉压也会升高。故中心静脉压的测定有助于对患者心功能状况与血容量的判断，并可作为临床控制补液量和补液速度的观察指标。

2.静脉血流及其影响因素　外周静脉压与中心静脉压之差是推动静脉血流的动力，凡能改变这个压力差的因素，都可影响静脉血流。

（1）心肌收缩力　心肌收缩力越强，搏出量越多，心室排空越完全，中心静脉压越低，静脉回心血量也就越高；相反，则静脉回流受阻，使回心血量减少。心力衰竭时，心脏射血力量显著减弱，心舒期心室内压较高，血液淤积在心房和大静脉内，回心血量大大减少，患者出现淤血与水肿。

（2）呼吸 呼吸运动也能影响静脉回流。吸气时由于胸膜腔内压降低，有利于大静脉和心房扩张，可间接导致中心静脉压的降低，从而加速静脉血回流；呼气时则相反，使静脉血回流减少。

（3）体位 当身体由平卧位突然直立时，由于重力作用，身体低垂部分静脉扩张，容量增大，因而回心血量减少，导致心输出量减少和血压下降，引起脑、视网膜供血一时不足，出现头晕、眼前发黑等症状。

（4）骨骼肌的挤压作用 如下肢进行肌肉运动，骨骼肌收缩时挤压静脉，促进静脉血回流；骨骼肌舒张时，静脉压降低，又促使毛细血管血液流入静脉。同时，因静脉内有瓣膜存在，使静脉内的血液只能向心脏方向流动而不能倒流。

（五）组织液的生成与回流

组织、细胞间隙内的液体，称为组织液。组织液是组织细胞直接生活的环境。组织细胞通过细胞膜与组织液进行物质交换，而组织液则通过毛细血管壁与血液进行物质交换。因此，组织液是组织细胞与血液进行物质交换的中介。组织液中除蛋白质浓度明显低于血浆外，其他成分与血浆相同。

1.组织液生成与回流的机制 毛细血管壁具有通透性，组织液是血浆经毛细血管壁滤出而生成的，同时它还可以通过毛细血管壁回流入血液。血浆中除大分子蛋白外，其他成分均可通过毛细血管壁。组织液进出血管壁取决于有效滤过压值，具体由四种因素决定，促进滤出的因素有毛细血管血压和组织液胶体渗透压；促进回流的因素有血浆胶体渗透压和组织液静水压。即：

有效滤过压＝（毛细血管血压＋组织液胶体渗透压）－（血浆胶体渗透压＋组织液静水压）

当有效滤过压为正值时，毛细血管内液体滤出，生成组织液；有效滤过压为负值时，组织液则被"重吸收"，回流入血液。

正常情况下，组织液在动脉端不断生成，在静脉端不断回流。在毛细血管动脉端生成的组织液，大部分在静脉端重吸收入血液，少量则进入淋巴管，形成淋巴液，最终仍回流到血液。

2.影响组织液生成与回流的因素 正常机体，组织液生成与回流保持着动态平衡。凡能影响有效滤过压和毛细血管壁通透性以及淋巴循环的因素，都能影响组织液生成与回流。如果组织液生成增多，回流减少，则导致水肿。

三、心血管活动的调节

机体在不同的生理状态下，各组织器官的代谢水平不同，对供血量的需求也不同。机体主要通过神经和体液两种调节方式对心血管系统的功能活动进行调节，使之适应各器官组织不同情况下对供血量的需要。

（一）神经调节

心肌和血管平滑肌接受内脏神经支配。机体对心血管活动的神经调节是通过各种心血管反射实现的。

拓展阅读

内脏神经分布于内脏、心血管和腺体，可分为内脏运动神经和内脏感觉神经。内脏运动神经又分为交感神经和副交感神经，可支配平滑肌、心肌和腺体分泌。

1.心的神经支配及其作用 心接受交感神经和迷走神经的双重支配。

（1）心交感神经及其作用 心交感神经起自脊髓胸段1~5节灰质的侧角，分布于心肌细胞。心交感神经兴奋时，对心肌细胞具有兴奋作用，使心率加快，心肌收缩力增强，心输出量增多而血压升高。

（2）心迷走神经及其作用 心迷走神经起自延髓，分布于窦房结、心房肌、房室结、房室束及其分支，心室肌也有少量分布。当迷走神经兴奋时，对心肌细胞具有抑制作用，使心率减慢，心肌收缩力减弱，心输出量减少而血压下降。

2.血管的神经支配及其作用 除毛细血管外，血管壁内都有平滑肌，绝大部分血管平滑肌都受内脏神经支配。支配血管平滑肌的神经纤维可分为缩血管神经纤维和舒血管神经纤维两大类。

（1）交感缩血管神经及其作用 交感缩血管神经分布到全身血管平滑肌，特别是小动脉和微动脉处分布较丰富。该神经兴奋时，使血管平滑肌收缩，外周阻力增加，血压升高。

（2）交感舒血管神经及其作用 骨骼肌血管除受交感缩血管神经支配外，还受交感舒血管神经支配，兴奋时使骨骼肌血管舒张，血流量增加。通常只在情绪激动和剧烈运动时才发挥作用，以增加肌肉的血流量。

3.心血管中枢 中枢神经系统内与调节心血管活动有关的神经元，统称为心血管中枢。从大脑皮质到脊髓都存在着调节心血管功能的各级中枢，但心血管的基本中枢在延髓。延髓心血管中枢包括心迷走中枢（心抑制中枢）、心交感中枢（心加速中枢）和交感缩血管中枢，它们分别通过心迷走神经、心交感神经和交感缩血管神经来调节心血管的活动。

4.心血管活动的反射性调节

（1）颈动脉窦和主动脉弓压力感受性反射 颈动脉窦和主动脉弓管壁的外膜下有压力感受器，能感受血液对血管壁的牵张刺激。动脉血压升高时，压力感受器接受刺激而产生神经冲动，由传入神经传至延髓，使心迷走中枢兴奋。通过相应的传出神经调节心血管活动，使心率减慢，心收缩力减弱，心输出量减少，血管舒张，外周阻力下降，从而使动脉血压回降。这一反射是由血压升高引起，反射结果为血压下降，故又称减压反射。减压反射是一种负反馈调节。其生理意义是维持动脉血压的相对稳定。

（2）颈动脉体和主动脉体化学感受性反射 颈动脉体和主动脉体为化学感受器。当血液出现缺O_2、CO_2过多或H^+浓度增高时，均可刺激化学感受器，使其产生神经冲动，冲动沿传入神经传入延髓，主要兴奋延髓的呼吸中枢，使呼吸加深加快，肺通气量增加；同时也提高交感缩血管中枢的紧张性，使血管收缩，外周阻力增加，动脉血压升高。此反射主要对呼吸具有经常性调节作用，对维持血中O_2、CO_2含量的相对稳定起重要作用。

（二）体液调节

体液调节是指血液和组织液中一些化学物质对心血管活动的调节作用，按其作用范围，可分为全身性体液调节和局部性体液调节。

1.全身性体液调节 主要有以下三种激素和血管活性物质。

（1）肾上腺素和去甲肾上腺素 血液中的肾上腺素和去甲肾上腺素主要来自肾上腺髓质。两者对心血管的作用相似，但又各有特点。肾上腺素对心肌作用较强，可使心率加快，心肌收缩力增强，心输出量增多。所以临床上常把肾上腺素作为心脏的兴奋药使用。

去甲肾上腺素的缩血管作用较强，可使全身的小动脉收缩，外周阻力显著增加，使动脉血压升高。临床上常作为升压药使用。肾上腺髓质在安静及休息时分泌这两种激素很少，但在运动、劳动、情绪激动、失血、窒息、疼痛等情况下分泌增多，以调节心血管活动使其适应机体的需要。

（2）血管紧张素 因失血引起循环血量减少或肾疾病导致肾血流量减少时，可促使肾脏（球旁细胞）分泌肾素（一种蛋白水解酶）进入血液，将血中由肝生成的血管紧张素原水解为血管紧张素Ⅰ（10肽），它随血液流经肺循环时，受肺所含转化酶的作用，被水解为血管紧张素Ⅱ（8肽），部分血管紧张素Ⅱ可继续被酶降解为血管紧张素Ⅲ（7肽）。

血管紧张素Ⅱ能使全身小动脉收缩而升高血压，此外，还可促进肾上腺皮质分泌醛固酮，醛固酮作用于肾小管，起到保钠、保水、排钾的作用，从而引起血量增多，血压升高；血管紧张素Ⅲ的缩血管作用较弱，但促进醛固酮分泌的作用较强。

2.局部性体液调节 组织细胞活动时释放的某些物质对微血管具有扩张作用。由于这些物质非常容易破坏，或经血液稀释后浓度很低，只能在局部发生调节作用，且均可以引起局部血管扩张。这些物质主要有组胺、前列腺素、激肽类和组织细胞的代谢产物如 CO_2、乳酸、H^+、腺苷等。

第三节　心血管系统常见疾病

💬**案例讨论**

案例 王某，男，52岁，出租车司机。头痛、头晕3年，加重1周。3年前测血压发现血压升高，当时血压160/95mmHg，未用药治疗。体格检查：脉率93次/分，血压180/105mmHg，神志清楚，体态肥胖，双肺未见异常，心界向左下移位，心音增强。X线胸片显示心界向左下扩大。

讨论 患者头痛、头晕，多为血压升高较快或血压波动较大所致，测量血压为180/105mmHg，已明显超过正常值，可确诊高血压病。患者已经出现心脏的继发病变：左心室由于后负荷加重出现代偿性肥大扩张。

一、高血压病

高血压是以体循环动脉血压升高为主要临床表现的一种常见心血管疾病，其诊断标准为：收缩压≥140mmHg和（或）舒张压≥90mmHg。根据原因可分为两类：原发性高血压和继发性高血压。前者，是一种病因尚未完全明了的独立性疾病，又称高血压病，约占所有高血压患者的95%以上；后者，是由某些疾病引起，如急性肾炎、甲状腺功能亢进症等，高血压只是其症状之一，故又称症状性高血压，发病率约占高血压患者的5%。本节主要介绍高血压病。

高血压病主要见于中、老年人，发病率随年龄而增高。近些年来，我国的高血压病发病率呈明显上升趋势，高血压患病率为23.2%且逐渐趋于年轻化，预计患病人数已达2.7亿。高血压作为世界范围内最常见的慢性病之一，是心脑血管疾病的"无声杀手"，不仅致残率与致死率高，而且严重消耗有限医疗资源，给家庭和社会带来沉重负担。

（一）病因与发病机制

1.病因 目前尚未完全清楚，可能与下列因素有关。

（1）遗传 在高血压患者中多数有家族史，父母双方或一方有高血压者，其子女高血压的发病率明显高于一般人群，表明遗传因素在高血压的发病中具有重要作用。

（2）高盐饮食 食盐过多是公认的引起高血压的危险因素。流行病学研究发现，高盐饮食的人群和地区，高血压病的发病率明显高于低盐饮食的地区，如我国高血压病的发病率北方高于南方。临床上，高血压病患者限制每日摄盐量，或用利尿剂增加钠离子的排泄均可起到降压作用。世界卫生组织（WHO）在预防高血压的措施中建议每人每日摄盐量应控制在5g以下。另外，增加钾与钙的摄入量，可抑制高血压。

（3）社会心理应激　临床观察发现，不同职业的人群中，高血压病的发病率有着显著差别，长期精神紧张的职业人群，如司机、会计、脑力劳动者等，发病率较高。另外，长期处于不良的心理状态，如焦虑、忧郁、恐惧等，也易患高血压病。

（4）其他　吸烟、肥胖、年龄增长和体力活动过少等，也是血压升高的危险因素。

2.发病机制　目前尚未完全清楚，一般认为是在遗传、后天环境等多因素的共同作用下，使正常血压调节机制发生障碍，从而导致血压升高。

（1）精神神经因素　由于长期的不良精神刺激，使大脑皮质的兴奋与抑制平衡失调，失去了对皮层下中枢的调控，皮层下血管中枢收缩冲动占优势，交感神经兴奋，去甲肾上腺素释放增多，作用于细小动脉管壁平滑肌的α受体，引起全身细小动脉收缩，外周阻力升高；同时，心脏收缩也加强、加快，心输出量增加，血压升高。

（2）肾素–血管紧张素–醛固酮系统的作用　交感神经兴奋的缩血管作用可使肾缺血，从而刺激肾小球球旁细胞分泌肾素增加。肾素可催化血浆中的血管紧张素原转变为血管紧张素Ⅰ，后者又生成血管紧张素Ⅱ。血管紧张素Ⅱ具有较强的缩血管作用，可使全身小动脉强烈收缩，外周阻力升高；同时，还可刺激肾上腺皮质分泌醛固酮，导致钠、水潴留，循环血量增加，从而使血压升高。

（3）钠、水潴留　各种引起钠、水潴留的因素，如钠盐摄入过多、醛固酮分泌增多等，均可致体内细胞外液、血浆增加，从而加大心输出量，导致血压升高。

（二）临床表现

1.高血压分级　我国高血压的标准是根据临床及流行病学资料界定的，详见表7–1。

表7–1　高血压的分级

类别	收缩压（mmHg）	舒张压（mmHg）
正常血压	<120	<80
正常高值	120~139	80~89
高血压		
1级（轻度）	140~159	90~99
2级（中度）	160~179	100~109
3级（重度）	≥180	≥110
单纯收缩期高血压	≥140	<90

2.临床类型　根据起病急缓和病程进展，原发性高血压可分为缓进型和急进型，临床上以前者多见，后者少见。此外，重症患者还可出现一些急性并发症。

（1）缓进型高血压病　起病缓慢，病程较长。病变发展分为三个时期。

1）功能紊乱期　是高血压的早期，主要表现为全身细小动脉间歇性的痉挛，血压处于波动状态，血管痉挛时血压升高，缓解后血压可恢复到正常水平。此期多在劳累或精神紧张时发作，可有头痛和头晕的症状，经休息后可降至正常。

2）血管病变期　表现为细动脉出现玻璃样变和小动脉平滑肌细胞的增生、肥大，纤维增多，动脉管壁增厚、变硬，管腔狭窄，外周阻力增高，临床出现持续性高血压。

3）内脏病变期　随着病程进展，血压持续升高，患者的心、脑、肾等重要器官可受到损害而发生病变。

心脏病变：长期血压升高，心脏负荷加重，左心室出现代偿性肥厚；晚期，左心室失代偿，心室扩张，心肌收缩力降低，可继发心力衰竭，以上心脏病变称为高血压性心脏病。部分患者并发冠心病，临床可出现心绞痛或心肌梗死。

肾脏病变：由于肾脏细、小动脉硬化，肾单位缺血萎缩纤维化，双肾体积缩小，重量减轻，表面呈均匀弥漫的细颗粒状，称为原发性颗粒性固缩肾。患者肾功能逐渐减退，可引起多尿、夜尿，尿中出现蛋白、管型和红细胞。

脑的病变：可发生急性脑血管病，出现脑水肿、脑软化及脑出血。脑出血是高血压病最严重的并发症，常导致死亡或残疾。在脑小动脉硬化、变脆或小动脉瘤形成的基础上，当血压骤然升高时，血管、动脉瘤可破裂出血。脑出血多发生于基底节、内囊区域，临床表现为突然发病、偏瘫、失语、昏迷等症状。

视网膜病变：视网膜中央动脉硬化，检眼镜检查可见血管迂曲，反光增强，呈银丝状改变，动静脉交叉处出现压痕。严重时有视乳头水肿、视网膜渗出和出血，患者视力减退。

（2）急进型高血压病　约占高血压病患者的1%~5%，多见于中青年，多数患者发病时即为急进型，部分患者则由缓进型转变而来。本病进展迅速，血压显著升高，患者多在一年内，因尿毒症、脑出血或心力衰竭而死亡。

（3）高血压急症

1）高血压危象　在高血压病程中，因紧张、疲劳、停药等多种诱因可使全身小动脉强烈痉挛，导致血压急剧升高而出现的一系列严重的临床表现称为高血压危象，通常表现为剧烈头痛，伴有恶心呕吐、视力障碍，常危及生命。多见于缓进型高血压内脏病变期和急进型高血压患者。

2）高血压脑病　发生在重症高血压患者，当血压突然升高超过脑血流自动调节能力时，脑组织血流灌注过多，毛细血管压力过高，渗透性增强，导致脑水肿和颅内压增高，甚至脑疝的形成，引起的一系列暂时性脑循环功能障碍的临床表现。患者可出现剧烈头痛，呕吐、抽搐或昏迷，常常危及生命。

（三）治疗

药物治疗是原发性高血压的主要治疗方法。应用降压药控制血压，虽不能解除高血压的病因，但确能改善症状，降低并发症，提高患者的生活质量，延长其寿命。

1.治疗的原则　高血压1级患者，以改变生活方式为主，如控制体重、低盐饮食、补充钾盐与钙、适当运动等，必要时可用单一药物治疗；高血压2级及以上者，宜联合用药，可提高治疗效果，减少不良反应。初始治疗时通常应采用较小的有效治疗剂量，并根据需要，逐步增加剂量，以获得疗效并降低不良反应。尽可能使用一天一次给药而有持续24小时降压作用的长效制剂，以有效控制夜间血压与晨峰血压，更有效预防心脑血管并发症发生。高血压2~3级者，多需长期用药，不能随意中断，绝大多数患者需终生治疗。

2.常用降压药物　降血压药物种类较多，可结合患者情况联合用药。

（1）利尿剂　如氢氯噻嗪，通过增加钠、水的排出，降低血容量、心输出量而起到降压作用。利尿剂作用温和，是基础降压药，主要用于1级、2级高血压，尤其在老年人高血压或并发心力衰竭时。

（2）β受体阻滞剂　如普萘洛尔、倍他洛尔等，通过减慢心率和减弱心肌收缩力，使心输出量下降；降低交感神经活性，使血管扩张；抑制肾素分泌等作用降低血压。

（3）钙通道阻滞剂 如硝苯地平，阻滞钙离子通道，抑制血管平滑肌及心肌钙离子内流，降低心肌收缩力，扩张外周血管，使血压下降。适用于各级高血压。

（4）血管紧张素转化酶抑制剂（ACEI） 如卡托普利，抑制血管紧张素转化酶活性，减少血管紧张素Ⅱ的生成，适用于各级高血压。

（5）血管紧张素Ⅱ受体阻滞剂（ARB） 常用的有氯沙坦，通过对血管紧张素Ⅱ受体的抑制，能较ACEI更彻底地阻断血管紧张素的作用。

（6）α_1受体阻滞剂 如哌唑嗪，通过阻滞突触后α_1受体使外周血管扩张，从而产生降压作用。

二、动脉粥样硬化与冠状动脉粥样硬化性心脏病

（一）动脉粥样硬化

动脉粥样硬化是一种常见的动脉硬化症，病变主要累及大、中动脉，如主动脉、冠状动脉、脑动脉等，其病变是由于血液中的脂质在动脉内膜中沉积，引起局部管壁纤维增生和粥样斑块形成，从而导致管壁增厚、变硬、管腔狭窄，可使心、脑等器官继发缺血性病变，出现冠状动脉粥样硬化性心脏病（简称冠心病）与急性脑血管病等。

动脉粥样硬化多见于中、老年人，近年来在我国的发病率有明显升高的趋势。冠状动脉粥样硬化引起的冠心病，是导致中老年人死亡的常见原因之一。

1.病因和发病机制 尚未完全阐明，下列因素被视为危险因素。

（1）高脂血症 常被称为高血脂，是指血浆中的甘油三酯和（或）总胆固醇升高。脂质代谢异常是动脉粥样硬化最重要的危险因素。脂质不溶或微溶于水，必须与蛋白质结合以脂蛋白形式存在，才能在血液循环中运转，因此，高脂血症实为高脂蛋白血症。与动脉粥样硬化关系密切的主要是低密度脂蛋白（low density lipoprotein，LDL）和高密度脂蛋白（high density lipoprotein，HDL）。

LDL是富含胆固醇的脂蛋白，主要作用是将胆固醇运送到外周血液，是动脉粥样硬化的危险因素；而HDL可以降低血液中的胆固醇，被认为是动脉粥样硬化的拮抗因素。临床上甘油三酯、总胆固醇、LDL增高与HDL降低被认为是血脂异常，长期可导致动脉粥样硬化。

（2）高血压 据统计，高血压患者冠状动脉粥样硬化的发病率比血压正常者高3~4倍；而且与同性别、同年龄组的人相比较，其动脉粥样硬化的发病较早、病变较重。高血压时，由于血流对血管壁的机械压力和冲击作用较大，动脉内皮容易受损，通透性增高，使血脂易于渗入内膜。因此，高血压被认为是冠心病的独立危险因素。

（3）吸烟 大量吸烟可使血液中的一氧化碳等有害物质浓度升高，损伤血管内皮细胞，使血脂容易进入内膜下沉积。

（4）糖尿病 与非糖尿病人群相比较，糖尿病人群中动脉粥样硬化的发病率较高，发病年龄较轻，病变进展也较快。糖尿病患者由于糖代谢障碍，而使脂质代谢增强，血中胆固醇、甘油三酯明显升高，从而促进了动脉粥样硬化的发生。

（5）其他因素 ①年龄：随着年龄增长动脉粥样硬化的发病率增高。②性别：女性在更年期前其发病率低于同龄男性，更年期后接近男性。③遗传：冠心病的家族聚集现象说明，遗传因素是动脉粥样硬化的危险因素。④缺少体育锻炼或体力活动。⑤肥胖。

2.临床表现 随着病情发展，病变的中等动脉管壁增厚变硬，管腔狭窄，相应器官会因缺血而出现临床表现，如冠状动脉狭窄导致心肌缺血，可表现为心绞痛；脑动脉狭窄可造成脑供血不

足，患者出现头痛、头晕、记忆力减退，长期缺血可引起脑萎缩。

另外，粥样斑块可继发血栓形成，阻塞管腔，导致心肌梗死、脑梗死等严重病变，患者在临床上会出现更加严重的临床表现。主动脉由于管腔粗大，管壁硬化不会导致管腔狭窄，而无缺血引起的临床表现。

3.药物治疗

（1）扩张血管的药物（参见心绞痛的治疗）。

（2）调节血脂的药物　他汀类，如辛伐他汀10~20mg，每日一次；贝特类，苯扎贝特缓释片400mg，每日一次。

（3）抗血小板药物　抗血小板的黏附和聚集，旨在防止血栓形成。可用阿司匹林50~100mg，每日一次。

（二）冠状动脉粥样硬化性心脏病

冠状动脉粥样硬化性心脏病，简称冠心病，是由冠状动脉粥样硬化引起的心肌缺血、缺氧性病变，亦称缺血性心脏病。

根据冠状动脉病变的部位、范围和程度不同，临床上将本病分为隐匿型或无症状型冠心病、心绞痛、心肌梗死、缺血性心肌病、猝死五种临床类型。本节重点介绍心绞痛和心肌梗死。

1.心绞痛　是由于冠状动脉供血不足，心肌急剧的、暂时性缺血和缺氧所引起的临床综合征。

（1）发病机制　是在冠状动脉粥样硬化的基础上，冠状动脉痉挛减少了供血量，或由于运动等原因使心肌耗氧量急增，而狭窄的冠状动脉供血量不能满足心肌代谢的需要，从而引起缺血、缺氧性病变。由于代谢产物堆积并刺激心传入神经末梢，兴奋经1~5胸交感神经节和相应的脊髓段，传至大脑产生痛觉。同时，兴奋累及相应脊髓段的脊神经，使其分布的皮肤区域产生压榨和紧缩感。

（2）临床表现

1）症状　典型的心绞痛有以下特点。①诱因：劳累、情绪激动、恐惧、寒冷、饱餐、吸烟等均可诱发。②部位：胸骨上段或中段之后，范围如手掌大小，可波及心前区，可放射至左肩、左臂内侧，达无名指和小指，或至颈、咽或下颌部。③性质：常为压迫、发闷或紧缩感，但不是刺痛或锐痛，可有窒息或濒死感。④持续时间：多为1~5分钟，一般不超过15分钟。⑤缓解因素：休息或舌下含服硝酸甘油后，多数患者可缓解。

2）体征　疼痛发作时可出现面色苍白、冷汗、焦虑、心率加快和血压升高，在心尖部可闻及收缩期杂音等。

（3）辅助检查

1）心电图检查　心电图是诊断冠心病最简便、常用的方法，尤其是患者心绞痛发作时，心电图的异常主要是ST-T改变。对于安静状态下无症状或症状很短难以捕捉的患者，可以通过运动增加心脏负荷的方法诱发心肌缺血，或者采用动态心电图（AECG）的方法记录到其相应变化。

2）超声心动图　M型超声心动图和二维超声心动图可实时观察心脏和大血管结构，可以对心脏形态、结构、室壁运动以及左心室功能进行检查。此外，对急性心肌梗死的并发症，如室间隔穿孔、乳头肌断裂、室壁瘤、心腔内附壁血栓等具有重要诊断价值。

3）冠状动脉CT检查　多层螺旋CT心脏和冠状动脉成像是一项无创、低危、快速的检查方法，已逐渐成为一种重要的冠心病早期筛查和随访手段。

4）冠状动脉造影　目前冠状动脉造影是诊断冠心病的一种常用而有效的方法。在X线下，通过心导管经皮穿刺入相应动脉（桡动脉最常用，也可穿刺股动脉或肱动脉），沿主动脉行至升主动脉根部，然后探寻左或右冠状动脉口插入，注入造影剂，使冠状动脉显影。这种方法可清楚显示冠脉血管有无狭窄病灶及程度，从而确定治疗方案（介入、手术或内科治疗）。这是一种较为安全可靠的有创诊断技术，现已广泛应用于临床，被认为是诊断冠心病的"金标准"。

（4）治疗

1）发作期治疗　目的在于终止发作。主要措施包括：休息、吸氧；药物治疗常选作用较快的硝酸酯制剂，这类药物可扩张冠状动脉，增加血流量，如硝酸甘油0.3~0.6mg舌下含化，1~2分钟起作用，可缓解心绞痛。

2）缓解期治疗　消除诱因，适当运动，合理饮食，戒烟酒，使用持久的抗心绞痛药物，主要有：①硝酸酯类药物，如硝酸异山梨酯（消心痛）；②β受体阻滞剂，如普萘洛尔；③钙通道阻滞剂，如硝苯地平；④冠状动脉扩张药，如双嘧达莫；⑤中医中药治疗，可用速效救心丸、复方丹参等。也可实施主动脉–冠状动脉旁路移植术、经皮穿刺腔内冠状动脉成形术等方法治疗。

2. 心肌梗死　心肌梗死是由于冠状动脉急性阻塞，引起心肌严重而持续性缺血、缺氧所导致的局部心肌细胞的坏死。

（1）病因与发病机制　基本病因是冠状动脉粥样硬化，造成管腔狭窄。在此基础上，一旦出现某些继发性病变或诱因，使管腔闭塞，又无侧支循环建立，可使血供急剧减少或中断，如持续1小时以上可导致心肌的缺血性坏死。其机制是在冠状动脉粥样硬化后又并发以下情况：①血栓形成；②斑块内出血；③冠状动脉持久性痉挛；④因情绪激动或过度劳累使心肌负荷增加而供血不足；⑤少数情况下，因大出血、休克等使冠状动脉循环血量急剧减少。

（2）临床表现

1）先兆　多数患者发病前数日有乏力，胸部不适，活动时心悸、气急、烦躁、心绞痛等前驱症状，其中以新发生心绞痛或原有心绞痛加重为最突出。心绞痛发作较以往频繁、程度较剧、持续较久，硝酸甘油疗效差，诱发因素不明。疼痛时伴有恶心、呕吐、大汗、头晕，血压波动明显，或伴严重心律失常或心功能不全。

2）症状　疼痛是最先出现的症状，多发生于清晨，疼痛的部位和性质与心绞痛相同，程度较重，持续时间较长，可达数小时或更长，休息和含用硝酸甘油片多不能缓解。患者常烦躁不安、出汗、恐惧，或有濒死感。此外，还可出现全身症状或胃肠道症状。如果患者度过急性期多数出现下述并发症：①心律失常；②左心衰竭及休克；③心脏破裂；④室壁瘤；⑤附壁血栓形成及栓塞。

3）体征　①心脏体征：心率多增快，少数也可减慢；心尖区第一心音减弱；可出现房性奔马律，少数有室性奔马律；10%~20%患者在起病第2~3天出现心包摩擦音；心尖区可出现粗糙的收缩期杂音或伴收缩中晚期喀喇音；可有各种心律失常。②血压降低。③休克或心力衰竭有关的其他体征。

（3）治疗　保护和维持心脏功能，改善心肌血液供应，挽救濒死心肌，缩小心肌梗死范围，及时处理并发症，防止猝死。

1）监测与一般治疗　①监测：密切观察患者血压、心率、呼吸、心电图、神志、疼痛及全身情况。②休息：卧床休息2周，保持环境安静，减少探视，防止不良刺激。③吸氧：最初几日间断或持续通过鼻管或面罩给氧。④护理：第1周患者应绝对卧床，注意饮食，保持大便通畅；以后根据病情适当安排活动。

2）止痛　应尽早解除疼痛，一般可肌注哌替啶或吗啡。

3）再灌注疗法　①溶栓疗法：近年来应用尿激酶（或链激酶）溶栓疗法已成为治疗急性心

肌梗死的主要措施，可使闭塞的冠状动脉早期再通，从而达到血液的再灌注，恢复对缺血心肌的血液供应，最大限度地缩小心肌梗死的面积，达到降低心力衰竭、心律失常的发生率以及近远期死亡率的目的。②经皮腔内冠状动脉成形术（PTCA）：应用此法可直接扩张狭窄血管，再灌注心肌。

4）纠正心律失常　使用利多卡因静脉注射治疗室性心律失常。

5）抗休克　可采用补充血容量、使用升压药物等措施来维持血压。

6）治疗心力衰竭　根据病情使用利尿剂、血管扩张剂、非洋地黄正性肌力药等。

7）其他治疗　酌情选用促进心肌代谢药物、极化液疗法、右旋糖酐、β受体阻滞剂、血管紧张素转化酶抑制剂、药物抗凝疗法等。

本章小结

心血管系统是一个密闭而连续的管道系统，主要由心脏和血管构成。心血管内有血液循环，将血液中的氧和营养物质等运送给全身的组织细胞，同时，将组织细胞产生的代谢废物运走，以保持机体新陈代谢的进行和维持正常的生命活动。心血管系统的常见疾病主要有动脉粥样硬化、冠心病与高血压病，是常见疾病，其病变特点是动脉硬化性疾病，累及全身各级动脉，并导致心、脑等重要生命器官继发严重血液循环障碍，从而危及患者的健康甚至生命。

习题

一、单项选择题

1.防止血液从左心室反流回左心房的瓣膜是（　　）

A.二尖瓣　　　B.三尖瓣　　　C.肺动脉瓣　　　D.主动脉瓣　　　E.静脉瓣

2.临床上测量血压常选取的动脉是（　　）

A.腋动脉　　　B.肱动脉　　　C.尺动脉　　　D.桡动脉　　　E.颈动脉

3.大量静脉输液对心肌负荷的影响是（　　）

A.增加前负荷　　　　　　B.增加后负荷　　　　　　C.降低前负荷

D.降低后负荷　　　　　　E.既增加前负荷又增加后负荷

4.正常人心率超过180次/分时，心输出量减少的原因主要是（　　）

A.等容收缩期缩短　　　　B.射血期延长　　　　　　C.等容舒张期缩短

D.充盈期缩短　　　　　　E.等容舒张期延长

5.下列因素中哪项与动脉粥样硬化的发生关系最密切（　　）

A.高血脂　　　B.高血压　　　C.吸烟　　　D.高血糖　　　E.性别

6.急性心肌梗死最常见的病因为（　　）

A.冠状动脉粥样硬化　　　　B.冠状动脉炎　　　　　　C.冠状动脉先天畸形

D.冠状动脉痉挛　　　　　　E.高血压

7.下列哪项是由于冠状动脉供血不足，心肌急剧的、暂时性缺血和缺氧所引起的临床综合

征（　）

    A.心肌梗死　　　　　　　　　　B.心绞痛　　　　　　　　　C.缺血性心肌病

    D.猝死　　　　　　　　　　　　E.无症状型冠心病

8.位于右房室口处的瓣膜是（　）

    A.主动脉瓣　　　B.肺动脉瓣　　　C.三尖瓣　　　D.二尖瓣　　　E.以上都不是

9.心壁的构成不包括（　）

    A.心内膜　　　B.纤维层　　　C.心肌层　　　D.心外膜　　　E.平滑肌层

10.阻力血管是指（　）

    A.大动脉　　　B.中动脉　　　C.小动脉　　　D.小静脉　　　E.以上都不是

二、多项选择题

1.影响动脉血压的因素有（　）

    A.搏出量　　　　　　　　　　B.心率　　　　　　　　　C.外周阻力

    D.循环血量和血管容积　　　　E.大动脉管壁的弹性

2.心绞痛的典型特点有（　）

    A.常有诱因　　　　　　　　　B.疼痛位于胸骨后　　　　　C.可放射至左肩

    D.持续时间较长，超过半小时　E.舌下含服硝酸甘油无法缓解

3.急性心肌梗死的治疗措施有（　）

    A.心电监测　　　　　　　　　B.止疼　　　　　　　　　C.溶栓治疗

    D.纠正心律失常　　　　　　　E.降低血压

4.体循环可流经（　）

    A.左心室　　　B.主动脉　　　C.肺动脉　　　D.毛细血管网　　　E.各级静脉

5.肺循环可流经（　）

    A.右心室　　　B.主动脉　　　C.肺动脉　　　D.毛细血管网　　　E.肺静脉

三、简答题

1.简述缓进型高血压病的分期。

2.简述典型心绞痛的临床表现。

3.简述心肌梗死的治疗原则。

第八章　呼吸系统疾病

📖 知识目标

1. **掌握**　支气管哮喘、急性上呼吸道感染的病因、临床表现与治疗原则。
2. **熟悉**　慢性支气管炎的发病机制、临床表现和治疗原则。
3. **了解**　呼吸系统的解剖与生理基础知识。

👉 能力目标

1. 学会胸部X线、CT和纤维支气管镜的基本操作。
2. 初步具备阅读X片的能力。

　　呼吸系统由呼吸道和肺两部分组成。呼吸道是气体进出肺的通道，肺是气体交换的场所。呼吸系统的主要功能是气体交换，即吸入氧、排出二氧化碳。临床上，呼吸系统疾病的发病率较高。

第一节　呼吸系统的解剖结构

　　呼吸系统由呼吸道和肺组成（图8-1）。

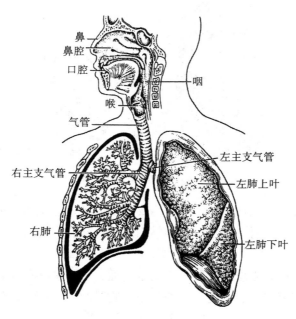

图8-1　呼吸系统示意图

一、呼吸道

呼吸道是气体进出肺的通道，以环状软骨为界，分为上呼吸道和下呼吸道。

1.上呼吸道 由鼻、咽和喉组成。鼻对吸入气体有过滤、保湿、加温作用；咽是呼吸系统和消化系统的共同通路；喉是发音的主要器官，在咳嗽中起重要作用，吞咽时，会厌覆盖喉口，防止食物进入下呼吸道。

2.下呼吸道 由气管、支气管组成。气管在隆突处（位于胸骨角）分为左、右主支气管，在肺门处分为肺叶支气管，进入肺叶。右支气管粗、短而陡直，左支气管相对较细长且趋于水平，因此异物吸入更易进入右肺。从气管到呼吸性细支气管，分支数目逐渐增加，气道直径越来越小，气流在运行过程中流速逐渐减慢。临床上将直径小于2mm的细支气管称为小气道，小气道管壁无软骨支持，气体流速慢、阻力小，易阻塞，是呼吸系统患病的常见部位，且不易早期发现和诊断。

二、肺和胸膜

1.肺 位于胸腔内纵隔的两侧，左、右各一个，是进行气体交换的器官。左肺分为上、下两叶，右肺分为上、中、下三叶，肺表面被胸膜覆盖。在肺叶内，肺叶支气管又根据支气管和血管分支再分为肺段。肺段支气管反复分支称小支气管，小支气管分支到管径在1mm以下时称细支气管。细支气管再分支至管径0.5mm时，称为终末细支气管。从肺叶支气管到终末细支气管为肺导气部。终末细支气管再分支形成的呼吸性细支气管、肺泡管、肺泡囊和肺泡，即肺呼吸部。肺泡表面衬有上皮，是气体交换的场所，肺泡周围有丰富的毛细血管网，有利于气体交换。

每个细支气管及其分支和所属肺泡构成一个肺小叶（图8-2）。肺小叶呈锥形，尖朝向肺门，底朝向肺的表面。临床上所谓的小叶性肺炎，就是指肺小叶的炎症。

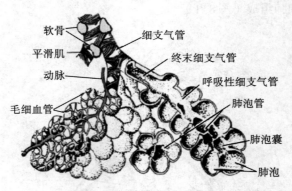

图8-2 肺小叶结构示意图

肺组织由肺实质和肺间质组成。肺实质包括支气管的各级分支和肺泡，根据功能不同分为导气部和呼吸部；肺间质指支气管与肺泡周围的结缔组织，含有丰富的毛细血管、大量的弹性纤维和少量的基质。

2.胸膜 胸膜分为壁层和脏层，壁层衬于胸壁内面，脏层紧贴在肺表面，两层胸膜在肺根处相互移行，构成潜在的密闭腔隙，称为胸膜腔。正常胸膜腔内为负压，腔内仅有少量浆液起润滑作用。壁层胸膜有感觉神经分布，病变累及胸膜时可引起胸痛。

第二节　呼吸系统的生理功能

机体的组织细胞在新陈代谢过程中，需要不断地从环境中摄取氧和排出二氧化碳。机体与环境之间的气体交换称为呼吸，它包括了三个环节。①外呼吸：指外环境与血液通过肺进行的气体交换，由肺通气和肺换气两个环节组成。②气体在血液中的运输：指机体通过血液循环把从肺泡弥散来的氧输送到全身各组织细胞，同时把组织细胞产生的二氧化碳输送到肺的过程。③内呼吸：指组织细胞与血液之间的气体交换。

一、肺通气

肺通气是指外环境与肺之间的气体交换，通过呼吸肌运动引起的胸腔容积的改变，使气体有效地进入或排出肺泡。气体进出肺是大气和肺泡气之间存在着压力差的缘故。在自然呼吸条件下，此压力差产生源于肺张缩所引起的肺容积变化。肺本身不具有主动张缩的能力，它的张缩是由胸廓的扩大和缩小带动的，而胸廓的扩大和缩小是由呼吸肌的收缩和舒张所引起。当吸气肌收缩时，胸廓扩大，肺随之扩张，肺容积增大，肺内压暂时下降并低于大气压，空气就顺此压差而进入肺，表现为吸气。反之，当吸气肌舒张和（或）呼气肌收缩时，胸廓缩小，肺也随之缩小，肺容积减小，肺内压升高并高于大气压，肺内气便顺此压差流出肺，表现为呼气。呼吸肌收缩、舒张所造成的胸廓的扩大和缩小，称为呼吸运动。呼吸运动是肺通气的动力。

二、肺换气

肺换气（亦称外呼吸）是指人体利用肺泡与肺毛细血管血液之间的气体分压差而进行的氧气和二氧化碳的交换，主要通过肺泡内呼吸膜（又称气-血屏障，图8-3），以气体弥散方式进行。经肺通气进入肺泡的新鲜空气与血液进行气体交换，氧气从肺泡顺着分压差扩散到静脉血，而静脉血中的二氧化碳，则向肺泡扩散。这样，静脉血中的氧分压逐渐升高，二氧化碳分压逐渐降低，最后接近于肺泡气的氧分压和二氧化碳分压。由于氧气和二氧化碳的扩散速度极快，仅需约0.3秒即可完成肺部气体交换，使静脉血在流经肺部之后变成了动脉血。一般血液流经肺毛细血管的时间约0.7秒，因此当血液流经肺毛细血管全长约1/3时，肺换气过程基本上已完成。

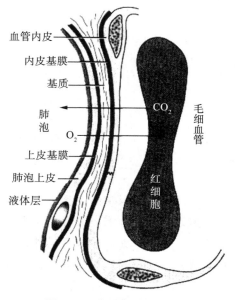

图8-3　呼吸膜结构示意图

　　呼吸膜，又称气-血屏障，是指肺泡内氧气与肺泡隔毛细血管内血液携带二氧化碳间进行气体交换所要通过的组织结构。它包括六层结构：含肺表面活性物质的液体层、肺泡上皮层、上皮基膜、肺泡上皮和毛细血管之间的间隙（基质层）、毛细血管基膜和内皮层。

三、气体在血液中的运输

　　通过血液循环，把从肺泡摄取的氧气运送到组织，同时把组织细胞产生的二氧化碳运送到肺。气体在血液中的运输主要有两种方式，即物理溶解和化学结合（氧气以氧合血红蛋白的形式，二氧化碳以碳酸氢根离子的方式）。而组织细胞利用氧气进行有氧代谢，释放二氧化碳和能量的过程被称为内呼吸。

四、呼吸系统的防御功能

　　呼吸系统具有防止有害物质入侵的防御功能。通过上呼吸道的加温、湿化和过滤作用，调节和净化吸入的空气；呼吸道黏膜和黏液纤毛排送系统，参与净化空气和清除异物；咳嗽反射、喷嚏和支气管收缩等反射性防御功能可避免吸入异物；肺泡巨噬细胞为主的防御力量，对各种吸入性尘粒、微生物等有吞噬或中和解毒作用；呼吸道分泌的免疫球蛋白（B细胞分泌IgA、IgM等），溶菌酶等在抵御呼吸道感染方面起着重要作用。当各种原因引起防御功能下降或外界的刺激过度，均可引起呼吸系统损伤和病变。

第三节　呼吸系统常见疾病

　　呼吸系统疾病是常见病、多发病，尤其是感染性疾病多发，每年的冬春季各种感冒、流行性感冒、各型肺炎会传播。此外，由于大气污染、吸烟、各种病原微生物的侵入以及人口老龄化等因素的影响，使呼吸系统的慢性阻塞性肺病如慢性支气管炎、支气管哮喘的发病率明显增加，其发病率居高不下（40岁以上人群中超过8%）；肺癌的发病率已上升至各种癌症的第一位。呼吸系统疾病对我国人民健康危害仍是很大，防治任务艰巨。

一、急性上呼吸道感染

案例讨论

　　案例　患儿，男，4岁。因鼻塞、流涕、全身酸痛、头痛1天来医院就诊，患儿昨天下午从幼儿园回家后出现鼻塞、流清涕，家人考虑为"受寒"，用热水给患儿洗澡后症状有好转，一夜睡眠到早上，起床后诉全身酸痛、头痛。医生检查患儿咽峡部微红，扁桃体无红肿。

　　讨论　鼻塞、流涕、全身酸痛是急性上呼吸道病毒感染后出现的典型临床表现，感染后患儿因鼻塞导致全身缺氧，机体组织细胞进行无氧代谢，酸性代谢产物在机体内聚集从而出现全身酸痛等症状，缺氧本身也可以引起头痛，由于患儿扁桃体无红肿，故该患儿诊断为急性上呼吸道感染，病原体考虑为病毒感染，由于目前抗病毒治疗无特效药，故以休息、多饮水、多进食富含维生素C的清淡饮食为主，可口服有抗病毒作用的中成药治疗。

急性上呼吸道感染，简称"上感"，俗称感冒，是包括鼻腔、咽或喉部急性炎症的总称，广义上讲，"上感"不是一个疾病，而是一组疾病，包括普通感冒、病毒性咽炎、喉炎、疱疹性咽峡炎、咽结膜热、细菌性咽-扁桃体炎。狭义的"上感"又称普通感冒，是最常见的急性呼吸道感染性疾病，多呈自限性，但发生率较高。成人每年发生2~4次，儿童发生率更高，每年6~8次。全年皆可发病，冬春季较多。

微课

（一）病因

多为病毒感染引起，以鼻病毒、冠状病毒、腺病毒及呼吸道合胞病毒感染居多。另有少数的上感由细菌引起。细菌感染可直接感染或继发于病毒感染之后，以溶血性链球菌为最常见。

患者常有削弱机体全身或呼吸道局部防御能力的诱发因素，如受凉、淋雨、气候突变、过度疲劳等，使病原体乘虚而入。

（二）临床表现

根据病因和病变范围的不同，临床表现可有不同的类型，下面主要介绍最常见的普通感冒。

普通感冒俗称"伤风"，又称急性鼻炎，多由病毒感染引起。起病较急，潜伏期1~3天不等，随病毒而异。主要表现为鼻部症状，如喷嚏、鼻塞、流清水样鼻涕，也可表现为咳嗽、咽干、咽痒或灼热感。发病时可有喷嚏、鼻塞、流清水样鼻涕等症状。2~3天后鼻涕变稠，常伴咽痛、流泪、味觉减退、呼吸不畅、声音嘶哑等。一般无发热及全身症状，或仅有低热、不适、轻度畏寒、头痛。体检可见鼻腔黏膜充血、水肿、有分泌物，咽部轻度充血。

> 📖 **拓展阅读**
>
> 流行性感冒（简称流感）是流感病毒引起的急性呼吸道感染，也是一种传染性强、传播速度快的传染病，主要通过空气中的飞沫、人与人之间的接触传播。典型的临床症状有：急起高热、全身疼痛、显著乏力和轻度呼吸道症状。一般秋冬季节是其高发期，所引起的并发症和死亡现象非常严重。该病是由流感病毒引起，可分为甲、乙、丙三型。

（三）辅助检查

上呼吸道感染一般不需做特殊检查，如合并肺部感染需要做血常规检查和胸部X线检查。

1.血常规检查　在病毒感染期间白细胞一般不会升高，部分还会出现白细胞总数下降，但淋巴细胞占白细胞总数的比例多会升高；如合并细菌感染，白细胞总数会超过正常值，且中性粒细胞占白细胞总数的比例会升高；一般超过70%。

2.X线胸片检查　单纯的上呼吸道感染一般不用做X线胸片检查，只有怀疑合并肺部感染时才需要检查。

（四）诊断标准

上呼吸道感染主要是通过典型的临床表现来诊断，典型症状有鼻塞、流鼻涕、打喷嚏、咽喉的肿痛不适等症状；另外，必要时可结合相关检查做出辅助诊断。

（五）治疗原则

1.一般治疗　注意休息，减轻症状、缩短病程和防止并发症。

2.对症处理

（1）解热镇痛　如有发热、头痛、肌肉酸痛等症状者，可选用解热镇痛药，如复方阿司匹林、对乙酰氨基酚、吲哚美辛（消炎痛）、索米痛片、布洛芬等。咽痛可用各种喉片如溶菌酶片、健民咽喉片等。

（2）减轻水肿充血　如有鼻塞、鼻黏膜充血水肿时，可使用盐酸伪麻黄碱，也可用1%麻黄碱滴鼻，多次使用这类药物可以导致鼻腔干燥，不宜长期使用。

（3）抗过敏药　感冒时常有鼻黏膜敏感性增高，频繁打喷嚏、流鼻涕，可选用马来酸氯苯那敏或苯海拉明等抗组胺药。

3.抗病毒药物治疗　目前尚无特效抗病毒药物，而且滥用抗病毒药物可造成流感病毒耐药现象。因此如无发热，免疫功能正常，发病超过两天的患者一般无须使用。

4.中医中药治疗　中医对感冒依据病因分为风寒型、风热型和暑热型三种，在用药上也有区别。①风寒型感冒：病症的特点是恶寒重，发热轻，头痛、关节疼痛明显，鼻塞声重，流清鼻涕，口不渴，咳嗽时吐白稀痰，咽喉疼痛比较明显。宜宣肺散寒、辛温解表，如风寒感冒冲剂、感冒清热颗粒、羚翘解毒丸、参苏丸可以选用。②风热型感冒：病症以发热重，恶寒轻，咽干而疼痛，甚至咽喉、扁桃体红肿疼痛，鼻塞、流黄鼻涕，口渴、想喝水，咳嗽吐黏痰。宜辛温解表，可选用风热感冒冲剂、羚翘解毒丸、羚羊感冒片或板蓝根颗粒片、桑菊感冒片、银翘解毒颗粒、双黄连口服液口服。③暑热型感冒：多因受暑湿引起头晕、烦闷、口渴，可伴有发热、恶寒、头痛或全身疼痛，不思餐饮，舌苔白腻。宜清热祛暑、清气分热、芳香化浊，可选用藿香正气水 、十滴水或口服仁丹，外用清凉油、薄荷锭。

二、慢性支气管炎

慢性支气管炎（chronic bronchitis），是各种病因引起的气管–支气管黏膜及其周围组织的慢性非特异性炎症。其病理特点是支气管黏液腺细胞增生、黏液分泌亢进。患者临床上表现为连续2年以上、每年持续3个月以上的咳嗽、咳痰或伴有气喘等症状。本病起病隐袭，早期咳嗽或干咳等轻微症状，多在冬季发作，春暖后缓解；后期症状加重并常年存在。病程迁延反复，常可并发肺气肿和慢性肺源性心脏病。

（一）病因与发病机制

慢性支气管炎的病因比较复杂，其发生是多种因素长期综合作用的结果。

1.理化因素　吸烟、大气污染、粉尘、刺激性烟雾、气候寒冷等既可损伤呼吸道黏膜，又可导致呼吸道局部防御功能下降，从而局部容易发生感染，进而促使慢性支气管炎的发生。

2.感染因素　病毒、细菌的感染与慢性支气管炎的发生发展尤其是慢性支气管炎的急性发作关系密切。常见的病毒为鼻病毒、腺病毒、呼吸道合胞病毒等；常见的病原菌为肺炎链球菌、甲型链球菌、流感嗜血杆菌等。

3.过敏因素　喘息型慢性支气管炎的发生与机体对某些过敏原产生了超敏反应、支气管平滑肌收缩有关。

4.其他因素　机体自主神经功能紊乱，呼吸道副交感神经功能亢进，气道高反应状态，微弱的刺激即可引起支气管收缩、分泌物增多，与慢性支气管炎的发生也有一定关系。

（二）临床表现

慢性支气管炎起病隐袭，大多起病于中青年，也有少数在老年期起病。咳嗽，咳白色稀黏痰或黏稠痰，寒冷天气和早晚严重。

1.咳嗽　长期、反复、逐渐加重。白天咳嗽较少，以夜间明显。重症患者则四季均咳，冬、春季加剧，日夜咳嗽，早晚尤为剧烈。

2.咳痰　晨起较多，常因痰液黏稠而不易咳出。在感染或受寒后症状迅速加剧，痰量增多，黏度增加，或呈黄色脓性痰或伴有喘息。偶因剧咳而痰中带血。

3.气喘　当合并呼吸道感染时，由于细支气管黏膜充血水肿，痰液阻塞及支气管管腔狭窄，可以产生气喘（喘息）症状。发生喘鸣声，肺部听诊时有哮鸣音。这种以喘息为突出表现的类型，临床上称之为喘息性支气管炎。

4.反复感染　寒冷季节或气温骤变时，容易发生。气喘加重，痰量明显增多且呈脓性，伴有全身乏力、畏寒、发热等。肺部出现湿性啰音。尤其易使老年患者的病情恶化，必须予以充分重视。

5.体征　本病早期多无体征。有时可闻呼吸音粗糙，肺底部干性或湿性啰音；喘息型发作时有广泛的哮鸣音；阻塞型呼吸音低弱，呼气时间延（长）。

（三）辅助检查

1.X线检查　本病早期X线检查多无异常，病程长者由于出现终末支气管及肺泡的周围纤维结缔组织增生可见肺纹增加、粗乱，以两下肺为著；合并感染时支气管周围有小片状模糊影。

2.呼吸功能检查　一般包括通气功能检查、换气功能检查、呼吸力学检查和小气道功能检查等几类。呼吸功能检查对于肺部疾病患者的康复治疗、功能训练具有特殊的意义。

3.痰液检查　对痰液进行的一般性状和显微镜等的检查。包括痰量、黏稠度、色泽、气味的观察，痰直接涂片查找或培养红细胞、白细胞、肿瘤细胞、结核杆菌和其他细菌。对于反复感染的老慢支患者，在选择抗生素时可以进行痰培养和药敏试验，以此指导选择合适的抗生素。

（四）诊断标准

连续2年以上、每年持续3个月以上的咳嗽、咳痰或气喘等症状为主要临床表现，即可予以诊断。至于是否合并感染需结合临床表现和X线检查予以诊断。

（五）治疗

本病的治疗分为缓解期和急性发作期两个阶段。缓解期的治疗是康复治疗和防止发作；急性发作期及慢性迁延期的治疗以控制感染、祛痰为主，喘息型加用平喘药和氧疗。

1.缓解期治疗　缓解期以加强体育锻炼，增强体质为主。常用的预防治疗措施有酪蛋白（核酪注射液）肌内或皮下注射，每周2次，每次2~4ml；气管炎菌苗皮下注射，每周1次，一般在秋末冬初进行，可以有效地提高机体免疫力，减轻或防止发作。

2.急性发作期　以控制感染、祛痰为主，喘息型加用平喘药和氧疗。

（1）控制感染　老年慢性支气管炎急性发作多数系院外感染，早期病原菌以肺炎球菌、流感嗜血杆菌、金黄色葡萄球菌为多见，轻症者可选用阿莫西林片、罗红霉素片、环丙沙星胶囊、头孢氨苄胶囊等，疗程一般7~10天；中、重症应以静脉给药为主，依据病情可选用青霉素800万U静脉滴注、复方氨苄西林3.0~4.5g静脉滴注、喹诺酮类或二、三代头孢类静脉滴注；晚期或院内感染者则以革兰阴性杆菌为多，如铜绿假单胞菌、军团菌等，这些细菌对大部分常用的抗生素耐药，治疗上常选用喹诺酮类或第三代头孢类静脉滴注；严重感染应及早、联合、足量给药，疗程一般10~14天。在试验治疗的同时应做痰菌培养和药物敏感试验，以其结果修正治疗方案。

（2）祛痰　常用的药物有溴己新30mg，3次/天，口服；羧甲司坦（化痰片）50mg，3次/天，口服；甘草流浸膏（棕色合剂）20ml，3次/天，口服等。痰黏稠难以咳出者可以采用超声雾化吸入。老年体弱患者常咳嗽无力，除给予祛痰剂外应重视加强护理，如拍背、吸痰等。除剧烈刺激性咳嗽影响休息者外，不宜单独使用镇咳药，以免痰液潴留和抑制呼吸，加重病情。

（3）平喘　喘息型发作在控制感染的同时应给予平喘药。间歇或轻度持续发作，按需吸入短效β₂受体激动药；中度持续发作，按需吸入短效β₂受体激动药与口服茶碱控释片，糖皮质激素吸入200~600μg/d，夜间哮喘可吸入长效β₂激动剂。

三、支气管哮喘

支气管哮喘简称哮喘，是由多种细胞及细胞组分参与的慢性气道炎症，此种炎症常导致气道反应性增高（过敏），引起反复发作的喘息并伴有哮鸣音、气促、胸闷和（或）咳嗽等症状，多在夜间和（或）凌晨发生，此类症状常伴有广泛而多变的气流阻塞，可以自行或通过治疗而逆转。全世界约有一亿哮喘患者，已成为严重威胁公众健康的一种主要慢性疾病，我国哮喘的患病率约为1%，儿童可达3%，据测算全国约有1千万以上哮喘患者。

（一）病因

1.遗传因素　哮喘是一种具有复杂性状的多基因遗传倾向的疾病。

2.变应原　哮喘最重要的激发因素是吸入变应原。

（1）室内外变应原　屋螨是最常见的、危害最大的室内变应原，是哮喘的重要发病因素；宠物如猫、狗、鸟等释放的变应原在它们的皮毛、唾液、尿液与粪便等分泌物里。花粉与草粉是最常见的室外变应原。

（2）职业性变应原　可引起职业性哮喘，常见的有谷物粉、面粉、木材、饲料、茶、咖啡豆、家蚕、鸽子、蘑菇、抗生素（青霉素、头孢霉素）、邻苯二甲酸、松香、活性染料等。

（3）药物及食物添加剂　阿司匹林和一些非甾体类抗炎药是药物所致哮喘的主要变应原。水杨酸酯、防腐剂及染色剂等食物添加剂也可引起哮喘急性发作。目前已证实蜂王浆也可引起一些患者哮喘急性发作。

3.促发因素

（1）大气污染　空气污染（SO₂、NO）可致支气管收缩、一过性气道反应性增高并能增强对变应原的反应。

（2）吸烟　香烟烟雾（包括被动吸烟）是户内促发因素的主要来源，是一种重要的哮喘促发因子，特别是对于那些父母抽烟的哮喘儿童，常因父母吸烟引起儿童哮喘发作。

（3）呼吸道病毒感染　呼吸道病毒感染与哮喘发作有密切关系。婴儿呼吸道病毒感染作为哮喘发病的启动病因尤其受到关注。

（4）其他　剧烈运动、气候改变、吸入冷空气等多种非特异性刺激可诱发哮喘。此外，有时精神紧张亦可诱发哮喘。

（二）临床表现

哮喘典型表现为发作性咳嗽、胸闷及呼吸困难伴有哮鸣音。发作时的严重程度和持续时间个体差异很大，轻者仅有胸部紧缩感，持续数分钟，重者极度呼吸困难，持续数周或更长时间。症状的特点是可逆性，即经治疗后可在较短时间内缓解，部分自然缓解，少部分不缓解而呈持续状态可以危及生命。发作常有一定的诱发因素，不少患者发作有明显的生物规律，每天凌晨2~6时发作或加重，一般好发于春夏交接时或冬天，部分女性（约20%）在月经前或期间哮喘发作或加重。

体征：缓解期多无异常体征。发作期胸廓膨隆，多数有广泛的以呼气相为主的哮鸣音，呼气延长。严重哮喘发作时常有呼吸费力、大汗淋漓、发绀、胸腹反常运动、心率增快等体征。

（三）辅助检查

1.抗原皮内试验　变应原皮肤试验能反映人体的特应性体质，70%以上的哮喘患者呈阳性反应。

> **拓展阅读**
>
> 　　皮内试验是最常用的皮肤试验。应用范围也很广，几乎各类抗原及各型反应都可用皮内试验进行测定，只是不同类型的反应观察结果的时间和判定结果的标准有所不同。试验方法：将使用部位（两前臂或背部）消毒后，用注射器皮内注射稀释抗原0.1ml（第一次用稀释度最大的抗原），如有多种抗原同时试验，各试剂的横距应不小于2.5cm，纵距不小于5cm，1次不超过10个试验，同时须用相同的溶剂作对照。结果的观察，注射后10分钟及20分钟各观察1次，注射处如有风团发生，即为阳性。

2.痰液检查　常有较多的嗜酸性粒细胞，可发现Curschman螺旋体（黏液管型）。

3.血常规检查　发作时可有嗜酸性粒细胞增高，但多数不明显，如并发感染可有白细胞数增高，分类嗜中性粒细胞比例增高。

4.血清免疫球蛋白E（IgE）测定　约有50%成年哮喘患者和80%以上儿童哮喘患者增高，特异性IgE（针对某种变应原）的增高则更有意义。

（四）治疗

哮喘的治疗以预防发作及加剧、控制症状和预防哮喘引起死亡为主要目标。

1.治疗哮喘的药物　可分为"控制发作药"和"缓解发作药"。控制发作药具有抗炎作用，也称"抗炎药"，如吸入型糖皮质激素，规律应用后可以控制气道慢性炎症，减少乃至避免哮喘急性发作，稳定肺功能。缓解发作药具有支气管舒张作用，因此，也称"支气管舒张药"，通常是在哮喘急性发作时按需使用，包括速效β_2受体激动剂、M受体拮抗剂、茶碱类药物与抗白三烯类药物。

此外，还有一些用于调节患者免疫的药物，对于哮喘的长期康复治疗和预防发作也有积极作用，如多抗甲素片等。

哮喘是一种慢性迁延性疾病，具有不稳定、易波动、易反复的特点，因而在治疗上是一个长期的过程。一般来讲，经过系统的、合理的阶梯治疗，将病情控制在间歇发作以下后，需继续吸入糖皮质激素3~6个月，之后在医生指导下可考虑停药。

2.日常预防发作建议　教会患者识别并避免接触过敏原，如食物中的鱼、蟹、虾、蛋品、牛奶等动物性食品，陈旧房间的尘螨、花粉，小动物的皮屑等。患者哮喘发作时情绪要保持乐观稳定。确保患者正确掌握吸入制剂等常用药物的使用方法。

四、肺炎

💬 **案例讨论**

病例　李某，男，28岁。因淋雨后突起咳嗽、咳铁锈色痰、发热2天入院。患者于2天前野外劳动时淋雨湿透全身，当晚患者出现畏寒、发热、咳嗽，自测体温39.2℃，自服退烧药，第二天上述症状加重，出现咳铁锈色痰，到村卫生室治疗效果不佳转来本院门诊。患者既往身体健康，不吸烟。门诊测体温39.7℃，脉搏92次/分，右下肺可闻及大量湿性啰音，心音无异常。胸部X线片显示：右下肺大片致密阴影。血常规检查，白细胞$13.0×10^9$/L，中性90%。

　　讨论　患者为青年男性，因淋雨后突起咳嗽、咳铁锈色痰，伴有发热，符合急性肺炎的临床表现，胸片提示肺部感染；血常规以白细胞增高，中性粒细胞升高为主，符合细菌感染的改变；铁锈色痰提示是肺炎链球菌感染。

　　肺炎（pneumonia）指终末气道、肺泡和肺间质的炎症性疾病，可由病原微生物、理化因素、免疫损伤、过敏和药物所致。其中，以细菌性肺炎和病毒性肺炎较为常见。临床表现主要有发热、咳嗽、咳痰和呼吸困难。

（一）肺炎的分类

　　1.解剖分类

　　（1）大叶性肺炎　是指炎症累及整个肺叶或多个肺叶及肺段。多见于青壮年，临床起病急，主要由肺炎链球菌感染引起的炎症。其病变起始于肺泡，经肺泡孔蔓延至邻近肺泡，直至肺大叶的全部或大部。

　　（2）小叶性肺炎　是指炎症累及细支气管、终末细支气管及其远端的肺泡，常在两侧肺中呈小片分布，又称支气管肺炎。主要发生于儿童、体弱老人及久病卧床者，可由多种细菌混合感染所致，常见的有肺炎链球菌、葡萄球菌等。

　　（3）间质性肺炎　是指炎症主要累及肺间质，即支气管与肺泡周围的结缔组织，伴细胞增生、间质水肿。常由肺炎支原体与各种病毒感染引起。

　　2.根据患病环境分类　社区获得性肺炎指在医院外罹患的肺炎，包括在入院后48小时内发病的肺炎，常见病原菌为肺炎链球菌、支原体、衣原体、流感病毒等；医院获得性肺炎是指患者入院时没有肺炎、也不处于潜伏期，入院48小时后在医院内发生的肺炎，常见病原菌为铜绿假单胞菌、肠杆菌、肺炎克雷伯杆菌等。

　　3.病因分类

　　（1）细菌性肺炎　是由细菌感染引起的肺部炎症，常见细菌有肺炎链球菌、金黄色葡萄球菌、铜绿假单胞菌、肺炎克雷伯杆菌等。

　　（2）病毒性肺炎　是由病毒感染引起的肺部炎症，常由上呼吸道病毒感染向下蔓延所致，引起该类肺炎的常见病毒有流感病毒、副流感病毒、巨细胞病毒、腺病毒、鼻病毒、冠状病毒和某些肠道病毒，如柯萨奇、埃可病毒等。呼吸道病毒可通过飞沫与直接接触传播，且传播迅速、传播面广。

　　（3）非典型病原体所致肺炎　病原体有军团菌、支原体、衣原体等。

（二）肺炎的临床表现

　　肺炎的临床表现从轻微到严重不等，取决于引起感染的病原体类型与患者的年龄、健康状况等因素。

　　细菌性肺炎可有发热、呼吸困难、咳嗽、咳痰。多数患者出现发热，重症感染者或婴幼儿体温可正常或低于正常；病变范围较大者可有呼吸困难、呼吸窘迫；咳嗽、咳痰频繁，不同病原菌感染，咳痰性质不同，肺炎链球菌者咳铁锈色痰、葡萄球菌者咳大量脓痰、克雷伯杆菌患者咳砖红色胶胨样痰。

病毒性肺炎一年四季均可发生，但大多见于冬、春季节，可暴发或散发流行。临床主要表现为发热、头痛、全身酸痛、干咳及肺部炎症浸润等。

（三）辅助检查

1.血常规　细菌性肺炎患者可出现白细胞计数升高，中性粒细胞计数及比例升高。白细胞升高程度是反应炎症严重程度的重要指标，进行有效治疗后迅速下降。

2.C反应蛋白　细菌性感染时，血清C反应蛋白（CRP）、降钙素原（PCT）明显升高，非细菌感染时升高不明显。CRP及PCT是鉴别细菌感染及非细菌感染的重要指标，也是判断治疗是否有效的关键指标。

> **📖 拓展阅读**
>
> 　　C反应蛋白（C-reactive protein，CRP）是指在机体受到感染或组织损伤时血浆中一些急剧上升的蛋白质（急性蛋白）。CRP可以激活补体和加强吞噬细胞的吞噬而起调理作用，从而清除入侵机体的病原微生物和损伤、坏死、凋亡的组织细胞，在机体的天然免疫过程中发挥重要的保护作用。

3.涂片、痰培养及药敏试验　留痰进行病原菌的鉴定，同时根据药敏试验选择敏感抗生素。

4.影像学检查　肺部CT或胸部X线片可明确肺炎病变的位置、严重程度，观察治疗是否有效，监测病情恢复程度，也可用于其他肺部疾病的鉴别诊断。不同类型肺炎影像学上表现出不同特点，如大叶性肺炎，病变肺叶可为大片的白色实变影，致病菌多为肺炎链球菌；小叶性肺炎X线可见沿肺纹理分布的大小不规则斑片状阴影，边缘密度浅而模糊（磨玻璃影）；病毒性肺炎主要累及细支气管及其周围炎时表现为磨玻璃样渗出性改变，血管支气管束增粗模糊，伴有周围浅淡的小斑片影，可随病变加重而扩大。

（四）肺炎的诊断

依据病史及临床表现，结合血常规检查及胸部X线检查可以诊断，痰培养连续2次分离出相同病原菌可确诊。

（五）肺炎的治疗

肺炎治疗的目的包括抗感染和预防并发症。

1.抗生素治疗　当患者确诊肺炎时，首先应根据病原菌进行抗生素治疗，病情稳定后可由静脉用药转为口服治疗，抗生素疗程为7~10天或更长。肺炎链球菌肺炎首选阿莫西林，对于青霉素过敏者或感染耐药菌的患者，可选用喹诺酮类、头孢类药物。葡萄球菌肺炎首选半合成青霉素类或头孢类药物。支原体肺炎多选用大环内酯类抗生素，如红霉素、阿奇霉素；衣原体肺炎首选红霉素，也可以使用多西环素或克拉霉素治疗。

病毒性肺炎需要根据病毒类型选择不同药物。流感病毒可应用奥司他韦，巨细胞病毒可应用更昔洛韦，合并细菌感染时，可根据感染细菌类型选择合适的抗生素。

2.糖皮质激素　对于感染性休克患者，短期使用中小剂量糖皮质激素能降低病死率，常用药物为琥珀酸氢化可的松，用药时间一般不超过7天，休克纠正后应立刻停药。

3.咳嗽、咳痰的处理　对于以干咳为主的患者，可酌情使用镇咳药物，如甘草片；痰量过多或有脓痰时，可予祛痰药物，如氨溴索，也可使用气道雾化治疗促进排痰。

4.发热的处理 适用于发热的患者，可采用物理降温，或使用退热药物，如布洛芬、洛索洛芬等。

5.中医治疗 肺炎常见证候包括实证类（风热犯肺证、外寒内热证、痰热壅肺证、痰浊阻肺证）、正虚邪恋类（肺脾气虚证、气阴两虚证）、危重变证类（热陷心包证、邪陷正脱证）3类8个证型，可在中医师指导下进行辨证治疗。

其他支持治疗：包括营养支持、呼吸支持、电解质平衡等，重症肺炎患者应通过鼻导管或面罩吸氧，维持血氧饱和度94%~98%，重症肺炎患者如果合并急性呼吸窘迫综合征，且常规机械通气不能改善，可以使用体外膜肺氧合（人工肺）。

五、肺癌

肺癌（lung cancer）是对人类健康和生命威胁最大的恶性肿瘤之一。近年来，许多国家肺癌的发病率和死亡率均明显增高，男性肺癌的发病率和死亡率均占所有恶性肿瘤的首位。自21世纪初期，肺癌已成为我国死亡率最高的恶性肿瘤。

（一）病因

1.吸烟 目前认为吸烟是肺癌的最重要的高危因素，85%~90%的肺癌可归因为吸烟，烟草中有几千种化学物质，其中多链芳香烃类化合物（如：苯并芘）和亚硝胺均有很强的致癌活性，可通过多种途径导致支气管上皮细胞DNA损伤，使得癌基因（如Ras基因）激活和抑癌基因（如p53）失活，引起细胞的转化，最终癌变。

2.大气污染 2013年WHO下属的国际癌症研究机构正式将大气污染列为一级致癌物，主要包括细颗粒物（$PM_{2.5}$）、可吸入颗粒物（PM_{10}）、二氧化硫、氮氧化物、一氧化碳和臭氧等。$PM_{2.5}$可随呼吸进入肺泡或血液循环，是大气环境中化学组成最复杂、危害最大的污染物之一。$PM_{2.5}$可在遗传物质的不同水平产生毒性作用，致使染色体结构改变、基因突变、DNA损伤等。大气污染与吸烟对肺癌的发病率可能互相促进，起协同作用。另一方面，室内环境的污染，如烹饪产生的油烟也被认为与肺癌密切相关。

3.职业和环境接触 肺癌是职业癌中最重要的一种。估约10%的肺癌患者有环境和职业接触史。现已证明以下多种职业环境致癌物增加肺癌的发生率：铝制品的副产品、砷、石棉（3%~4%的肺癌患者）、铬化合物、焦炭炉、芥子气、含镍的杂质、氯乙烯等。

4.呼吸系统慢性感染性疾病 如肺结核、支气管扩张症等患者，支气管上皮在慢性感染过程中可能化生为鳞状上皮致使癌变，但较为少见。

5.其他因素 家族聚集、遗传易感性以及免疫功能降低，代谢、内分泌功能失调等也可能在肺癌的发生中起重要作用。

（二）病理变化

根据肺癌的发生部位将其分为中央型、周边型和弥漫型三种类型。中央型：此型最常见，癌肿位于肺门部，常形成肿块（图8-4）。周围型：常在靠近胸膜的肺周边组织形成孤立的癌结节（图8-5）。弥漫型少见。显微镜下观察，肺癌可分为小细胞肺癌（small cell lung cancer，SCLC）和非小细胞肺癌（non-small cell lung cancer，NSCLC）。NSCLC更为常见，约占肺癌的85%，其中以肺鳞癌与肺腺癌为主要组织类型。

中央型肺癌常直接侵及纵隔、心包及周围血管，周围型肺癌可直接侵犯胸膜。肺癌主要经淋巴道转移，首先转移至肺门及纵隔淋巴结，而后转移到颈部及锁骨上淋巴结。

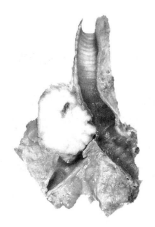

图8-4　中央型肺癌

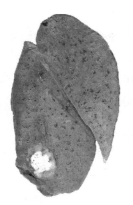

图8-5　周围型肺癌

（三）临床表现

部分肺癌患者早期可无任何不适或症状轻微。中央型肺癌症状出现早且重而易被发现，周围型肺癌症状出现晚且较轻，常在体检时被发现。肺癌的症状大致分为：局部症状、全身症状、肺外症状、浸润和转移症状。

1.局部症状　是指呼吸系统症状，主要包括咳嗽、咳痰、咯血、胸痛、胸闷、呼吸困难、声音嘶哑等。

（1）咳嗽　是肺癌患者最常见的症状，典型的表现为阵发性刺激性干咳，一般止咳药常无效。

（2）咯血　反复咳痰且痰中带血，即咯血，是肺癌的常见症状，以此为首发症状者约占30%。可能由肿瘤组织血管破裂、局部坏死引起。

（3）胸痛　常表现为胸部不规则的隐痛或钝痛。周围型肺癌侵犯壁层胸膜或胸壁，可引起尖锐而断续的胸膜性疼痛。

（4）胸闷与呼吸困难　多见于中央型肺癌，特别是肺功能较差的患者。主要原因：肺癌晚期，纵隔淋巴结广泛转移，压迫气管、主支气管。

（5）声音嘶哑　提示直接的纵隔侵犯或淋巴结长大累及同侧喉返神经。

2.全身症状　主要有发热，是癌肿引起的阻塞性炎性发热和肿瘤坏死性发热。此外，肺癌晚期患者，由于感染、疼痛、焦虑引起的睡眠障碍和食欲减退，肿瘤生长和发热引起过度消耗，可导致严重的消瘦、贫血、恶病质。

3.肺外症状　由于肺癌组织所产生的某些特殊活性物质可使患者出现一种或多种肺外症状，常出现在其他症状之前，并且可随肿瘤的消长而消退或出现，临床上以肺源性骨关节增生症较多见，主要表现为杵状指（趾）。

4.浸润和转移症状　肺癌主要经淋巴道转移，可侵犯纵隔淋巴结和锁骨上淋巴结，表现为单个或多个硬节；甚至压迫气道，出现胸闷、气急。周围型肺癌易侵犯胸膜除引起胸痛外，还可引起血性胸水；肿瘤压迫上腔静脉可引起面部、颈部、上肢水肿及颈胸部静脉曲张，称为上腔静脉综合征；肺尖部肿瘤如侵犯交感神经节链可致患者出现患侧眼睑下垂、瞳孔缩小、颜面无汗等症状，称为Horner综合征。

肺癌骨转移也较多见，常见部位有肋骨、椎骨、髂骨、股骨等，但以同侧肋骨和椎骨较多见，表现为局部疼痛并有定点压痛、叩痛。

（四）辅助检查

1.X线和CT检查 是最常用的检查手段。通过X线检查可以了解肺癌的部位、大小和继发性病变。

2.支气管镜检查 通过支气管镜可直接观察支气管内膜及管腔的病变情况，并利用活检钳取瘤组织活检，或吸取支气管分泌物作脱落细胞学检查，以明确诊断和判定组织类型。

> **拓展阅读**
>
> 纤维支气管镜是一种经口或鼻置入患者下呼吸道，用于做肺叶、段及亚段支气管病变的观察、活检采样、细菌学和细胞学检查，配合TV系统可进行摄影、示教和动态记录的医疗器械。

3.细胞学检查 痰细胞学检查是肺癌普查和诊断的一种简便有效的方法，原发性肺癌患者多数在痰液中可找到脱落的癌细胞。

（五）肺癌的治疗原则

1.手术治疗 外科手术治疗是肺癌首选和最主要的治疗方法，也是唯一能使肺癌治愈的治疗方法。手术治疗肺癌的目的是：完全切除肺癌原发病灶及转移淋巴结，达到临床治愈；切除肿瘤的大部分，为其他治疗创造有利条件，即减瘤手术。手术治疗常常需在术前或术后作辅助化疗、放疗治疗，以提高手术的治愈率和患者的生存率。

2.化学治疗 化疗是肺癌的主要治疗方法，90%以上的肺癌需要接受化疗。化疗对SCLC的疗效无论早期或晚期均较肯定；化疗也是治疗NSCLC的主要手段，但其肿瘤缓解率为40%~50%，只能延长患者生存和改善生活质量。化疗分为治疗性化疗和辅助性化疗。化疗需根据肺癌组织学类型不同选用不同的化疗药物和化疗方案。化疗除能杀死肿瘤细胞外，对人体正常细胞也有损害。近年化疗在肺癌中的作用已不再限于不能手术的晚期肺癌患者，而常作为全身治疗列入肺癌的综合治疗方案。

3.放射治疗 放疗对SCLC效果最佳，鳞状细胞癌次之，腺癌最差。但SCLC容易发生转移，故多采用大面积不规则照射，照射区应包括原发灶、纵隔双侧锁骨上区、甚至肝脑等部位，同时要辅以药物治疗。鳞状细胞癌对射线有中等度的敏感性，病变以局部侵犯为主，转移相对较慢，故多用根治治疗。腺癌对射线敏感性差，且容易血道转移，故较少采用单纯放疗。

> **拓展阅读**
>
> 肿瘤放射治疗，简称"放疗"，是利用放射线治疗肿瘤的一种局部治疗方法。放射线包括放射性同位素产生的α、β、γ射线和各类X射线治疗机或加速器产生的X射线、电子线、质子束及其他粒子束等。大约70%的癌症患者在治疗癌症的过程中需要用放射治疗，约有40%的癌症可以用放疗根治。现在的放疗技术主流包括立体定向放射治疗（SRT）和立体定向放射外科（SRS）。立体定向放射治疗（SRT）包括三维适形放疗（3DCRT）、三维适形调强放疗（IMRT）；立体定向放射外科（SRS）包括X刀（X-knife）、伽马刀（Y刀）和射波刀（Cyber Knife）等设备。

本章小结

　　呼吸系统是人体与外界环境进行气体交换的一系列器官的总称。人体借助于呼吸系统与外界进行气体交换，空气由呼吸道进入肺泡，空气中的氧气从肺泡进入毛细血管的血液，经循环送遍全身，供组织细胞利用。与此同时，组织代谢产生的二氧化碳经血液循环运至肺部，通过呼吸系统排出体外。呼吸系统是一个半开放系统，颗粒物被吸入肺部，并且有一些残留在血液中，造成感冒、哮喘、上呼吸道感染、肺炎、气管炎、肺结核等呼吸系统疾病。吸烟已经明确是肺癌发生的重要原因，这些疾病的大量发生给人类健康安全造成严重危害。

习题

习题

一、单项选择题

1. 肺通气的原动力是（　　）

 A. 肺泡的自主舒张和收缩　　　　　　　　B. 胸廓的舒张和收缩

 C. 大气的压力差　　　　　　　　　　　　D. 上下呼吸道的压力差

 E. 以上都是

2. 氧气在血液中的运输的主要方式是（　　）

 A. 直接溶解在血液里　　　　B. 以氧合血红蛋白形式　　　　C. 前面两种方式

 D. 以 O^{2-} 离子形式　　　　E. 以上都不是

3. 下列哪种是急性上呼吸道感染不常见的病毒（　　）

 A. 鼻病毒　　　　B. 冠状病毒　　　　C. 肠道病毒　　　　D. 巨细胞病毒　　　　E 腺病毒

4. 普通感冒与流感临床表现的主要区别是普通感冒少有（　　）

 A. 鼻塞　　　　B. 流涕　　　　C. 咳嗽　　　　D. 发热　　　　E. 胸痛

5. 对于普通感冒的治疗下列哪项不合适（　　）

 A. 休息　　　　　　　　　　B. 多喝开水　　　　　　　　C. 多吃新鲜水果

 D. 服用阿莫西林　　　　　　E. 以上皆错

6. 慢性支气管炎早期肺部 X 线表现是（　　）

 A. 无特殊征象　　　　　　　B. 肺野透亮度增加　　　　　C. 两肺纹理增粗

 D. 胸廓扩张，肋间隙增宽　　E. 双下肺片状影

7. 慢性支气管炎诊断标准中对病程的规定是（　　）

 A. 一年内患病持续 3 月以上　　　　　　　B. 每年患病 2 月，连续 3 年以上

 C. 每年患病 1 月，连续 3 年以上　　　　　D. 每年患病 3 月，连续 2 年以上

 E. 连续 3 年，每年 3 个月以上

8. 慢性支气管炎的治疗下列哪项不合适（　　）

 A. 缓解期多做肺功能锻炼　　　B. 戒烟　　　　C. 长期使用抗生素预防感染

 D. 喘息型患者可以使用氨茶碱　　　E. 并发感染时及早使用抗生素

9. 链球菌性肺炎患者咳痰的典型特点为（　　）

A.白色黏痰　　　　　　　　　　B.黄色脓痰　　　　　　　　　　C.铁锈色痰

D.粉红色泡沫痰　　　　　　　　E.绿痰

10.肺炎球菌性肺炎的药物治疗首选（　　）

A.万古霉素　　　B.青霉素　　　C.庆大霉素　　　D.四环素　　　E.阿奇霉素

11.肺炎支原体肺炎的药物治疗首选（　　）

A.万古霉素　　　B.青霉素　　　C.红霉素　　　D.阿奇霉素　　　E.氯霉素

12.下列有关哮喘特征的描述中不正确的是（　　）

A.凡气道高反应性者都是支气管哮喘　　　　B.可自行缓解或治疗后缓解

C.反复发作性呼吸困难　　　　　　　　　　D.典型发作时可闻及哮鸣音

E.间隙如常人

13.支气管哮喘典型的临床表现是（　　）

A.反复发作性伴有哮鸣音的呼吸困难　　　　B.胸闷　　　　　　C.干咳

D.胸痛　　　　　　　　　　　　　　　　　E.发作时伴有发热

14.诊断支气管哮喘的主要依据是（　　）

A.皮肤敏感试验阳性　　　　　B.气道激发试验阳性　　　　C.血中嗜酸性粒细胞增高

D.反复发作的呼吸困难伴哮鸣音　　E.肺部听诊哮鸣音

15.支气管哮喘发作禁用（　　）

A.地塞米松　　　B.吗啡　　　C.沙丁胺醇　　　D.氨茶碱　　　E.孟鲁斯特

二、多项选择题

1.上呼吸道的组成包括（　　）

A.鼻　　　　　　B.咽　　　　　C.主支气管　　　D.终末细支气管　　E.膈肌

2.呼吸系统的生理功能有（　　）

A.通气功能　　　B.换气功能　　　C.免疫功能　　　D.分泌功能　　　E.排泄功能

3.流感区别于普通感冒在以下哪几个方面（　　）

A.鼻塞　　　　　B.流涕　　　　　C.传染性强　　　D.发热　　　　E.普通感冒没有传染性

4.老年性慢性支气管炎的临床表现包括（　　）

A.反复的咳嗽、咳痰　　　　　　B.合并感染时容易出现气喘

C.晚期肺部X线出现"双轨征"　　D.经常哮喘发作

E.容易治愈

5.老年性慢性支气管炎治疗正确的有（　　）

A.缓解期主要以提高抵抗力为目标　　　　B.合并感染时等药敏结果用敏感的抗生素

C.缓解期使用抗生素预防感染　　　　　　D.感染时尽早使用抗生素

E.以上都正确

6.肺炎按解剖部位分为（　　）

A.大叶性肺炎　　　　　　　　　B.小叶性肺炎　　　　　　　　C.间质性肺炎

D.支原体肺炎　　　　　　　　　E.社区获得性肺炎

三、简答题

1.简述呼吸系统的结构和主要生理功能。

2.简述老年性慢性支气管炎的诊断标准。

3.诊断肺癌有哪些检查手段，需要用到哪些医疗器械？

第九章　消化系统疾病

PPT

第一节　消化系统的解剖结构

　　人体的消化系统由消化管和消化腺两部分组成（图9-1）。消化管包括口腔、咽、食管、胃、小肠、大肠、肛门；其中将从口腔至十二指肠这一段消化管称为上消化道，空肠以下的称为下消化道。消化腺包括大消化腺和小消化腺，大消化腺有肝脏、胰腺和唾液腺，小消化腺存在于消化管各段的管壁内，如舌腺、食管腺、胃腺、肠腺等。

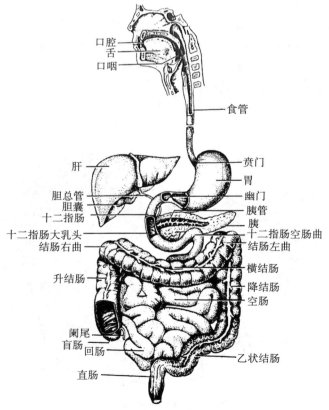

图9-1　消化系统示意图

一、消化管

（一）口腔

口腔包括唇、颊、腭、舌和牙。

1.舌 舌是肌性器官，舌肌共同协调活动，使舌运动灵活，适于搅拌食物、吞咽、语言、发音等动作。舌的黏膜表面有舌乳头，乳头上有味蕾，能感受酸、甜、苦、咸等味。

2.牙 牙分为切牙、尖牙、磨牙，牙的构造分为牙冠、牙颈和牙根。

（二）咽

咽是前后略扁的肌性管道，呈漏斗形，位于颈椎前面，全长约12cm；咽分鼻咽部、口咽部和喉咽部。

（三）食管

食管上与咽相续，全长25~30cm，食管全程有三个生理性狭窄，下经膈的食管裂孔与胃的贲门相连接。

（四）胃

胃大部分位于左季肋部，小部分在腹上区。胃有前、后壁，大、小弯和上、下口，形似袋状。胃分贲门部、胃底部、胃体部和幽门部（也叫胃窦部）。胃的上口称贲门，接食管；下口称幽门，接十二指肠（图9-2）。

📖 **拓展阅读**

　　胃壁有4层结构：黏膜层、黏膜下层、肌层和浆膜（图9-2）。胃腺有3类：贲门腺、幽门腺和泌酸腺，前两者分别分布于贲门区和幽门区，均分泌黏液；泌酸腺主要存在于胃体和胃底的黏膜内，泌酸腺有3类细胞，即主细胞、壁细胞和黏液细胞，主细胞分泌胃蛋白酶原，壁细胞分泌盐酸和内因子，黏液细胞分泌黏液。

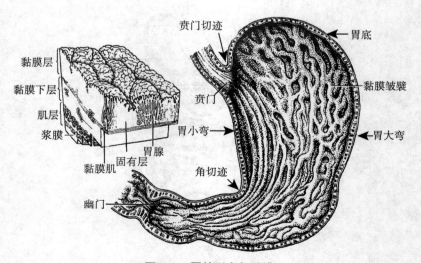

图9-2 胃的形态与黏膜

（五）小肠

小肠由上到下分为十二指肠、空肠和回肠；上接幽门，下通过回肠与盲肠相接，长5~7米，盘曲于腹腔中、下部。

（六）大肠

大肠环绕于空肠、回肠周围，全长约1.5米，分为盲肠、阑尾、结肠、直肠和肛管五部分（图9-3）。大肠与小肠相比，具有口径大、肠壁薄的特点。

1.盲肠和阑尾 盲肠是大肠的起始部，呈囊袋状，位于右髂窝内，与回肠相接。阑尾是连于盲肠后内侧壁的蚓状盲管，其体表投影约在脐与右髂前上棘连线中外1/3交界处，称为麦氏点（McBurney点）。急性阑尾炎时，此处常有明显压痛。

2.结肠 连于盲肠与直肠之间，可分为升结肠、横结肠、降结肠和乙状结肠四部分。

3.直肠 肠管的最末一段，上与乙状结肠相连，下与肛管相连。

4.肛管 上续直肠，下端终于肛门。

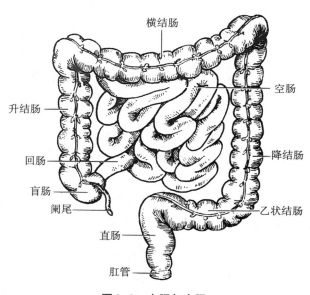

图9-3 大肠与小肠

二、消化腺

（一）唾液腺

唾液腺包括腮腺、下颌下腺、舌下腺三大唾液腺。腮腺分泌物中淀粉酶多，黏液少。下颌下腺分泌物含淀粉酶少，黏液多。舌下腺分泌物以黏液为主。

（二）肝脏

1.肝脏的解剖 肝脏大部分位于右上腹，小部分在上腹部。上邻膈，下面左叶邻胃。肝是人体中最大的消化腺，呈红褐色，质软而脆。肝可分为上、下两面和前后两缘，肝上面隆起贴于膈又称膈面，其表面借肝镰状韧带分为左、右两叶。左叶小而薄，右叶大而厚。肝下面凹陷，借"H"形沟分成四叶；即左叶、右叶、方叶和尾叶。"H"沟的横沟为肝门，有肝管、门静脉、肝动脉、淋巴管和神经出入，右纵沟前部为胆囊窝，后部有腔静脉窝，左纵沟前方有肝圆韧带，后方有静脉韧带。方叶下面接触幽门，右叶邻右肾上腺、右肾、十二指肠、结肠右曲等。

肝门处结缔组织特别发达，并随肝门管道（门静脉、肝动脉和肝总管）伸入肝实质内将肝实质分为许多小叶，称肝小叶。肝小叶是肝的结构和功能单位。

2.肝脏的功能

（1）分泌胆汁　有助于脂肪的消化吸收。

（2）参与代谢　人体内的蛋白质、脂肪、糖的分解和合成都在肝内进行，并可贮存在肝内，当机体需要时，再将这些物质释放到血液中以供利用。

（3）具有防御和解毒功能　肝脏可吞噬随血流进入肝内的细菌和异物颗粒。肝细胞可将氨基酸代谢过程中产生的有毒的氨转变为无毒的尿素，经肾排出体外。

（三）胰腺

胰腺是人体中重要的腺体，为第二大消化腺，位于胃的后方，相当于第1、2腰椎高度，横位于腹后壁，呈长棱状，可分为头、体、尾三部，头被十二指肠所包绕，尾与脾脏接触。胰管位于胰实质内，起自胰尾，横贯胰的全长，与胆总管汇合成肝胰壶腹，经十二指肠大乳头开口于十二指肠。

胰腺表面仅覆以薄层疏松结缔组织，不形成明显被膜，结缔组织深入胰腺实质内将胰腺分隔成许多小叶。胰腺实质可分为外分泌部和内分泌部两部分。外分泌部分泌胰液，含有多种消化酶，经胰管排入十二指肠，在食物消化中起重要作用；内分泌部是散在于外分泌部之间的细胞团，它分泌的激素进入血液，主要参与碳水化合物的代谢。

（四）肝外胆道

肝外胆道是指在肝门外走形的胆道系统，包括肝左管、肝右管、肝总管、胆囊与胆总管（图9-4）。

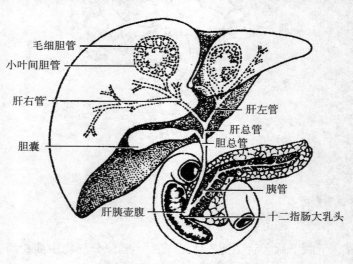

图9-4　胆道、十二指肠与胰

1.肝总管　长约3cm，由肝左管和肝右管汇合而成。肝总管位于肝十二指肠韧带内，其下端与胆囊管汇合成胆总管。

2.胆囊　为储存和浓缩胆汁的囊状器官，呈长梨形，容量40~60ml。胆囊分底、体、颈、管4部分。

3.胆总管　由肝总管和胆囊管在肝十二指肠韧带内汇合而成，向下与胰管相会合。全长4~8cm，直径0.6~0.8cm，与胰管汇合，形成略膨大的肝胰壶腹，开口于十二指肠大乳头。在肝胰壶腹周围有肝胰壶腹括约肌（oddi括约肌）包绕。

肝胰壶腹括约肌平时保持收缩状态，由肝分泌的胆汁，经肝左管、肝右管、肝总管、胆囊管进入胆囊贮存；进食后，尤其进高脂肪食物，胆囊收缩，肝胰壶腹括约肌舒张，胆囊内的胆汁经胆囊管、胆总管排入十二指肠内。

第二节　消化系统的生理功能

消化系统的主要功能是消化和吸收。消化是指糖、蛋白质、脂肪等食物经过消化系统的加工、处理，变成小分子物质的过程；包括物理性消化和化学性消化。吸收是指经消化后的小分子物质以及维生素、无机盐和水通过消化道黏膜，进入血液和淋巴循环的过程。

消化系统对从外界摄取的食物进行一系列复杂的物理性和化学性消化，使其变成简单的可溶性物质如单糖、氨基酸、甘油、脂肪酸等，然后经小肠吸收入血液和淋巴，随循环营养全身；另一部分未消化吸收的残渣在大肠中形成粪便由肛门排出体外。此外，消化系统还有免疫和内分泌等功能；消化管壁内有丰富的淋巴组织，构成了机体防御功能的一道防线。

一、消化

（一）口腔内消化

口腔内消化包括唾液分泌、咀嚼、吞咽等。

口腔内分泌的唾液是无色、无味，近于中性的低渗液体，含有大量黏蛋白、氨基酸、尿素、唾液淀粉酶及溶菌酶。唾液的主要作用有：①湿润口腔和食物；②溶解食物；③清洁和保护口腔；④消化作用，如唾液淀粉酶可使食物中的淀粉分解为麦芽糖；⑤抗菌作用。

咀嚼是在大脑皮层的支配下完成的咀嚼肌的顺序性收缩活动，其作用在于把食物磨碎并与唾液充分混合，以形成食团，便于吞咽。

吞咽指食物由口腔、食管进入胃的过程。

（二）胃内消化

1.胃的运动形式

（1）容受性舒张　当咀嚼和吞咽时，食物对咽、食管等感受器的刺激可引起胃头区肌肉的舒张，使胃的容量明显增大，而胃内压则无明显升高。其生理意义是使胃更好地完成容受和贮存食物的功能。

（2）移行性复合运动　胃的尾区及小肠上段可发生间断性的强烈收缩。收缩始于胃体的中部，并向尾区推进，每隔90分钟发生1次，每次持续3~5分钟，称为移行性复合运动。

（3）蠕动　胃的蠕动出现于食物入胃后5分钟左右，起始于胃的中部向幽门方向推进。其生理意义在于磨碎进入胃内的食团，使其与胃液充分混合，以形成糊状的食糜；将食糜逐步推入十二指肠中。

2.胃的分泌　胃分泌的液体为胃液。胃液的成分和作用如下。

（1）盐酸　由泌酸腺的壁细胞分泌。盐酸生理作用如下：①激活胃蛋白酶原，使之转变为有活性的胃蛋白酶，并为胃蛋白酶提供适宜的酸性环境；②分解食物中的结缔组织和肌纤维，使食物中的蛋白质变性，易于被消化；③杀死随食物入胃的细菌；④与铁和钙结合，形成可溶性盐，促进它们的吸收；⑤胃酸进入小肠可促进胰液和胆汁的分泌。

（2）胃蛋白酶原　由泌酸腺的主细胞合成并分泌。胃蛋白酶原本身无生物活性，进入胃肠后，在盐酸的作用下，转变为有活性的胃蛋白酶，可使蛋白质水解为多肽。

（3）黏液　由胃黏膜表面的上皮细胞、泌酸腺的黏液颈细胞、贲门腺和幽门腺分泌，化学成分为黏蛋白。黏液的作用是保护胃黏膜。

（4）内因子　由壁细胞分泌。它可与维生素B_{12}结合成复合物，以防止小肠内水解酶对维生素B_{12}的破坏。如果内因子分泌不足，将引起维生素B_{12}的吸收障碍而导致贫血。

（三）小肠内消化

1.胰液的分泌

（1）胰液的分泌　胰液由胰腺的外分泌部分泌，在食物消化中有重要意义。

（2）胰液的成分和作用　胰液中含有水解蛋白质、脂肪、糖三大营养物的消化酶，是所有消化液中消化力最强和最重要的，其主要成分为碳酸氢盐（HCO_3^-）和各种消化酶。

HCO_3^-的作用包括：①中和进入十二指肠的盐酸，防止盐酸对肠黏膜的侵蚀；②为小肠内的多种消化酶提供适宜的pH环境（pH 7~8）。

消化酶主要有：①胰蛋白酶原和糜蛋白酶原，二者均无活性，但进入十二指肠后，被肠致活酶激活为胰蛋白酶和糜蛋白酶，它们的作用相似，均可水解蛋白；②胰淀粉酶，可将淀粉水解为麦芽糖，它的作用较唾液淀粉酶强；③胰脂肪酶，可将甘油三酯水解为脂肪酸、甘油和甘油一脂；④核酸酶，可水解DNA和RNA。

2.胆汁的分泌与排出

（1）胆汁的分泌　胆汁是由肝细胞持续分泌的。在非消化期，肝胆汁经肝管、胆囊管流入胆囊贮存，进食时排入十二指肠内。

（2）胆汁的成分和作用　胆汁除含水外，还有胆盐、胆固醇、卵磷脂、胆色素和无机盐，但无消化酶。胆汁的作用是促进脂肪的水解和吸收以及促进脂溶性维生素的吸收。

（3）胆盐的肠–肝循环　胆汁中的胆盐被推进回肠末端时，95%左右被肠黏膜吸收入血，随后经门静脉回到肝脏，再随胆汁被分泌入十二指肠，这一过程称为胆盐的肠–肝循环。

3.小肠的运动形式

（1）分节运动　是小肠运动的主要运动形式。通过分节运动，可使食糜更充分地与消化液混合，延长食糜在小肠内停留的时间，增大食糜与小肠黏膜接触面积，有利于消化和吸收。

（2）蠕动　蠕动可使小肠内容物向大肠方向推进，其速度为0.5~2cm/s，快速的蠕动可达2~25cm/s。

（3）移行性复合运动　主要作用是将肠内容物，包括前次进食后遗留的食物残渣、脱落的上皮细胞及细菌等清除干净；阻止结肠内的细菌迁移到终末回肠。

（四）大肠内消化

人的大肠内没有重要的消化活动。大肠的主要功能是吸收水分，为消化后的物质残渣提供暂时贮存场所。

1.大肠液的分泌及其作用　大肠液由大肠黏膜表面的柱状上皮细胞和杯状细胞分泌，富含黏液和碳酸氢盐。其主要作用是黏液蛋白对肠黏膜的保护和润滑粪便。

2.大肠的运动形式　包括袋状往返运动、蠕动和集团运动。

3.排便反射　粪便进入直肠，刺激肠壁上的感受器，经过传入神经上传到大脑皮层引起便意。排便时直肠收缩，肛门内、外括约肌松弛，同时腹肌和膈肌收缩，腹压增加，使粪便排出体外。

二、吸收

消化管不同部位的吸收能力和吸收速度不同。口腔和食管不吸收食物。胃对食物的吸收也很少，可吸收乙醇和少量水分。小肠是吸收的主要部位。大肠主要吸收水分和盐类。

（一）糖的吸收

食物中的糖类包括多糖（淀粉、糖原）、双糖（蔗糖、麦芽糖）和单糖（葡萄糖、果糖、半乳糖）。糖类必须经过消化水解为单糖后，才被吸收，肠腔内的单糖主要是葡萄糖。单糖的吸收主要在小肠。糖被吸收后通过门静脉进入肝脏，而后再通过肝静脉汇入血液循环。

（二）蛋白质的吸收

蛋白质在小肠内被分解为氨基酸与小分子多肽后再被吸收，吸收后经过小肠内毛细血管而进入血液循环。

（三）脂肪的吸收

脂肪主要在十二指肠和近侧空肠被吸收。脂类分解后的产物，如脂肪酸、单酰甘油、胆固醇等受到胆盐的作用，成为水溶性物质后，才被吸收。中短链脂肪酸吸收后直接进入毛细血管，由门静脉入肝。长链脂肪酸与单酰甘油吸收后重新合成中性脂肪，形成乳糜微粒，出胞后进入毛细淋巴管，最后经胸导管进入血液循环。

（四）无机盐的吸收

无机盐和水能被直接吸收，盐类的吸收主要在小肠，大肠也可吸收一小部分盐类。

（五）胆固醇的吸收

胆固醇和脂肪分解产物通过形成微胶粒在小肠上部吸收。

（六）维生素的吸收

水溶性维生素以易化扩散方式在小肠上部被吸收，维生素B_{12}与内因子结合，在回肠被吸收。脂溶性维生素A、D、E、K以与脂肪相同的方式，在小肠上部被吸收。（图9-5）

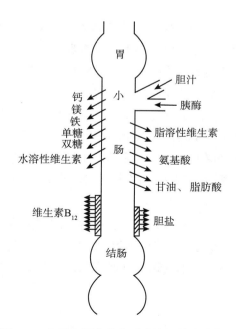

图9-5　各种主要营养物质在小肠的吸收部位

第三节　消化系统常见疾病

💬 **案例讨论**

案例　姜某，女，39岁，教师。自述有胃病史3年，秋冬季节易复发，每次多于饭后3小时发作，表现为上腹部隐痛，进食或服用奥美拉唑等胃药可缓解，有时出现夜间疼醒，常伴反酸、烧心。近1周来因过度劳累又出现上腹部疼痛并加重，伴恶心，呕吐，但仍能进少量饮食，其余未发现明显异常。

讨论　患者考虑诊断为十二指肠溃疡，确诊需做胃镜检查。此类患者应注意劳逸结合，避免过度劳累和精神紧张，保持乐观情绪。进餐要定时，避免辛辣、过咸食物及浓茶、咖啡等饮料。可到医院行正规治疗。

一、胃炎

胃炎是指胃黏膜的炎症。临床上胃炎可分为急性、慢性及特殊类型胃炎三型。

（一）急性胃炎

急性胃炎是指胃黏膜的急性炎症，主要表现为胃黏膜充血、水肿、糜烂、出血，甚至有一过性浅表溃疡形成。按病理可分为急性单纯性胃炎和急性糜烂出血性胃炎，其中以单纯性为常见。

1.病因和发病机制

（1）理化因素　物理因素，如过冷、过热、粗糙或辛辣刺激性饮食，暴饮暴食等；化学因素，常见者为服药不当，最常见的药物是非甾体类抗炎药（NSAID），如阿司匹林、吲哚美辛、布洛芬等，此外某些抗生素、抗肿瘤药也可引起胃黏膜损伤；乙醇为脂溶剂，大量饮酒可直接损伤胃黏膜；误服强酸或强碱。

（2）生物因素　不洁饮食，食物受到细菌及其毒素的污染，常见的有沙门菌、大肠埃希菌、金黄色葡萄球菌等；幽门螺杆菌（Hp）也可导致急性胃炎。

（3）应激反应　严重的脏器疾病、大手术、大面积烧伤、重大精神创伤、休克等应激状态可引起胃黏膜糜烂、出血，严重者可引起溃疡。

（4）碱性肠液和胆汁反流引起胃黏膜损伤，见于幽门关闭不全的部分患者。

2.临床表现　单纯性胃炎症状较轻，可有上腹痛、腹部胀满不适、食欲减退、嗳气、恶心和呕吐等表现。糜烂出血性胃炎表现为呕血、黑便等。由细菌及其毒素引起者，急性起病，多伴有腹泻、发热，称急性胃肠炎。重者有脱水、酸中毒和休克等表现。体检可见上腹压痛、肠鸣音亢进。

3.治疗原则　去除病因，治疗原发病；根据病情短期内可禁食或进流食；呕吐腹泻严重者应输液以纠正水、电解质和酸碱平衡紊乱；细菌感染者宜选用敏感抗生素治疗；呕吐剧烈的可用促胃动力药，腹痛严重者可用解痉剂，酌情选用抑制胃酸的药物和胃黏膜保护剂。继发上消化道大出血者，应采取综合措施抢救。

（二）慢性胃炎

慢性胃炎系指不同病因引起的胃黏膜的慢性炎症，病理变化以淋巴细胞的浸润为主，可继发于胃黏膜腺体的萎缩；病理上分为慢性浅表性胃炎和慢性萎缩性胃炎。本病十分常见，约占接受胃镜检查患者的80%~90%，男性多于女性，随年龄增长发病率逐渐增高。

1.病因和发病机制 病因尚未完全阐明，主要与下列因素有关。

（1）幽门螺杆菌感染 与慢性胃炎密切相关，是慢性胃炎的主要病因。其机制是：①细菌与胃黏膜细胞紧密接触，可直接侵袭胃黏膜；②产生多种酶及代谢产物破坏胃黏膜；③Hp抗体可造成自身免疫损伤。

拓展阅读

　　1982年，澳大利亚学者巴里·马歇尔和罗宾·沃伦发现了幽门螺杆菌，并证明该细菌在胃部感染会导致胃炎、胃溃疡和十二指肠溃疡。这一成果打破了当时流行的医学教条，在国际医学界引起了巨大轰动，并最终赢得了2005年诺贝尔生理学或医学奖。诺贝尔奖评审委员会评价说，马歇尔和沃伦先驱性的发现，使胃溃疡从原先人们眼中的慢性病，变成了一种"采用短疗程的抗生素和胃酸分泌抑制剂就可治愈的疾病"。目前，幽门螺杆菌作为人类消化性溃疡、慢性胃炎的主要病因及与胃癌的密切联系因素已为国际医学界所确认。

（2）理化因素 饮食不当，如长期饮浓茶、烈酒等刺激性饮料，进食过热、过冷、食物粗糙；长期大量服用非甾体类消炎药如阿司匹林等，破坏黏膜屏障；吸烟；各种原因的胆汁反流等。

（3）免疫因素 慢性萎缩性胃炎患者的血清中能检出壁细胞抗体，可破坏壁细胞导致炎症；部分患者还能检出内因子抗体，与内因子结合后阻止维生素B_{12}的吸收，导致恶性贫血。

（4）其他 心力衰竭、肝硬化合并门脉高压、营养不良都可引起慢性胃炎。

2.临床表现 病程迁延，发作期与缓解期交替出现。常见症状为上腹部不适、疼痛，以进餐后为甚，同时可伴有反酸、嗳气、恶心、呕吐等。

3.辅助检查 胃镜+病理学活体组织检查是最可靠的诊断方法。

胃镜检查是目前诊断食管、胃和十二指肠疾病最可靠的方法；医师检查时借助一条纤细、柔软的管子从口腔伸入胃中，可以直接观察食管、胃和十二指肠的病变，特别是微小的病变。胃镜检查能直接观察到被检查部位的真实情况，并且通过对可疑病变部位活检进行病理及细胞学检查，进一步明确诊断，是上消化管病变的首选检查方法。

4.治疗原则

（1）一般治疗 选择易消化无刺激性的食物，忌烟酒、浓茶，进食宜细嚼慢咽，以减轻对胃黏膜的刺激。

（2）根除幽门螺杆菌 对Hp感染性胃炎，采用"四联疗法"予以根除治疗（详见本章消化性溃疡）。对Hp阴性的慢性胃炎，应分析原因，以消除其致病因素。

（3）其他药物治疗 多为对症治疗，如腹胀、恶心呕吐者可给予胃肠动力药如甲氧氯普胺、多潘立酮等；有高胃酸症状者可给抗酸药。有胆汁反流者可给硫糖铝及胃肠动力药，以中和胆盐，防止反流；有恶性贫血者补充维生素B_{12}。

二、消化性溃疡

消化性溃疡（PU）是消化系统的常见病，因胃酸-胃蛋白酶对黏膜的消化作用导致溃疡形成而得名。多数溃疡发生于胃和十二指肠，故通常所说的消化性溃疡是指胃溃疡（GU）（图9-6）

和十二指肠溃疡（DU）。十二指肠溃疡较胃溃疡多见，以青壮年多发，男性多于女性，胃溃疡患者的平均年龄高于十二指肠溃疡患者约10年。

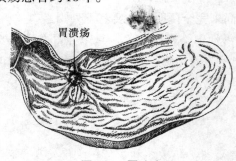

图9-6　胃溃疡

（一）病因和发病机制

胃、十二指肠黏膜不但经常接触高浓度胃酸，还受到日常饮食中各种有害物质的侵袭。正常情况下，各种食物的理化因素和酸性胃液的消化作用均不能损伤胃黏膜而导致溃疡形成，是由于胃、十二指肠黏膜具有自我保护功能（黏膜的屏障功能）。现认为胃、十二指肠黏膜的攻击因子与防御因子失衡是引起消化性溃疡的主要环节，常见攻击因子包括：幽门螺杆菌、胃酸、胃蛋白酶、胆盐、酒精、非甾体类消炎药（NSAID）等；防御因子，包括黏液-碳酸氢盐屏障、黏膜血流量、细胞更新、前列腺素和表皮生长因子等。

📖 拓展阅读

胃黏膜的屏障功能（防御因子）包括如下因素：①黏膜表面被分泌的黏液和碳酸氢盐覆盖，可避免胃酸及胃蛋白酶与黏膜直接接触，还具有中和胃酸的作用；②黏膜上皮具有快速再生能力，从而保证表面上皮的完整性和屏障功能；③丰富的黏膜血液循环可清除从胃肠回流的氢离子，维持旺盛的细胞代谢和再生能力；④黏膜合成前列腺素有利于维持良好的黏膜血液循环。

1.幽门螺杆菌感染　Hp感染通过改变黏膜侵袭因素与防御因素之间的平衡而导致溃疡的发生，是引起消化性溃疡的主要病因。Hp在胃黏膜定植，破坏黏膜的防御、修复机制。Hp还可促进胃泌素和胃酸的分泌，使侵袭因素增强。

2.胃酸和胃蛋白酶　胃酸-胃蛋白酶对消化道黏膜的自身消化作用是导致溃疡的直接原因。胃蛋白酶能降解蛋白质分子，故对黏膜有侵蚀作用。胃蛋白酶活性是pH依赖性的，当胃液pH大于4时，胃蛋白酶失去活性，因此，没有一定水平的胃酸，胃蛋白酶本身不可能导致溃疡，胃酸是溃疡的决定性因素。

3.药物因素　某些药物如解热镇痛药、抗癌药等可引起胃十二指肠黏膜损害导致溃疡发生，以非甾体抗炎药（NSAID）最为明显。NSAID所致溃疡以胃溃疡为主。

4.其他因素

（1）遗传因素　现已一致认为消化性溃疡的发生具有遗传因素，而且证明胃溃疡和十二指肠溃疡病系单独遗传，互不相干。

（2）胃、十二指肠运动异常　部分十二指肠溃疡患者胃排空加快，这可使十二指肠肠腔内酸度增高，超过碳酸氢盐的中和能力，从而诱发溃疡病。胃排空延迟，食糜刺激胃窦部G细胞分泌促胃液素，从而使胃酸分泌增加，也是原因之一。

（3）应激和精神因素　急性应激可引起应激性溃疡，长期精神紧张、焦虑或情绪波动的人易患消化性溃疡。其机制是应激和心理因素可通过迷走神经影响胃十二指肠分泌、运动和黏膜血流调控。

（4）吸烟　吸烟者消化性溃疡发生率比不吸烟者高，吸烟影响溃疡愈合，促进溃疡复发和增加溃疡并发症发生率。

（5）饮食　咖啡、浓茶、烈酒、辛辣调料、泡菜等刺激性食品，以及饮食过快、太烫、太冷、暴饮暴食等不良饮食习惯，均是本病发生的相关因素。

（二）临床表现

1.主要症状　主要症状为上腹部疼痛。疼痛具有以下特点。

（1）长期性　病程迁延，整个病程平均6~7年，有的可长达一、二十年，甚至更长。

（2）周期性　上腹疼痛发作呈周期性，与缓解期相互交替，为溃疡的特征之一，尤以十二指肠溃疡更为突出。疼痛发作可持续几天、几周或更长，继以较长时间的缓解。全年都可发作，但以春、秋季节发作者多见。疼痛常因精神刺激、过度疲劳、气候变化等因素诱发或加重。

（3）节律性　十二指肠溃疡患者约有2/3疼痛呈节律性：早餐后1~3小时出现上腹痛，如不进食或服药则要持续至午餐才缓解；食后2~4小时又痛，约半数有午夜痛。胃溃疡也可发生节律性疼痛，但餐后出现较早，约在餐后1/2~1小时出现，至下次餐前自行消失，午夜痛较少。

（4）疼痛部位　十二指肠溃疡的疼痛多出现于中上腹部，或在脐上方和脐上方偏右处；胃溃疡疼痛的位置也多在中上腹，但稍偏高处，或在剑突下和剑突下偏左处。疼痛范围约数厘米直径大小。

（5）疼痛性质　多呈钝痛、灼痛或饥饿样痛，一般较轻而能耐受，可被抗酸药或进食所缓解，持续性剧痛多提示溃疡穿孔。

2.其他症状　除腹痛外，尚可有唾液分泌增多、胃灼痛、反酸、嗳气、恶心、呕吐等其他胃肠道症状。食欲多保持正常，但偶可因食后疼痛发作而惧食，以致体重减轻。全身症状可有失眠等神经症的表现，或有缓脉、多汗等自主神经系统不平衡的症状。

3.体征　溃疡活动时剑突下可有一固定而局限的压痛点，程度不重，其压痛部位多与溃疡的位置基本相符。缓解时无明显体征。

（三）辅助检查

1.胃镜检查　胃镜检查是确诊消化性溃疡的主要方法，除可直接观察病变外，还可取活组织做病理检查和Hp检测。胃镜下PU多位于幽门部小弯侧，呈圆形或椭圆形，偶可呈线状，边缘光整，底部充满灰黄色或白色渗出物，周围黏膜可有充血、水肿，有时见皱襞向溃疡集中。消化性溃疡的诊断金标准是胃镜检查。

2.X线钡餐检查　X线钡餐检查也是诊断消化性溃疡的常用辅助检查。X线钡餐检查的直接征象是龛影，对溃疡有确诊价值；间接征象包括局部压痛、胃大弯侧痉挛性切迹、十二指肠球部激惹和球部畸形等，是由于溃疡周围组织的炎症和局部痉挛等造成，只能提示诊断，无确诊价值。活动性上消化道出血是其禁忌证。

3.幽门螺杆菌感染的检测　检查方法有侵入性试验和非侵入性试验。快速尿素酶试验是侵入性试验中诊断Hp感染的首选方法，非侵入性试验有^{13}C或^{14}C尿素呼气试验、血清学检查抗幽门螺杆菌抗体等。

（四）并发症

1.出血 是本病最常见并发症，其发生率占本病患者的20%~25%，也是上消化道出血的最常见原因。尚有10%~15%的患者可以大量出血为消化性溃疡的首见症状，十二指肠溃疡比胃溃疡更易发生。其临床表现与出血量及出血速度有关。

2.穿孔 溃疡穿透浆膜层而达游离腹腔即可致急性穿孔，十二指肠溃疡的游离穿孔多发生于前壁，胃溃疡的游离穿孔多发生于小弯。急性穿孔时，由于十二指肠或胃内容物流入腹腔，导致急性弥漫性腹膜炎，临床上突然出现剧烈腹痛。体检可有腹肌高度强直，并有满腹压痛和反跳痛。

3.幽门梗阻 主要由十二指肠溃疡或幽门管溃疡引起。其发生原因通常是由于溃疡活动期，溃疡周围组织的炎性充血、水肿或反射性地引起幽门痉挛。呕吐是幽门梗阻的主要症状，呕吐物为发酵宿食。患者可因长期、多次呕吐和进食减少而致脱水和代谢性碱中毒。由于胃潴留，患者可感上腹饱胀不适，并常伴食欲减退、嗳气、反酸等消化道症状。空腹时上腹部饱胀和逆蠕动的胃型以及上腹部振水音，是幽门梗阻的特征性体征。

4.癌变 少数胃溃疡可发生癌变，十二指肠溃疡一般不引起癌变。胃溃疡癌变多发生于溃疡边缘，癌变率在1%~2%。对长期慢性胃溃疡病史、年龄在45岁以上、溃疡顽固不愈者应警惕癌变可能。

（五）治疗原则

本病的治疗目的在于消除病因、解除症状、促进溃疡愈合、防止溃疡复发和避免并发症的发生。

1.一般治疗 注意劳逸结合，避免过度劳累和精神紧张，保持乐观情绪。进餐要定时，避免辛辣、过咸食物及浓茶、咖啡等饮料。牛奶、豆浆只能一时稀释胃酸，但所含钙和蛋白质能刺激胃酸分泌，不宜多饮。戒烟、酒。尽可能停服NSAID等对胃黏膜有害的药物。

2.药物治疗

（1）幽门螺杆菌感染的治疗 根除Hp是消化性溃疡治疗的关键。Hp阳性患者，无论溃疡是初发或复发、活动或静止、有无并发症均应抗Hp治疗。根除Hp的治疗方案主要采用"四联疗法"，具体使用药物为质子泵抑制剂（PPI）和胶体铋剂加上克拉霉素、阿莫西林（或四环素）、甲硝唑中的两种；如对甲硝唑耐药，可用呋喃唑酮替代，剂量为200mg/d，分两次服。近来发现左氧氟沙星片对部分耐药菌也有较好的疗效，可酌情应用。

（2）降低胃酸的药物 包括中和胃酸药和抑制胃酸分泌药两类。

1）中和胃酸药 使胃内酸度降低，降低胃蛋白酶的活性，减轻胃酸和胃蛋白酶对溃疡面的侵袭。种类繁多，有碳酸氢钠、碳酸钙、氧化镁、氢氧化铝、三硅酸镁等，一般不单独应用治疗十二指肠溃疡，常与H_2受体阻断剂（H_2RA）联用。

2）抑制胃酸分泌药物 临床上常用的抑制胃酸分泌药有H_2RA和PPI两大类。H_2RA选择性竞争H_2受体，从而使胃酸分泌减少，故对治疗消化性溃疡有效。西咪替丁是目前应用最广的第1代H_2RA，第2代以雷尼替丁较常用，第3代有法莫替丁，尼扎替丁等。西咪替丁、雷尼替丁疗效相近，第3代H_2RA法莫替丁、尼扎替丁效果更好，作用时间更持久。第1、2代H_2RA在肝功能减退时应减量，第3代H_2RA可不减量，在肾功能不良时三者均应减量。PPI通过抑制质子泵即H^+-K^+ ATP酶，可明显抑制胃酸分泌。已用于临床的有奥美拉唑、埃索美拉唑、泮托拉唑、兰索拉唑、雷贝拉唑等。

（3）保护胃黏膜 胃黏膜保护剂主要有三种，即硫糖铝、胶态次枸橼酸铋和前列腺素E类药物米索前列醇。

1）硫糖铝　是硫酸化二糖和氢氧化铝的复合物，在酸性胃液中，凝聚成糊状黏稠物，可附着于胃、十二指肠黏膜表面，阻止胃酸和胃蛋白酶对溃疡面的侵袭，并能促进内源性前列腺素的合成和表皮生长因子的分泌，增强黏膜的防御–修复机制。因在酸性环境下才能发挥作用，应避免与降低胃酸的药物联合应用。便秘是其主要不良反应。

2）胶态次枸橼酸铋（GBS）　GBS对消化性溃疡的疗效大体与H_2RA相似。GBS在常规剂量下是安全的，但长期连续应用可引起铋在体内积蓄，严重肾功能不全者忌用该药。

3）前列腺素E　前列腺素具有细胞保护作用，能加强胃肠黏膜的防卫能力，但其抗溃疡作用主要基于其对胃酸分泌的抑制，用药后不论是基础胃酸或组胺、胃泌素及食物刺激引起的胃液分泌量和胃酸排出量均显著降低，胃蛋白酶排出量也减少。临床常用的米索前列醇为前列腺素E_1的衍生物，特别适用于NSAID所致的溃疡。因能引起子宫收缩，故孕妇禁用。

（4）促进胃动力药物　在消化性溃疡病例中，如见有明显的恶心、呕吐和腹胀，应同时给予促进胃动力药物。如甲氧氯普胺、多潘立酮、莫沙必利。

三、胆囊炎与胆石症

胆囊炎指胆囊发生的急性或慢性化学性或细菌性炎症。胆囊炎在临床上多见，好发于40岁左右肥胖女性，胆囊炎患者中95%左右合并有胆囊结石，为结石性胆囊炎，5%左右不合并结石，为非结石性胆囊炎。

胆石症是指胆囊和胆管内发生结石的疾病。胆石症是常见病，多发病。根据胆石的分布可分为胆囊结石、肝外胆管结石和肝内胆管结石。（图9-7）

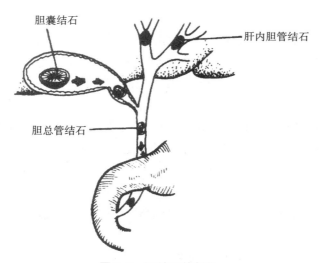

图9-7　胆结石的部位

结石按其化学组成成分的不同可以分为三类：①胆固醇结石：结石成分以胆固醇为主，颜色呈灰、白色或黄色，其形状、大小不一，X线检查一般不显影，多位于胆囊内。②胆色素结石：结石以胆色素为主，颜色呈棕黑色或棕色，形状、大小不一，质较软，易碎，常为多发性结石。有不成形的胆色素结石，形似泥砂，又称泥砂样结石。X线检查不显影，主要在胆管内。另有一种黑色胆色素性结石，质硬，圆球状，多发生于胆囊内。③混合性结石：由胆红素、钙盐、胆固醇等多种成分混合组成，约有60%发生在胆囊内，40%发生在胆管内。这一类结石因含钙盐量较多，X线检查常可显影（图9-8）。

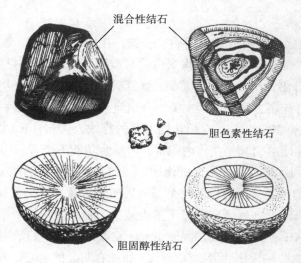

图9-8　胆结石的类型

（图中标注：混合性结石、胆色素性结石、胆固醇性结石）

（一）病因和发病机制

胆结石形成的原因复杂，是综合性因素所致。主要原因是胆汁中胆固醇增多，胆固醇呈过饱和状态，从胆汁中析出。胆汁中可能存在一种促成核因子，分泌大量黏液糖蛋白，促成核和结石形成。胆囊收缩功能降低，胆汁淤滞时有利于结石形成。胆石形成后引起胆道梗阻，致胆汁淤滞，细菌容易生长繁殖，可出现胆囊急慢性炎症改变。

（二）临床表现

20%~40%的胆囊结石患者终生无症状，称隐性胆囊结石，在手术、体检时被偶然发现。症状是否出现，与结石所在部位、大小、有无合并感染、梗阻及胆囊功能密切相关。主要表现如下。

1.胃肠道症状　有症状的大多数患者在饱餐、进食油腻食物后，有上腹部或右上腹隐痛不适、饱胀伴恶心、呕吐、嗳气、呃逆、食欲不振等胃肠道症状。

2.胆绞痛　小胆囊结石在进食油腻食物后引起胆囊收缩，或体位的改变，结石移位嵌顿在胆囊壶腹部或颈部，使胆囊排空受阻，胆囊内压力升高而发生绞痛。疼痛呈阵发性，以右上腹或上腹部为主，并向肩胛部和背部放射，多数患者伴有恶心、呕吐。

3.胆囊积液　结石长期嵌顿又未合并感染者，胆汁中的胆色素被胆囊黏膜吸收，同时分泌黏液性物质，使胆囊积液，积液无色透明，称"白胆汁"。

4.Chareot　胆管被结石阻塞并继发感染时症状明显，典型表现有腹痛、寒战高热和黄疸，称夏柯（Chareot）三联征。

5.其他表现　小胆囊结石进入胆总管内形成继发性胆总管结石。结石通过Oddi括约肌嵌顿在肝胰壶腹部导致胰腺炎，称胆源性胰腺炎。由于结石、炎症的反复刺激可诱发胆囊癌变。

（三）辅助检查

B超检查是胆囊炎、胆结石最基本的检查方法。超声波检查可显示胆囊的大小和轮廓，也能显示胆囊结石、门静脉内径、胆管扩张，检查方法安全易行。

（四）治疗原则

1.胆结石的治疗　目前仍以手术治疗为主。

2.非手术疗法　肝外胆管结石并发感染症状较轻时，给予胃肠减压、禁食、补液、解痉，并

微课

医药大学堂
WWW.YIYAODXT.COM

记录液体出入量，使用抗生素控制感染，疼痛者对症处理，症状被控制后再择期手术。术后胆管内有残留结石的患者，经T管窦道插入内镜直视下取石，取不尽时，经T管灌入溶石药物溶石。

3.中西医结合治疗　可采用中西医结合疗法进行消炎、利胆，口服消炎利胆类中药，配合使用针灸治疗。

四、肝硬化

肝硬化是一种以肝细胞广泛变性坏死、肝组织弥漫性纤维化、肝细胞再生结节形成，导致正常肝小叶结构严重破坏、假小叶形成为特征的慢性进行性肝病。临床上以肝功能损害和门静脉高压为主要表现，晚期常出现上消化道出血、肝性脑病、继发感染等严重并发症。

（一）病因和发病机制

1.病因　①我国以病毒性肝炎引起的肝硬化多见，主要为慢性乙型、丙型肝炎，称肝炎后肝硬化；②长期酗酒可致酒精性肝病，并最终发展为酒精性肝硬化；③胆汁淤积造成肝内或肝外胆管阻塞，引起胆汁淤积性肝硬化；④肝淤血造成的淤血性肝硬化；⑤长期接触某些毒物或药物，可导致肝损伤，引起肝硬化。

2.发病机制　肝硬化的演变发展过程为：①广泛肝细胞变性坏死、肝小叶纤维支架塌陷；②残存肝细胞不沿原支架排列再生，形成不规则结节状肝细胞团（再生结节）；③汇管区有大量纤维结缔组织增生，形成纤维间隔，包绕再生结节或将残留肝小叶重新分割，改建成为假小叶，假小叶形成是肝硬化的典型形态改变；④肝内血液循环紊乱，表现为血管床缩小、扭曲，血管失去正常毗邻结构，可进一步形成门静脉高压，同时，加重肝细胞营养循环障碍。

（二）临床表现

1.代偿期　症状较轻，缺乏特异性。以乏力、食欲减退出现较早，可伴有腹胀不适、恶心、上腹隐痛、轻微腹泻等，多呈间歇性，因劳累或伴发病而出现，经休息或治疗后可缓解。患者营养状态一般，肝轻度增大，质地结实或偏硬，无或有轻度压痛，脾轻度或中度大。肝功能检查结果正常或轻度异常。

2.失代偿期

（1）肝功能减退的临床表现

1）全身症状　一般情况与营养状况较差，消瘦乏力，精神不振，严重者衰弱而卧床不起，皮肤干枯，面色黝黯无光泽，可有不规则低热、夜盲及水肿等。

2）消化道症状　食欲不振，甚至厌食，进食后常感上腹饱胀不适，恶心或呕吐，稍进油腻肉食，易引起腹泻。这些症状产生多与门静脉高压时胃肠道淤血水肿，消化道吸收障碍，肠道菌群失调等有关。黄疸提示肝细胞有进行性或广泛坏死。

3）出血倾向和贫血　常有鼻出血、牙龈出血、胃肠出血等倾向，与肝合成凝血因子减少、脾功能亢进、毛细血管脆性增加等有关。贫血症状多与营养不良、肠道吸收障碍、胃肠失血、脾亢等因素有关。

4）内分泌紊乱　主要有雌激素增多，雄激素减少，有时糖皮质激素亦减少。在男性患者常有性欲减退、睾丸萎缩、毛发脱落及乳房发育等；女性有月经失调、闭经、不孕等。患者面部、颈、上胸、肩背和上肢等上腔静脉引流区域出现蜘蛛痣和（或）毛细血管扩张；在手掌大鱼际、小鱼际和指端腹侧部位有红斑，称为肝掌，肝对醛固酮和抗利尿激素灭活作用减弱，钠水潴留使尿量减少和水肿，腹腔积液形成和加重。患者面部和其他暴露部位，可见皮肤色素沉着。

（2）门静脉高压症的临床表现

1）脾大　多为轻、中度大，部分可达脐下。晚期脾大常伴有脾功能亢进。

2）侧支循环建立与开放　门静脉压力增高>10mmHg时，正常消化器官和脾的血液流经肝脏受阻，导致门脉系统许多部位与腔静脉之间建立门体侧支循环，临床有三条重要的侧支开放（图9-9），即食管和胃底静脉曲张（易破裂导致上消化道大出血，是上消化道大出血的重要原因之一）、腹壁静脉曲张（外观呈水母头状）、痔静脉扩张（有时扩张形成痔核）。

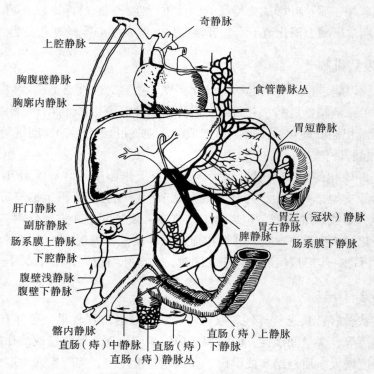

图9-9　门静脉回流受阻时侧支循环血流方向示意图

3）腹水形成　是肝硬化肝功能失代偿期最突出的表现。大量腹水使腹部膨隆，腹壁皮肤紧张发亮状如蛙腹。

（三）并发症

1.上消化道出血　为最常见的并发症。多突然发生大量呕血或黑粪，常引起出血性休克或诱发肝性脑病，多为食管胃底静脉曲张破裂，也可是并发溃疡病和急性胃黏膜糜烂所致。

2.肝性脑病　是本病最严重的并发症，亦是最常见的死亡原因。

3.感染　常并发细菌感染，如肺炎、胆道感染、大肠埃希菌败血症和自发性腹膜炎等，自发性腹膜炎多为阴性杆菌引起，起病急，症状重。

4.肝肾综合征　又称功能性肾衰竭，其特征为自发性少尿或无尿、氮质血症、稀释性低钠血症和低尿钠，但肾却无重要病理改变。

5.原发性肝癌　多在大结节性或大小结节混合性肝硬化基础上发生，如短期内出现肝迅速肿大，持续肝区痛，血性腹腔积液，肝表面肿块等应高度怀疑。

6.电解质和酸碱平衡紊乱　常见的电解质紊乱有：①低钠血症；②低钾低氯血症与代谢性碱中毒，低钾低氯血症可导致代谢性碱中毒，并诱发肝性脑病。

（四）辅助检查

B型超声检查可显示肝、胆、脾、胰的大小和轮廓，以及肝脏、胰腺的囊肿和腹内肿块，有助于肝癌和肝脓肿的鉴别。

（五）治疗原则

1.一般治疗

（1）休息　代偿期患者宜适当减少活动，注意劳逸结合，可参加轻工作；失代偿期患者应以卧床休息为主。

（2）饮食　以高热量、高蛋白质和维生素丰富而易消化的食物为宜。肝功能显著损害或有肝性脑病先兆时，应限制或禁食蛋白质；有腹腔积液时饮食应少盐或无盐。禁酒及避免进食粗糙、坚硬食物，禁用损害肝脏的药物。

（3）支持治疗　失代偿期患者多有恶心、呕吐，宜静脉输入高渗葡萄糖液以补充热量，输液中加入维生素C、胰岛素、氯化钾等，维持水、电解质和酸碱平衡。较重者可用复方氨基酸、清蛋白等。

2.药物治疗　抗纤维化治疗有重要意义，可用秋水仙碱。中医药治疗一般常用活血化瘀药为主，按病情辨证施治。

3.腹水的治疗　①限制钠、水的摄入，每日摄钠500~800mg，进水1000ml左右；②利尿剂，目前主张螺内酯和呋塞米联合应用，可起协同作用，并减少电解质紊乱，螺内酯与呋塞米剂量的比例为100mg∶40mg，根据病情逐渐加量，螺内酯和呋塞米每天的最大剂量可加至400mg和160mg；③适当排放腹水；④提高血浆胶体渗透压，每周定期少量、多次静脉输注鲜血或清蛋白；⑤自身腹水浓缩回输，治疗顽固性腹水。

4.并发症的治疗

（1）上消化道出血　应采取急救措施，包括静卧、禁食、迅速补充有效血容量、加强监护（静脉输液、输鲜血）以纠正出血性休克和采取有效止血措施及预防肝性脑病等。

（2）自发性腹膜炎　强调早期、足量和联合应用抗菌药物，一经诊断就立即进行。选用主要针对革兰阴性杆菌并兼顾革兰阳性球菌的抗菌药物，选择2~3种联合应用，然后根据治疗的反应和细菌培养结果，考虑调整抗菌药物。

（3）肝肾综合征　①迅速控制上消化道大量出血、感染等诱发因素；②严格控制输液量，量出为入，纠正水、电解质和酸碱失衡；③输注右旋糖酐、清蛋白或浓缩腹腔积液回输，提高循环血容量，改善肾血流，在扩容基础上应用利尿剂；④血管活性药如八肽加压素、多巴胺可改善肾血流量，增加肾小球滤过率；⑤避免服用损害肾功能的药物。

五、消化系统常见肿瘤

（一）胃癌

胃癌起源于胃黏膜上皮细胞，是消化道最常见的恶性肿瘤。好发年龄为40~60岁。男性多于女性。

1.病因

（1）饮食　大量资料表明，胃癌的发生与饮食习惯有关。长期摄入亚硝酸盐含量高的腌制、熏制食品，过期的食物，烧烤的红肉等，这些食品所含的亚硝酸盐与二级胺在胃酸作用下可变成具有致癌作用的亚硝胺。

（2）幽门螺杆菌感染　流行病学调查显示，胃癌与Hp的感染密切相关。Hp感染可增加细胞的增殖活性、癌基因激活或抑癌基因失活，从而诱发胃黏膜上皮的癌变。

此外，胃癌还与遗传、某些胃的癌前病变（如慢性萎缩性胃炎、胃溃疡、胃息肉）等因素有关。

2.临床表现

（1）早期胃癌　多数患者毫无症状，有症状者也不典型，上腹部轻度不适是常见的初发症状，与消化不良或胃炎相似。

（2）进展期胃癌　患者既往无胃病史，但近期出现原因不明的上腹部不适或疼痛；或既往有胃溃疡病史，近期上腹痛频率加快、程度加重。

部分患者早期出现餐后上腹部饱胀感，食欲减退，有时伴有嗳气、返酸、呕吐。多数人体重逐渐减轻，晚期消瘦、乏力。晚期胃癌患者可扪及上腹部包块。

消化道出血：部分患者出现粪便潜血试验阳性；出血严重者可有呕血与黑便。

3.辅助检查

（1）实验室检查　早期血液检查多正常，中、晚期可有不同程度的贫血、粪便潜血试验阳性。

（2）影像学检查　上消化道X线钡餐检查是诊断胃癌的重要方法。早期胃癌仍需结合胃镜证实；进展期胃癌90%以上可依据X线做出诊断，主要X线征象有龛影、充盈缺损、黏膜皱襞改变等。此外，CT、MRI等现代化影像设备也可酌情使用。

（3）胃镜检查　结合胃黏膜活检是诊断胃癌，尤其是早期胃癌的最可靠方法。

4.诊断　
除相应的临床表现外，胃癌诊断主要依赖X线钡餐检查和胃镜加活检。早期诊断是根治胃癌的前提和关键。

5.治疗　
早期选择外科手术治疗，进展期采取内、外科综合治疗的原则，以达到根治或最大限度地控制肿瘤，延长患者生存期，改善生活质量的目的。

（1）手术治疗　手术切除是胃癌的主要治疗手段，也是目前治愈胃癌的唯一方法。胃癌手术分为根治性手术与姑息性手术，应当力争根治性切除。

（2）化学治疗　化疗的目的是为了使癌灶局限，以利于手术切除，并减少术中癌细胞的播散；作为根治术后的辅助治疗，消灭可能存在的微小癌灶；或作为不能手术者的姑息性治疗，以控制癌灶，延长生存期。

常用的系统化疗药物包括：5-氟尿嘧啶（5-FU）、卡培他滨、替吉奥、顺铂、表柔比星、多西紫杉醇、紫杉醇、奥沙利铂、伊立替康等。

化疗方案包括两药联合或三药联合方案。两药方案：5-FU/LV+顺铂（FP）、卡培他滨+顺铂、替吉奥+顺铂、卡培他滨+奥沙利铂（XELOX）等。三药方案适用于体力状况好的晚期胃癌患者。

（二）原发性肝癌

原发性肝癌是指肝细胞或肝内胆管细胞发生的恶性肿瘤，前者称肝细胞癌，后者称胆管细胞癌，是我国常见的恶性肿瘤之一，其发病率高，死亡率也较高。本病可发生于任何年龄，以40~49岁多见，男性多于女性。

1.病因

（1）病毒性肝炎与肝硬化　流行病学统计表明，乙肝流行的地区也是肝癌的高发地区，乙肝感染者比未感染者患肝癌的机会要高10倍之多。长期的临床观察发现，肝炎、肝硬化、肝癌是不断迁移演变的三部曲。与肝癌有关的病毒性肝炎主要包括乙型肝炎（HBV）、丙型肝炎（BCV），而其中又以乙型肝炎最为常见。

（2）饮食因素 肝癌的发生与日常生活密切相关。长期进食霉变食物、含亚硝胺食物也是促发肝癌的重要因素。黄曲霉毒素是目前已被证明有明确致癌作用的物质，主要存在于霉变的粮食中，如玉米、花生、大米等。另外当摄食大量的含有亚硝酸盐的食物，可以在体内转变成亚硝胺类物质，具有明确的致癌作用。

此外，肝癌的发生也与遗传因素、寄生虫感染等因素相关。

2.临床表现 原发性肝癌早期起病隐匿，缺乏典型症状。中晚期常见的症状和体征有如下。

（1）症状 较为典型的临床症状有肝区疼痛、乏力、纳差及消瘦。

1）肝区疼痛 是肝癌最为常见的症状，多为持续性胀痛或钝痛，为迅速增长的肿瘤细胞使肝包膜牵拉所致。

2）消化不良症状 为首发症状时，常易被忽视。

3）乏力、消瘦、全身衰竭，晚期患者可呈恶病质。

4）发热 一般为低热，多为持续性午后低热，除外感染因素外，主要原因是癌热，与肿瘤代谢旺盛，肿瘤坏死产物吸收有关。

5）转移灶症状 肿瘤转移之处可出现相应的症状，有时可成为本病的首发症状，故应引起注意。如转移至肺可出现咳嗽咯血；胸膜转移可出现胸痛和血性胸水等。

（2）体征

1）进行性肝肿大 是最常见的具有特征性的体征。肝脏质地坚硬，表面凹凸不平，可触及结节或巨块，边沿不整齐，常有不同程度的压痛。

2）肝硬化征象 多见于合并肝硬化和门脉高压的患者，可有脾肿大、腹水甚至侧支循环的建立。脾肿大主要是门静脉或脾静脉内癌栓形成或外肿块压迫所致；腹水一般为漏出液，一旦出现，增长迅速，往往为顽固性腹水，肿瘤侵犯肝包膜或向腹腔内破溃以及凝血机制障碍可出现血性腹水。

3）黄疸 一般为晚期患者的常见体征，当肝癌广泛浸润引起肝细胞损害时出现肝细胞性黄疸；当肿瘤侵犯肝内胆管或肝门淋巴结转移肿大压迫胆道时可出现进行性梗阻性黄疸；当肿瘤坏死组织和血块脱落入胆道引起急性胆道梗阻时出现梗阻性黄疸。

（3）临床分型 可分为三型：①单纯型，临床及实验室检查无明显肝硬化表现者；②硬化型，临床及实验室检查有明显肝硬化表现者；③炎症型，病情发展迅速，并有持续性癌性发热或丙氨酸氨基转移酶（ALT）升高一倍以上者。

3.辅助检查

（1）血清AFP测定 是特异性最强的标志物和诊断肝癌的主要指标。

（2）血清酶学检查 目前比较成熟的、可与AFP互补的有γ-谷氨酰转移酶同工酶2（GGT-2）和碱性磷酸酶同工酶1（ALP-1）。

（3）影像学检查

1）B超检查 可显示直径>2cm的肿瘤，并可定位，结合AFP检查更具有诊断价值。现在的彩色多普勒血流成像还可提供病灶血流情况，有助于良、恶性病变的鉴别。是目前最常用的肝癌定位诊断方法。

2）CT扫描 意义同上，如结合肝动脉造影可发现直径<1.0cm的肿瘤，是目前诊断小肝癌或微小肝癌的最佳方法。

3）磁共振显像（MRI） 能清楚显示癌内结构特征，对显示子瘤和癌栓有诊断价值。

4）肝穿刺活检 目前多在影像引导下进行，从而减少了盲目性。但是该检查属创伤性检查，存在一定的危险性。

4.诊断

（1）若无其他肝癌证据，AFP ≥ 400mg/L，持续4周，并排除妊娠、活动性肝病、生殖性胚胎源性肿瘤、转移性肝癌者。

（2）影像学检查肝内有明确的实质性占位性病变，能除外肝血管瘤和转移性肝癌并具备下列条件之一者：①AFP ≥ 200mg/L；②典型的原发性肝癌影像学表现；③无黄疸而GGT-2、ALP明显增高；④其他器官有明确的转移灶，或有血性腹水或在腹水中找到癌细胞；⑤明显的乙肝血清学标志阳性的肝硬化。

5.治疗

（1）手术治疗　是目前根治的最好方法，凡有手术指征者均应不失时机地争取手术切除，手术适应证有：①诊断明确，估计病变较小者；②肝功能代偿良好的早期患者；③心、肺、肾功能良好可耐受手术者。对较大的肿瘤估计一期切除困难的，可先栓塞，然后再手术切除。

（2）肝动脉栓塞化疗　目前已成为肝癌非手术疗法中的首选方法，也可作为较大肿瘤手术切除的先期疗法。选择给肿瘤供血的肝动脉分支，先行化疗药物动脉灌注，再用明胶海绵栓塞肿瘤近端肝动脉，使之难以建立侧支循环，致使肿瘤病灶缺血坏死。

（3）其他　肝癌治疗还有放射治疗、肝动脉插管化疗、穿刺酒精注射疗法、射频，生物和免疫治疗等多种方法。

6.预后　①瘤体<5.0cm，能早期手术者预后较好；②癌肿包膜完整，尚无癌栓形成者预后较好；③机体免疫状态良好者预后较好；④合并肝硬化或有肝外转移者预后较差，有并发症发生者预后更差；⑤ALT显著升高者预后较差。

本章小结

消化系统是具有消化、吸收功能的内脏系统，主要由消化管和消化腺组成。消化管分为上消化道和下消化道。肝脏是人体最大的消化腺，其大部分位于右季肋区和腹上区；胰腺是人体第二大腺体，位于胃的后方。消化是指蛋白质、脂肪、糖等营养物质经过消化系统的加工变成小分子物质的过程；吸收是消化后的小分子物质，进入血液和淋巴循环的过程。消化管不同部位的吸收能力和吸收速度不同。消化系统的常见疾病有胃炎、消化性溃疡、肝硬化、胃癌、肝癌等，发病率、致死率高，严重影响人类的生存质量和生命健康。消化性溃疡患者有明确上腹部节律性疼痛病史，且绝大部分Hp检出阳性，诊断金标准是胃镜检查；消化性溃疡常可引起上消化道出血、穿孔、幽门梗阻、癌变等严重并发症。B超检查是胆囊炎胆结石最基本的检查方法，胆结石的治疗以手术治疗为主。肝硬化患者除上消化道出血外，还有肝功能减退、门静脉高压等表现。胃镜检查结合胃黏膜活检是诊断胃癌，尤其是早期胃癌的最可靠方法；早发现、早诊断、早治疗是胃癌诊断治疗的最基本原则。血清AFP检查是肝癌特异性最强的标志物和诊断肝癌的主要指标；手术治疗是目前根治肝癌的最好方法。

习题

一、单项选择题

1. 以下不属于人体上消化道的是（　　）
   A.十二指肠　　　　B.食管　　　　　C.咽　　　　　　D.胃　　　　　　E.空肠

2. 人体最大的消化腺是（　　）
   A.小肠　　　　　　B.胃　　　　　　C.肝脏　　　　　D.胰腺　　　　　E.唾液腺

3. 引起慢性胃炎的主要致病因素是（　　）
   A.粗糙或刺激性物理性因素　　　B.药物等化学性因素　　　C.十二指肠液反流
   D.幽门螺杆菌感染　　　　　　　E.免疫因素

4. 门脉高压的特异性表现是（　　）
   A.腹水　　　　　　　　　　　　B.脾大　　　　　　　　　C.侧支循环开放
   D.脾功能亢进　　　　　　　　　E.肝性脑病

5. 肝硬化患者最常见的并发症是（　　）
   A.感染　　　　　　　　　　　　B.肝肾综合征
   C.电解质和酸碱平衡紊乱　　　　D.原发性肝癌
   E.上消化道出血

6. 溃疡病活动期患者不宜服用（　　）
   A.质子泵抑制剂　　　　　　　　B.吲哚美辛　　　　　　　C.阿莫西林
   D.胶体铋　　　　　　　　　　　E.硫糖铝

7. 消化性溃疡最主要症状是（　　）
   A.嗳气、反酸　　　　　　　　　B.呕吐　　　　　　　　　C.无规律性上腹痛
   D.黑便　　　　　　　　　　　　E.节律性上腹痛

8. 在我国引起原发性肝癌的主要因素是（　　）
   A.肝硬化　　　　　　　　　　　B.寄生虫　　　　　　　　C.黄曲霉毒素
   D.易怒　　　　　　　　　　　　E.病毒性肝炎

9. 确诊消化性溃疡出血最可靠的方法是（　　）
   A.便隐血试验　　　　　　　　　B.询问病史　　　　　　　C.钡餐透视
   D.早期胃镜检查　　　　　　　　E.CT检查

10. 急性胃炎的急诊胃镜检查应在上消化道出血后多长时间进行（　　）
    A.3天内　　　　B.4天内　　　　C.5天内　　　　D.1~2天内　　　　E.1周内

二、多项选择题

1. 下列疾病中常用胃镜辅助检查的是（　　）
   A.急性胃炎　　　B.慢性胃炎　　　C.消化性溃疡　　　D.食管疾病　　　E.胃癌

2. 下述消化性溃疡的特点正确的是（　　）
   A.胃溃疡为餐后痛　　　　　　　B.十二指肠溃疡为空腹痛、夜间痛
   C.患者均有上腹痛　　　　　　　D.出血后疼痛的节律性消失
   E.可因情绪波动诱发疼痛

3.消化性溃疡的常见并发症有（　　）

A.穿孔　　　　　　　　　　　B.幽门梗阻　　　　　　　　　　　C.胆囊炎胆结石

D.上消化道出血　　　　　　　E.癌变

4.关于胆囊结石正确的是（　　）

A.进食油腻食物可诱发胆囊急性炎症　　　　　B.胆囊结石可诱发胰腺炎

C.胆囊结石可无症状　　　　　　　　　　　　D.X线检查都能显影结石

E.以内科保守治疗为主

5.肝硬化的并发症有（　　）

A.肝性脑病　　　　　　　　　B.肝肾综合征　　　　　　　　　　C.原发性肝癌

D.上消化道出血　　　　　　　E.自发性腹膜炎

三、简答题

1.消化性溃疡主要的辅助检查是什么？

2.肝硬化的临床表现是什么？

第十章　泌尿系统与生殖系统疾病

PPT

第一节　泌尿系统与生殖系统解剖结构

泌尿系统由肾、输尿管、膀胱和尿道组成（图10-1）。肾是机体主要的排泄器官，以泌尿的形式排出机体大部分代谢终产物、过多的水、无机盐等，维持机体内环境的相对稳定。肾脏持续生成的尿液经输尿管送至膀胱，在膀胱内贮存并达到一定量时，通过反射性排尿，经尿道排出体外。

生殖系统分为男性生殖系统和女性生殖系统，两者均由内生殖器和外生殖器构成。内生殖器主要位于盆腔，由生殖腺、生殖管道和附属腺构成；外生殖器显露体表，男性外生殖器包括阴囊和阴茎，女性外生殖器即女阴。

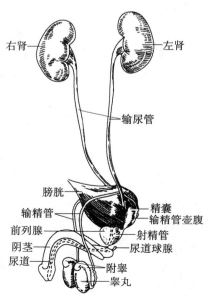

图10-1　男性泌尿生殖系统概观

一、肾

肾是实质性器官，位于腹后壁脊柱两侧，腹膜后面，左右各一，呈蚕豆形，左高右低，左肾在第11胸椎下缘至第2~3腰椎间盘之间；右肾在第12胸椎上缘至第3腰椎上缘之间。其内侧缘中部凹陷称肾门，有肾动脉、肾静脉及神经、淋巴管、肾盂由此出入（图10-2）。肾实质分为皮质和髓质两部分。皮质位于肾实质浅层，富含血管，由肾小球和肾小管组成；髓质位于肾实质深部，由15~20个呈锥体形的肾锥体构成。

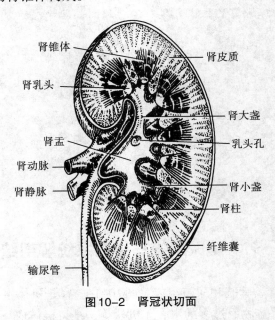

图10-2　肾冠状切面

二、输尿管、膀胱和尿道

（一）输尿管

输尿管为细长的肌性管道，长20~30cm，管径约为0.5~1.0cm，起自肾盂末端，终于膀胱。输尿管有较厚的平滑肌层，可节律性蠕动，使尿液不断流入膀胱。输尿管狭窄部有三处（口径为0.2~0.3cm），是尿路结石易滞留部位。上狭窄位于肾盂与输尿管移行处，中狭窄位于输尿管跨过髂动脉处，下狭窄位于膀胱壁内部。输尿管进入膀胱壁后在平滑肌中斜行约1.5cm，再开口于膀胱三角区，膀胱充盈时，输尿管末端受压力影响而闭合，可阻止尿液由膀胱向输尿管反流。

（二）膀胱

膀胱是暂时储尿的肌性囊状器官，位于盆腔，成人膀胱空虚时，膀胱顶部不超过耻骨联合上缘，充盈时可上移至耻骨联合上方。膀胱分为膀胱底、膀胱体、膀胱颈三部分，向上连接两侧的输尿管，向下借膀胱颈与尿道相连。膀胱空虚时，膀胱内面黏膜层形成许多皱襞，充盈时皱襞消失。但在膀胱底的内面有一三角区，无论膀胱空虚还是充盈，黏膜层都保持平滑无皱襞，称为膀胱三角。此三角区三个角分别为上方的两个输尿管口和下方的尿道内口，是肿瘤、结核的好发部位。膀胱肌为平滑肌，中层环形肌在尿道内口处增厚为尿道内括约肌。成人膀胱容量为350~500ml，女性容量小于男性，高龄患者因膀胱肌张力低而容量变大。

（三）尿道

男女尿道差异很大。男性尿道长 16~22cm，既是排尿路，又是排精路。起自膀胱的尿道内口，穿过前列腺、尿生殖膈和尿道海绵体，止于阴茎头部的尿道外口。尿道在穿过尿生殖膈时周围有由横纹肌形成的尿道外括约肌环绕，受意识控制，收缩时可关闭尿道。男性尿道有三处狭窄，分别位于尿道内口、尿道膜部（即尿道贯穿尿生殖膈段）和尿道外口，且尿道外口最狭窄，尿路结石易滞留于此。男性尿道有两处弯曲，分别为耻骨下弯和耻骨前弯。耻骨下弯较为固定，位于耻骨联合下方，凹向前上方；耻骨前弯位于耻骨联合前下方，凹向后下方，向上拉起阴茎时此弯曲消失，利于导尿和插入膀胱镜（图10-3）。

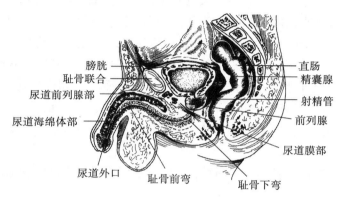

图10-3 男性尿道（男性盆腔正中矢状面）

女性尿道长 3~5cm，起自膀胱的尿道内口，穿盆底的尿生殖膈，开口于阴道前庭的尿道外口。在穿过尿生殖膈处有由横纹肌形成的尿道阴道括约肌环绕，受意识控制，收缩时可关闭尿道和缩窄阴道。与男性尿道相比，女性尿道短、粗、直，容易罹患肾盂肾炎等细菌逆行感染导致的疾病。

三、男性生殖系统

男性生殖系统（图10-4）的生殖腺是睾丸。睾丸是产生精子和分泌男性激素的器官，左、右各一，位于阴囊内。睾丸中的生精小管上皮可以产生精子，睾丸间质细胞可以分泌男性激素。附属腺包括精囊腺、前列腺和尿道球腺，均开口于尿道，分泌物参与精液的组成。因尿道穿过前列腺，故前列腺增生、肥大或发生肿瘤时可压迫尿道导致排尿困难。输送精子的管道有附睾、输精管、射精管和尿道。阴茎和阴囊是男性的外生殖器。睾丸胚胎时期位于腹后壁，于出生前后经腹股沟管降入阴囊。阴茎分为阴茎头、阴茎体和阴茎根三部分。阴茎头为阴茎前端彭大部分，尖端有尿道外口，头后稍细的部分叫阴茎颈，后端阴茎根藏在皮肤的深面。阴茎是性交接器官，具有排尿和射精的功能。

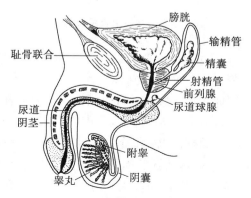

图10-4 男性生殖系统全貌

四、女性生殖系统

女性生殖系统（图10-5）的生殖腺是卵巢。卵巢是产生卵子和分泌雌、孕激素的器官，位于盆腔侧壁的卵巢窝，左、右各一，成人卵巢约4cm×3cm×1cm大小，含有处于不同发育时期的卵泡。卵泡主要由一个卵母细胞和包绕在其周围的多个卵泡细胞组成。排卵时，卵母细胞进入腹腔，并被输卵管伞捕获而进入输卵管，若与精子相遇则可发育为成熟卵细胞；如果排卵后24小时不受精，卵母细胞则退化、消失，残余的卵泡细胞发育成黄体，并最终被结缔组织代替，形成白体。

输卵管是一对输送卵子的肌性管道，长10~14cm，包括漏斗部、壶腹部、峡部和子宫部四个部分。漏斗部为输卵管外端呈漏斗状膨大部分，其伞端游离度较大，开口于腹膜腔，引导卵子进入输卵管；壶腹部粗而弯曲，是精子与卵子结合的部位，也是输卵管妊娠的好发部位；峡部最细，血管较少，是输卵管结扎术的常选部位；子宫部是输卵管穿过子宫壁的部分。

子宫是壁厚腔小的肌性器官，胎儿可在此发育生长。子宫呈倒置梨状，位于骨盆中央，膀胱与直肠之间，分为底、体、颈三部分。子宫颈末端伸入阴道，是胎儿从子宫娩出的出口，也是肿瘤和炎症的好发部位。阴道是连接子宫和外生殖器的肌性管道，是性交、排出月经和娩出胎儿的管道。

女性的外生殖器主要包括阴阜、大阴唇、小阴唇、阴蒂、阴道前庭和前庭球等。

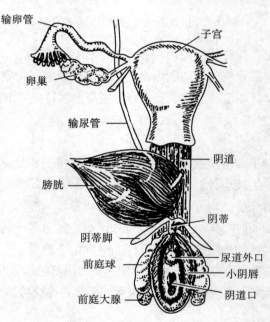

图10-5　女性生殖系统全貌

乳房位于胸前部，胸大肌和胸筋膜的表面，上起第2~3肋，下至第6~7肋，内侧至胸骨旁线，外侧可达腋中线。男性乳房不发达。成年未产女性的乳房呈半球形，中央有乳头，乳头周围的肤色色素较多，形成乳晕，乳晕深面为乳晕腺，可分泌脂性物质润滑乳头。

乳房由皮肤、皮下脂肪、纤维组织和乳腺构成。内有15~20个乳腺叶，一个乳腺叶有一个输乳管，行向乳头，开口于乳头。乳腺叶和输乳管均以乳头为中心呈放射状排列，故乳腺手术时宜做放射状切口，以减少对乳腺叶和输乳管的损伤。乳腺周围的纤维组织发出许多小的纤维束，分别向深面连于胸筋膜，向浅面连于皮肤和乳头，对乳房起支持和固定作用，称为乳房悬韧带

（Cooper韧带）（图10-6）。当乳腺癌侵及此韧带时，纤维组织增生，韧带缩短，牵引皮肤、乳头向内凹陷，使皮肤表面呈现许多点状小凹，临床上称橘皮样变，是乳腺癌早期体征之一。

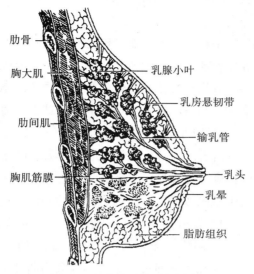

肋骨
胸大肌
肋间肌
胸肌筋膜

乳腺小叶
乳房悬韧带
输乳管
乳头
乳晕
脂肪组织

图10-6 女性乳房矢状切面

第二节 尿的生成与排泄

一、肾的功能解剖和肾血液循环特点

肾脏是尿的生成器官，肾实质主要由肾单位和集合管组成（图10-7）。

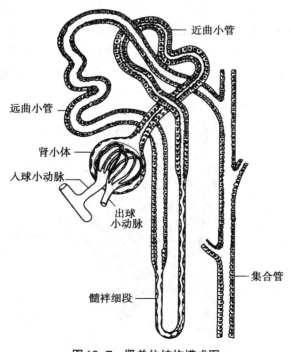

近曲小管
远曲小管
肾小体
入球小动脉
出球小动脉
集合管
髓袢细段

图10-7 肾单位结构模式图

（一）肾单位

肾单位是肾的结构和功能的基本单位，人两肾有170万~240万个肾单位，每个肾单位由肾小球和肾小管组成。

1.肾小球 包括血管球和肾小囊两部分。血管球是一团盘曲的毛细血管，入球小动脉口径稍粗，出球小动脉口径稍细，故血管球毛细血管血压较高，有利于血浆的滤过。肾小囊为包裹血管球的双层囊，分为脏层和壁层。脏层包被于血管球毛细血管内皮细胞外表面，壁层为单层扁平上皮，两层之间的腔隙为肾小囊腔，与肾小管管腔相通。血管球毛细血管内皮细胞、肾小囊脏层上皮细胞和二者之间的基膜共同构成肾小球滤过的结构基础——滤过膜。当循环血液流经肾小球时，血浆中除血细胞和大分子蛋白质外，其余成分均可通过滤过膜滤入肾小囊腔。

根据肾小球所在部位不同，肾单位分为皮质肾单位和近髓肾单位。

2.肾小管 是由单层上皮细胞围成的小管，与肾小囊的外层相连续，依次分为近端小管、髓祥细段和远端小管三部分。近端小管分为曲部（近曲小管）和直部，是肾小管中最长最粗的一段，是重吸收肾小球滤液中大量有用物质和分泌、排泄某些废物的主要场所。髓祥细段管径细，管壁为单层扁平上皮细胞，利于水和离子通过。远端小管分为曲部（远曲小管）和直部，其末端与集合管相连。

（二）集合管

集合管上与远曲小管相接，下经乳头管与肾盏相通。集合管不属于肾单位，但在功能上和远端小管密切相关，在尿液浓缩过程中起重要作用。

（三）近球小体

近球小体又名球旁器，是远曲小管和入球小动脉特殊分化的部分，由球旁细胞、致密斑和球外系膜细胞组成（图10-8）。球旁细胞是位于入球小动脉管壁的肌上皮样细胞，可以分泌肾素。致密斑为远端小管起始部分的上皮细胞，它是化学感受器，对肾小管中Na^+浓度的变化十分敏感，并将信息传递至球旁细胞，调节球旁细胞分泌肾素。球外系膜细胞位于入球小动脉、出球小动脉及致密斑之间，具有吞噬功能。在肾小球炎症病变时，系膜细胞会分裂增生。

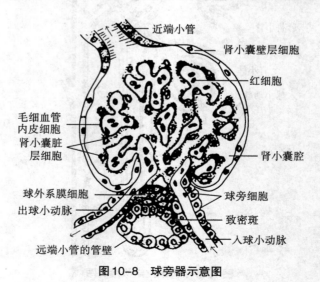

图10-8 球旁器示意图

（四）肾的神经支配和血管分布

肾脏主要接受交感神经支配。肾交感神经末梢释放去甲肾上腺素，调节肾血流量、肾小球滤过率、肾小管的重吸收和肾素释放。

肾脏由左、右两条肾动脉供血，血液供应很丰富。正常成人安静时每分钟大约有1200ml血液流经两侧肾脏，相当于心输出量的20%~25%，其中约94%的血液分布在皮质。

肾血液供应要经过两次毛细血管网。肾小球毛细血管网介于入球小动脉和出球小动脉之间，血压较高，有利于肾小球的滤过；肾小管和集合管的周围的毛细血管网血压较低，可促进肾小管的重吸收。

二、尿的生成过程

尿的生成过程包括肾小球滤过、肾小管和集合管的选择性重吸收、肾小管和集合管的分泌和排泄三个基本过程。

（一）肾小球滤过

肾小球滤过是指当循环血液流经肾小球毛细血管时，血浆中的水和小分子溶质通过滤过膜滤入肾小囊腔中形成超滤液的过程。进入肾小囊腔中的超滤液也称为原尿。滤过膜上存在着大小不同的孔隙，成为滤过膜的机械屏障；滤过膜上还含有带负电荷的物质，主要是糖蛋白，因为同性相斥原理成为滤过膜的电学屏障。两种屏障作用决定了原尿中没有大分子蛋白质，其他成分与血浆基本相同。

1.肾小球滤过的动力　促使肾小球滤过的唯一力量是肾小球毛细血管血压。阻碍肾小球滤过的力量是血浆胶体渗透压和肾小囊内压。综合以上因素，肾小球滤过的动力可用有效滤过压表示，即有效滤过压=肾小球毛细血管血压－（血浆胶体渗透压+肾小囊内压）（图9-9）。

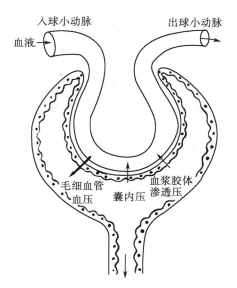

图10-9　肾小球有效滤过压示意图

2.肾小球滤过功能的评价指标

（1）肾小球滤过率　每分钟两侧肾脏生成的原尿量称为肾小球滤过率。正常成人肾小球滤过率约为125ml/min，每昼夜生成的原尿总量约为180L。

（2）滤过分数　肾小球滤过率和肾血浆流量的比值称为滤过分数，正常情况下约为19%，即流经肾的血浆约有五分之一由肾小球滤过到囊腔中形成原尿。

3.影响肾小球滤过的因素　影响肾小球滤过的因素很多，主要包括以下三个方面。

（1）有效滤过压　构成有效滤过压的三个因素中任一因素发生变化，都会影响肾小球滤过。当动脉血压在80~180mmHg范围内变化时，肾小球毛细血管血压可保持相对稳定，肾小球滤过率基本不变。然而，超出上述范围，如大失血等使动脉血压降至80mmHg以下时，肾小球毛细血管血压将相应下降，有效滤过压降低，肾小球滤过率减少。当全身动脉血压降至40~50mmHg及以下时，肾小球滤过即停止。

在病理情况下，血浆清蛋白生成减少（如肝脏疾患）或丢失过多（如肾脏疾患），或者是静脉输注大量生理盐水时，均可使血浆胶体渗透压下降，有效滤过压升高，肾小球滤过增加。

当排尿困难、尿路阻塞，如尿路结石梗阻或肿瘤压迫输尿管、尿道时，可致肾小囊内压升高，有效滤过压降低，肾小球滤过减少。

（2）滤过膜的通透性和滤过面积　在病理情况下，滤过膜上带负电荷的糖蛋白减少或消失，或滤过膜的通透性异常增大，就会导致血浆蛋白甚至红细胞可透过滤过膜，从而出现蛋白尿、血尿。在急性肾小球肾炎时，由于肾小球毛细血管管腔变窄或完全阻塞，使有效滤过面积减少，肾小球滤过率降低，出现少尿或无尿。

（3）肾血浆流量　在病理情况下，如严重缺氧、中毒性休克等，由于交感神经兴奋，肾血流量和肾血浆流量将显著减少，肾小球滤过率也因而显著减少，患者出现少尿或无尿。

（二）肾小管和集合管的重吸收

正常成人双肾每天生成原尿约180L，而最终经尿道排出的尿液（终尿）约1.5L，这表明原尿在流经肾小管和集合管时，其中99%的水被重吸收。同时，原尿中还有人体必需的葡萄糖、氨基酸和无机盐等需要予以重新吸收。进入肾小管中的原尿称为小管液。小管液中的物质被肾小管和集合管上皮细胞有选择地吸收回血液，称为重吸收（图10-10）。

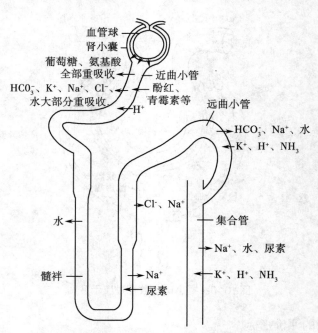

图10-10　肾小管和集合管重吸收与分泌示意图

1.近曲小管的重吸收　近曲小管上皮细胞因Na⁺泵的作用（可逆浓度将Na⁺从胞内泵到胞外，

消耗能量）其胞内 Na^+ 浓度远低于小管液，该浓度差促使 Na^+ 与胞内 H^+ 交换进入胞内而被重吸收。同时，葡萄糖或氨基酸与 Na^+ 结合到上皮细胞膜上的同向转运体上，共同进入上皮细胞内，实现葡萄糖和氨基酸的重吸收。由于胞膜上的同向转运体数量有限，所以葡萄糖的重吸收也是有限的。当血糖浓度超过 180mg/100ml 时，肾小管对葡萄糖的重吸收达极限，尿中开始出现葡萄糖，此时的血糖浓度称为肾糖阈。

Na^+ 在近曲小管经 Na^+ 泵主动重吸收，Cl^- 和水随之被动重吸收。近曲小管不能直接重吸收 HCO_3^-，但 HCO_3^- 可与进入小管液中的 H^+ 结合生成 H_2CO_3，H_2CO_3 分解生成 CO_2。CO_2 扩散入上皮细胞，在碳酸酐酶的作用下，进入细胞内的 CO_2 与水结合生成 H_2CO_3，而后再解离成 H^+ 和 HCO_3^-，HCO_3^- 则与 Na^+ 一起被转运回血液。K^+ 在近曲小管主动重吸收的确切机制尚不清楚。

2.髓袢的重吸收　小管液中约20%的 NaCl 和水在髓袢重吸收。髓袢对无机盐的吸收主要表现在升支粗段。该段小管的上皮细胞膜上有 Na^+、K^+、Cl^- 的同向转运体，可将三种离子转运至上皮细胞内而重吸收。水在髓袢降支以被动方式重吸收回去。髓袢重吸收的 NaCl 可使肾髓质形成高渗状态，有利于水的重吸收而浓缩尿。呋塞米、依他尼酸等利尿剂可抑制上述转运体，故可减少 Na^+ 等离子的重吸收，导致尿量增多。

3.远曲小管和集合管的重吸收　小管液中约12%的 NaCl 在远曲小管和集合管重吸收。远曲小管上皮细胞膜上有 Na^+–Cl^- 同向转运体，可将 NaCl 重吸收进上皮细胞。噻嗪类利尿药可抑制这个同向转运体而利尿。远曲小管后段和集合管对水的重吸收受醛固酮和抗利尿激素的调节，吸收量波动较大，属于调节性重吸收。

4.影响肾小管和集合管重吸收的因素

（1）小管液中溶质的浓度　小管液中溶质所形成的渗透压，是对抗肾小管重吸收水分的力量。如果小管液溶质浓度增高，渗透压升高，可减少水的重吸收，而使尿量增多。这种由小管液中溶质浓度增高所引起的尿量增多现象称为渗透性利尿。糖尿病患者多尿的原因就是小管液中葡萄糖含量增多，肾小管不能将葡萄糖完全重吸收入血而造成的。临床上使用某些可被肾小球滤过而不被肾小管重吸收的药物（如甘露醇），以增加小管液中溶质的浓度和渗透压，达到利尿的目的。

（2）球–管平衡　近端小管对溶质和水的重吸收量随肾小球滤过率的变动而发生相应变化。肾小球滤过率增大，近端小管对 Na^+ 和水的重吸收率也增加；反之，肾小球滤过率减小，近端小管对 Na^+ 和水的重吸收率也相应地降低，近端小管的重吸收率始终约占肾小球滤过率的65%~70%，这种现象称为球–管平衡。球–管平衡的生理意义在于使终尿中排出的溶质和水不致因肾小管滤过率的增减而出现大幅度的变动。

（三）肾小管和集合管的分泌和排泄

肾小管和集合管的分泌是指肾小管和集合管的上皮细胞将血液或细胞内的代谢产物转运到小管液中的过程。

1.H^+的分泌　肾小管上皮细胞代谢产生的 CO_2 和 H_2O 在碳酸酐酶的作用下生成 H_2CO_3，H_2CO_3 解离成 H^+ 和 HCO_3^-。H^+ 被小管上皮细胞以 H^+–Na^+ 交换的形式主动分泌入管腔。重吸收的 Na^+ 与解离的 HCO_3^- 一同回到血液中去。$NaHCO_3$ 是机体最重要的碱储备，因此，H^+ 的分泌具有排酸保碱的作用，对维持机体的酸碱平衡具有十分重要的意义。

2.NH_3的分泌　肾小管上皮细胞在氨基酸代谢过程中产生的 NH_3 是脂溶性物质，容易通过细胞膜向管腔内扩散，并与小管液中分泌的 H^+ 结合成 NH_4^+，NH_4^+ 又与小管液中强酸盐（如 NaCl）的负离子结合生成铵盐（NH_4Cl），随尿排出。NH_3 的分泌使小管液中 H^+ 浓度降低，可促进 H^+ 的分泌。同时，Na^+通过H^+-Na^+交换而进入小管上皮细胞内，再与HCO_3^-一起转运回血液。因此，NH_3的分泌同样具有排酸保碱，维持机体酸碱平衡的作用。

3.K^+的分泌　终尿中的K^+主要是由远曲小管和集合管分泌，其分泌与Na^+的重吸收密切相关。Na^+的主动重吸收造成小管内外出现电位差，即管内为负，管外为正。此电位差促使K^+向管腔内被动扩散，形成K^+-Na^+交换。

三、尿液的浓缩与稀释

肾具有浓缩和稀释尿的功能。尿液浓缩与稀释的机制与肾髓质渗透压梯度的形成、维持以及激素对水、盐重吸收的调节有关。

（一）肾髓质高渗梯度的形成和维持

肾髓质组织液渗透压从外向内逐渐升高，形成一个高渗梯度。外髓部的高渗溶质是髓袢升支粗段主动重吸收的NaCl，内髓部的高渗溶质则是髓袢升支细段扩散出来的NaCl和内髓部集合管扩散出来的尿素。髓质高渗环境使得小管液在流经集合管时，水分从管腔渗出到组织间隙，从而使尿液浓缩。

（二）激素对水、盐重吸收的调节

抗利尿激素和醛固酮是调节肾脏对水、盐重吸收最重要的激素。

1.抗利尿激素　当血浆晶体渗透压升高时，可刺激下丘脑分泌抗利尿激素，使远曲小管和集合管对水的重吸收增多，使尿液浓缩，尿量减少，保存了机体的水；反之，抗利尿激素分泌减少，尿量增加，使机体多余的水排出体外。

2.醛固酮　当小管液中Na^+含量减少时，肾小球旁器会分泌肾素，肾素可激活血浆中的血管紧张素，后者刺激肾上腺皮质分泌醛固酮。醛固酮能增加远曲小管和集合管主动重吸收Na^+而排出K^+，由于Na^+重吸收增强，促进了Cl^-和水的重吸收，起到了保钠、保水、排钾的作用。

四、尿的排放

排尿活动是反射活动。排尿反射的感受器是膀胱壁的牵张感受器。当膀胱充盈的尿量达400ml时，感受器兴奋，冲动经盆神经传到骶髓的初级排尿中枢，同时冲动也传到大脑皮层的高级中枢产生尿意。如果条件适宜，大脑皮层对初级排尿中枢的抑制解除，骶髓的初级排尿中枢发放冲动沿盆神经到达膀胱，使膀胱逼尿肌收缩，尿道内括约肌松弛，尿液进入后尿道。后尿道感受器受尿液刺激，冲动沿盆神经再次传到初级排尿中枢，反射性地抑制阴部神经，使尿道外括约肌松弛而排尿。

第三节　泌尿系统与生殖系统常见疾病

一、肾小球肾炎

肾小球肾炎是病变主要累及双肾肾小球的一组疾病，临床上分为急性肾小球肾炎、急进性肾小球肾炎、慢性肾小球肾炎和隐匿性肾小球肾炎四种类型。本书重点介绍急性肾小球肾炎。

急性肾小球肾炎简称急性肾炎，是以急性肾炎综合征为主要临床表现的一组疾病。其特点是急性起病，患者出现血尿、蛋白尿、水肿、高血压和一过性氮质血症，多见于链球菌、葡萄球

菌、肺炎双球菌和某些病毒等病原体感染后。

（一）病因与发病机制

急性肾小球肾炎的免疫损伤机制有两种类型，一种为细胞毒型，又称为Ⅱ型超敏反应；另一种为免疫复合物型，又称为Ⅲ型超敏反应。

细胞毒型免疫损伤是由于乙型溶血性链球菌（A族12型）含有与肾小球基底膜共同抗原成分。溶血性链球菌感染后，机体产生的抗链球菌抗体可与肾小球基底膜发生交叉免疫反应，导致基底膜组织损伤。

免疫复合物型免疫损伤是急性肾小球肾炎发病的主要原因，约占患者总数的80%，多由A族4、12、25和49型溶血性链球菌等引起。病原菌持续存在致抗链球菌抗体与链球菌抗原成分形成的免疫复合物形成。免疫复合物沉积在肾小球内皮细胞和基底膜，通过激活补体，导致肾小球内皮细胞和系膜细胞增生，并可吸引中性粒细胞及单核细胞浸润，导致肾脏病变。

（二）临床表现

多见于儿童，男性多于女性，感染后1~3周（平均10天）起病，典型的临床表现如下。

1.血尿　分为镜下血尿和肉眼血尿，前者是指尿色正常，离心沉淀处理的尿液，在光镜下每高倍视野有红细胞2~3个以上；后者是指尿呈洗肉水色或血色，肉眼即可见的血尿。镜下血尿如得不到适当处理可转为肉眼血尿。几乎所有肾小球肾炎患者都有镜下血尿，40%的患者可有肉眼血尿。血尿常为急性肾小球肾炎患者起病的首发症状和就诊原因。

2.蛋白尿　尿蛋白含量大于150mg/24h，尿蛋白定性实验呈阳性，称为蛋白尿。肾小球肾炎患者可有轻、中度蛋白尿，少数患者可有大量蛋白尿。

3.水肿和少尿　多数患者（80%以上）有晨起眼睑水肿，或伴有下肢轻度凹陷性水肿。肾源性水肿的特点是首先出现在眼睑、颜面部等疏松组织，后延及全身，发展迅速；水肿部软，呈凹陷性。

正常成人每天尿量1000~2000ml，平均为1500ml。人体每天至少需500ml排尿量，才能够将代谢终产物排出体外。日排尿量少于500ml即为少尿，少于100ml则为无尿。肾小球肾炎患者早期尿量明显减少。

4.高血压　约80%患者可出现一过性轻、中度高血压，经利尿治疗后可逐渐恢复。少数患者血压较高，甚至可出现高血压脑病。肾脏疾病引发的高血压多为肾性水、钠潴留和小动脉血管痉缩所致。

5.实验室检查　多数患者有一过性氮质血症，利尿后可恢复正常。血清C3及总补体起病初期下降。

急性肾小球肾炎诊断并不困难。链球菌感染，如急性扁桃腺炎或细菌性肺炎1~3周出现血尿、蛋白尿、水肿、高血压、少尿和氮质血症，血清补体C3下降（8周内恢复正常），可诊断为急性肾小球肾炎。

（三）治疗原则

本病以休息和对症治疗为主。若出现急性肾衰竭，应予透析待其自然恢复。不宜使用治疗肾病综合征的糖皮质激素和环磷酰胺等细胞毒药物。

1.一般治疗　卧床休息至肉眼血尿消失，水肿消退及血压恢复正常。急性期给予低盐饮食（小于3g/d）。无氮质血症患者可按正常量摄入蛋白质，否则应限制蛋白质摄入，并以优质动物蛋白为主。明显少尿的急性肾衰竭的患者应限制液体摄入量。

2. **控制感染** 选择敏感抗生素控制链球菌感染。反复发作的慢性扁桃体炎，可在肾炎病情稳定后［尿蛋白少于（＋），尿沉渣红细胞数少于10个/高倍视野］考虑做扁桃体摘除，但术前、术后两周需注射链球菌敏感抗生素。

3. **对症治疗** 利尿消肿、降血压，可首选用噻嗪类利尿药，如效果不佳，可用袢利尿药。为防止诱发高血钾，在少尿期间慎用或不用保钾性利尿药和血管紧张素转换酶抑制剂。若利尿后血压仍高者，可加用钙通道阻断剂。

4. **透析治疗** 急性肾小球肾炎合并有急性肾衰竭者，应予透析治疗以帮助患者渡过急性期。

5. **中药治疗** 中医认为急性肾小球肾炎多属实证，为风邪犯体，肺失肃降，膀胱气化失常而水湿停滞，发为水肿。治宜宣肺利湿、凉血解毒。

多数患者经治疗后可于1~4周水肿消失，血压和尿常规恢复正常，血清补体C3在4~8周内恢复正常。少量镜下血尿和微量蛋白尿也可在一年内消失。极少数高龄患者可转为慢性，或因肾衰竭而死亡。

二、泌尿系感染

泌尿系感染也称尿路感染，分为上尿路感染（主要是肾盂肾炎）和下尿路感染（主要是膀胱炎）。

（一）病因与发病机制

1. **病原菌感染** 最常见的病原菌是革兰阴性杆菌，如大肠埃希菌、变形杆菌、产气杆菌和铜绿假单胞菌等，感染是泌尿系感染的先决条件。最常见的感染路径是尿路逆行感染，血行感染、淋巴感染和直接感染较少。

（1）尿路逆行感染 病原菌经尿道上行进入膀胱、输尿管乃至肾脏。特别是输尿管的膀胱壁内段过短，膀胱充盈时起不到括约肌作用而使尿液向输尿管反流，或尿路梗阻时都易发生尿路逆行感染。正常女性尿道口周围有细菌寄居，由于种种原因，这些细菌可侵入膀胱，如在性交时可将性尿道口周围的细菌挤进膀胱。

（2）血行感染 病原菌从全身任何一处感染灶都可通过血流而传到泌尿系统，下尿路的感染灶也可通过血流而传到肾脏。

（3）淋巴感染 病原菌可经淋巴循环进入血液，再经血流感染泌尿系统。肠道感染也可经淋巴管向肾脏蔓延。

（4）直接感染 肾周组织感染可侵及肾脏，病原菌也可直接感染尿道。女性尿道短而直，受病原菌感染后即可在局部形成化脓性炎症。

2. **机体抗病能力下降** 机体对细菌入侵尿路有自卫能力，如尿路通畅时尿液可冲走大部分细菌，尿路黏膜也有杀菌能力。泌尿系统结石、异物、肿瘤、损伤、畸形、各种原因引起的尿路梗阻、糖尿病以及引起免疫功能低下的各种全身性疾病，是泌尿系感染的重要病理基础。妊娠期子宫压迫、高龄患者前列腺增生都可致排尿不畅而易发感染。

（二）临床表现

1. **急性肾盂肾炎的临床表现**

（1）尿路刺激征 尿频、尿急和尿痛合称尿路刺激征。单位时间内排尿次数增多称作尿频。正常成人白天排尿4~6次，夜间0~2次，但如果饮水过多、气候寒冷或个人习惯等导致排尿次数多，多为短期，属正常现象。患者一有尿意即难以控制迫不及待需排尿称为尿急。排尿时感觉耻骨上区、会阴部和尿道内疼痛或烧灼感称为尿痛。

（2）腰痛、肋脊角压痛或叩痛 疼痛特点为钝痛或酸痛，可沿输尿管向下腹部放射。

（3）全身感染性症状 发热、寒战、头痛和周身痛、恶心、呕吐、腹泻等。

（4）实验室检查 血培养可能阳性。尿常规检查可见尿中有大量白细胞、红细胞，可有脓性尿；清洁中段尿培养细菌数每毫升10万个可肯定为感染，通过药物敏感试验可确定最佳治疗抗生素。

2.急性膀胱炎的临床表现 急性膀胱炎多发生于女性，尤在新婚期和妊娠期常见。该病常为局部炎症，主要表现为尿路刺激征，一般无全身感染症状。尿常规检查常有白细胞尿，可有血尿。

3.急性尿道炎的临床表现 急性尿道炎多见于女性，因女性尿道外口易被粪便和阴道分泌物污染之故。主要表现为尿路刺激征，查体可见尿道口局部红肿，边缘外翻，男性尿道炎多见有异常分泌物，女性少见。

（三）治疗原则

泌尿系感染的治疗应采取综合措施。

1.一般治疗 避免剧烈运动，肾盂肾炎和膀胱炎急性期宜卧床休息。给予足够营养，避免进食刺激性食物。饮入或输入足量液体以保证尿量在1500ml/d以上，以利于炎性物质排出。

2.抗菌治疗 泌尿系感染的抗菌治疗应遵循五项基本原则，即选准药物，尽早开始，剂量适当，疗程足够和联合用药。

（1）选准药物 应以药物敏感试验为依据，选择最佳疗效抗生素。在无药物敏感试验检查条件时或检查尚无结果时，可根据临床上对致病菌类别的估计选择适当抗菌药物。

（2）尽早用药 一旦确定诊断，即应立即开始抗菌治疗，不可盲目观察等待。

（3）剂量适当和疗程足够 从一开始即应给予足量抗生素和足够的疗程以便彻底杀灭病原菌，避免逐渐增加剂量和分期投药使病原菌产生耐药，防止转为慢性。

（4）联合用药 如果病原菌既有革兰阴性杆菌，又有革兰阳性球菌，应分别选用敏感抗生素联合给予，以保证疗效。中药与抗生素联合使用也能提高疗效。

3.对症治疗 可用缓解平滑肌痉挛的药物或其他止痛剂缓解疼痛。可适当给予$NaHCO_3$等碱化尿液，降低酸性尿液对膀胱等的刺激而缓解症状，也有利于链霉素等药物发挥作用。

4.其他治疗 应排除或尽快解除泌尿系统的梗阻。此外，膀胱炎和尿道炎还可用1∶1000的硝酸银溶液冲洗局部。泌尿系急性感染期应避免对尿路进行器械检查，以减少再感染机会。

三、乳腺癌

乳腺癌是女性最常见的恶性肿瘤之一。每年全世界约有140万人被诊断为乳腺癌，约有50万人死于该病，在我国占全身各种恶性肿瘤的7%~10%，发病率逐年上升。临床上以40~60岁的妇女多见。

（一）病因

病因复杂，尚未完全阐明，可能与以下因素有关。

1.内分泌的作用 乳腺是多种内分泌激素的靶器官，如雌激素、孕激素、泌乳素等，其中雌酮和雌二醇与乳腺癌的发病密切相关。临床观察发现，20岁前本病少见，20岁以后发病率迅速上升、月经初潮年龄早、绝经年龄晚、不孕和初次足月产的年龄与乳腺癌的发病均有关。长期服用雌激素者乳腺癌的发病率升高。

2.遗传因素　一级亲属中有乳腺癌病史者，乳腺癌发病危险性是普通人群的2~3倍。

3.其他　一些良性的乳腺疾病，如慢性囊性乳腺病、乳腺小叶有上皮高度不典型增生者，一般认为患乳腺癌的可能性会增大。

另外，营养过剩、肥胖、脂肪饮食，可加强或延长雌激素对乳腺上皮细胞的刺激，从而增加发病机会。环境因素和生活方式与乳腺癌的发病也有一定关系。

（二）病理类型

1.非浸润性癌

（1）导管原位癌　也称导管内癌，癌细胞未突破乳腺导管壁基底膜。

（2）小叶原位癌　癌细胞局限于乳腺末梢腺管或腺泡内，未突破末梢腺管或腺泡基底膜。

2.浸润性癌

（1）浸润性导管癌　由导管内癌发展而来，癌细胞突破导管壁基底膜，开始向间质浸润。

（2）浸润性小叶癌　癌细胞突破末梢腺管或腺泡基底膜，开始向小叶间质浸润。

3.特殊型癌　主要包括髓样癌、黏液腺癌、乳头湿疹样癌等。

（三）转移途径

1.局部扩展　癌细胞沿乳腺导管直接蔓延，可累及相应的乳腺小叶腺泡；或沿导管周围组织间隙向周围扩散到韧带、皮肤、脂肪组织、胸大肌和胸壁。

2.淋巴转移　乳腺淋巴管丰富，淋巴管转移是乳腺癌最常见的转移途径。

多数癌细胞可经胸大肌外侧缘淋巴管转移至同侧腋窝淋巴结，然后转移至锁骨下、上淋巴结，进而可经胸导管（左）或右淋巴管侵入静脉血流而向远处转移。

乳房内侧和中央区癌细胞可向内侧淋巴管，沿着乳内血管的肋间穿支引流到胸骨旁淋巴结，继而达到锁骨上淋巴结，同样侵入静脉血流。少部分病例可通过逆行途径转移到对侧腋窝或腹股沟淋巴结。

3.血道转移　晚期乳腺癌（部分早期乳腺癌）可经血道转移至肺、骨、肝、脑等组织或器官，从而出现相应症状。

（四）临床表现

1.肿块　常为单个无痛性肿块，质硬、边界不清、表面不光滑，早期活动、晚期固定，增长较快。多数患者为无意中发现。

2.皮肤改变

（1）酒窝征　肿瘤侵犯乳腺悬韧带使之收缩，使皮肤发生凹陷。

（2）橘皮征　癌肿阻滞皮下淋巴管，引起局部皮肤淋巴水肿，因毛囊处与皮下组织连接紧密，造成点状凹陷。

（3）炎症征　见于炎性乳腺癌，癌肿发展迅速，呈现整个乳房红、肿、热、痛的炎症表现，伴有腋窝淋巴结肿大。本型少见但其恶性程度高。

3.乳头改变

（1）乳头内陷　深部的癌肿侵犯乳管，牵拉乳头回缩。

（2）乳头溢液　多为渗血。

（3）湿疹样变　见于乳头湿疹样癌，乳头初起有痒或灼热、痛感，逐渐出现乳头和乳晕的皮肤变粗糙、糜烂如湿疹样，进而形成溃疡。本型少见，恶性程度低，进展慢。

4.其他 仅表现为腋窝淋巴结肿大，见于隐匿性乳腺癌。

（五）治疗原则

乳腺癌的治疗以早期手术根治为主，再辅助以化学药物治疗、内分泌治疗、放射治疗。

1.手术治疗 手术治疗是乳腺癌的主要治疗手段。对于病灶局限于局部及区域淋巴结的患者，手术治疗是首选。已有远处转移、全身情况差、主要脏器有严重疾病、年老体弱不能耐受手术者属手术禁忌。常见的手术方式有乳腺癌根治术、乳腺癌扩大根治术、乳腺癌改良根治术、全乳房切除术、保留乳房的乳腺癌切除术等。手术包括完整切除肿块及腋淋巴结清扫。

2.化学药物治疗 根据大量的病例观察，浸润性乳腺癌术后应用化疗可以有效地改善生存率。乳腺癌是实体癌中应用化疗最有效的肿瘤之一。化疗可选择术前、术中、术后进行。术前化疗可使肿瘤缩小，有利于手术切除；术后化疗有助于杀灭已播散或术中残留的癌细胞，有效防止术后复发。化疗常用的药物有环磷酰胺、甲氨蝶呤、氟尿嘧啶、长春新碱类、多柔比星、紫杉醇等。联合用药较单一用药更为有效，常用的有CMF（环磷酰胺、甲氨蝶呤、氟尿嘧啶）和CAF（环磷酰胺、多柔比星、氟尿嘧啶）方案。

3.内分泌治疗 乳腺癌常用内分泌药物有雌激素受体拮抗剂、芳香化酶抑制剂（ALs）、雌激素受体调节剂（SERMs）、雌激素受体毁灭剂（SERD）、促黄体生成素释放激素拮抗剂（LH-Rha）。目前常用他莫昔芬（三苯氧氨），每日20mg，至少服用3年，一般服用5年，该药可降低乳腺癌术后的复发和转移。

4.放射治疗 放射治疗的适应证为：①病理报告腋中或腋上组淋巴结转移者；②阳性淋巴结占淋巴总数1/2以上或有4个以上淋巴结阳性者；③病理证实胸骨旁淋巴结阳性者；④原发灶位于乳腺中央或内侧而做根治术者。

四、子宫颈癌

子宫颈癌是指发生在宫颈阴道部及宫颈管的恶性肿瘤。子宫颈癌是全球女性第四大恶性肿瘤，在我国是仅次于乳腺癌居第2位的妇科恶性肿瘤，是最常见的女性生殖道恶性肿瘤。子宫颈癌是恶性肿瘤中唯一具有"三个唯一"特点的癌症：唯一病因明确、唯一可以早期预防和治疗、唯一可能基本消灭的癌症。因此，早诊早治，子宫颈癌可以早期发现及治愈。

（一）病因与发病机制

目前，医学界普遍认为，子宫颈癌的病因与以下因素相关。

1.病毒感染 子宫颈癌是目前唯一一个病因明确的妇科恶性肿瘤，与高危型人乳头瘤病毒（HPV）的持续感染相关。妇女一生中80%可感染HPV，通常在8~10个月内被自然清除，只有少数（5%）妇女呈持续感染状态。人乳头瘤病毒会从受伤的子宫颈上皮以及子宫颈上皮的"鳞状柱状上皮过渡区"感染细胞。

2.性行为 女性的子宫颈口"鳞状柱状上皮过渡区"在年轻时分布在靠外侧处，随着年龄、生产数增加，这个过渡区会往子宫内部移动。过渡区分布越靠外侧，则受人乳头瘤病毒感染的机会就越大。所以，过早开始性生活，多个性伴侣的女性，其往后的岁月里发生子宫颈癌的概率也越高。

3.月经及分娩因素 经期卫生不良、经期延长，多产、多次人流等。

4.吸烟、吸毒等 可抑制机体免疫功能，影响对HPV感染的清除，增加感染效应，促进癌发生可能。

5.免疫缺陷与抑制　HIV感染导致免疫缺陷和器官移植术后长期服用免疫抑制药物导致子宫颈癌的发生率升高。

（二）临床表现

早期的子宫颈癌常无症状，病情发展后可有以下症状。

1.阴道流血　早期多为接触性出血，发生在性生活后或妇科检查后，后期则为不规则阴道流血。

2.阴道排液　阴道流液可为白色或血性，稀薄如水样或淘米水状，有腥臭。

3.晚期症状　邻近组织器官及神经受累时，可出现尿急、便秘、下肢肿胀、疼痛等；肿瘤压迫或累及输尿管时可引起输尿管梗阻、肾积水、尿毒症等；晚期患者可有贫血、恶病质等全身衰竭症状。

（三）转移途径

1.直接蔓延　最常见，癌细胞向临近组织及器官扩散。常向下累及阴道壁，极少向上累及宫腔。向两侧扩散可累及主韧带及子宫颈旁、阴道旁组织直至骨盆腔。晚期可向前、后蔓延侵及膀胱或直肠。

2.淋巴转移　癌细胞侵入淋巴管，形成瘤栓，随淋巴液进入局部淋巴结。

3.血道转移　极少见，晚期可转移至肺、肝、骨等组织或器官。

（四）预防与治疗

1.预防　普及防癌知识，开展性卫生教育，定期进行宫颈细胞学筛查或者TCT检查（宫颈细胞学检查），可有效筛查HPV病毒，准确率高达95%以上。对发现异常结果的妇女，进一步检查治疗，把病变阻断在癌前期或早期。

子宫颈癌有疫苗可以预防。2008年诺贝尔医学奖授予发现HPV与子宫颈癌关系的德国科学家Harald zur Hausen，他首先发现了HPV导致子宫颈癌，并对其机制进行了深入研究，最终证明HPV感染是引起子宫颈癌发生的主要病因，这一重大发现是日后HPV疫苗研发的根本依据。目前国际上批准的疫苗接种只针对两个致癌基因型HPV16和HPV18。对于非HPV16和HPV18，疫苗只能防御大约30%。疫苗最佳接种年龄是12岁左右。有性行为后或接触病毒后才接种疫苗仍然有效，但疫苗的功效会大大降低。

2.治疗　根据临床分期、年龄、生育要求、全身情况、医疗技术水平及设备条件等，综合考虑制定适当的个体化治疗方案。采用手术和放疗为主、化疗为辅的综合治疗。

（1）手术治疗　优点是年轻患者可保留卵巢及阴道功能。主要用于早期患者，根据分期不同，可采用不同范围的子宫切除及淋巴结清扫。

（2）放射治疗　主要用于晚期患者或无法手术的患者。

（3）手术及放疗联合治疗　对于局部病灶较大，可先做放疗待癌灶缩小后再手术；手术治疗后有盆腔淋巴结转移，宫旁转移或阴道有残留癌灶者，可术后放疗消灭残存癌灶，减少复发。

（4）全身治疗　包括全身化疗和靶向治疗、免疫治疗。化疗主要用于晚期或复发转移的患者，也可作为手术或放疗的辅助治疗。常用的化疗药物有顺铂、卡铂、博来霉素、丝裂霉素、异环磷酰胺、氟尿嘧啶等。靶向药物主要是贝伐珠单抗，常与化疗联合应用。免疫治疗如PD-1/PD-L1抑制剂等。

五、前列腺炎

（一）病因与发病机制

前列腺炎多为细菌性炎症。主要是病原菌经尿道逆行感染所致。急性前列腺炎治疗不当可转为慢性。但慢性前列腺炎大多没有急性炎症过程，且可并发虹膜炎、关节炎、神经炎、肌炎等。

（二）临床表现

1.急性前列腺炎的临床表现

（1）高热、寒战。

（2）尿频、尿急、尿痛。

（3）下腹部或会阴部疼痛，但无腰肌紧张。

（4）直肠指诊可发现前列腺肿胀、饱满、质软，局部有轻度压痛。

（5）实验室检查　尿液可见白细胞或红细胞，前列腺液内充满脓细胞。

2.慢性前列腺炎的临床表现

（1）排尿改变及尿道分泌物　尿频、尿急、尿痛，排尿时尿道不适或灼热。排尿后和便后常有白色分泌物自尿道口流出，俗称尿道口"滴白"。

（2）疼痛　会阴、下腹隐痛，有时腰骶部、耻骨上、腹股沟区等有酸胀感。

（3）性功能减退　可有阳痿、早泄、遗精或射精痛。

（4）精神症状　头昏、头胀、乏力、疲惫、失眠、神经衰弱等。

（5）直肠指诊　可发现前列腺缩小、变硬、不均匀、有硬结，压痛明显。

（6）实验室检查　前列腺液可见白细胞增多，尿液常无变化。

（三）治疗原则

1.抗菌治疗　首选红霉素，常用多西环素、喹诺酮类、头孢菌素类等。但因抗生素在前列腺内很难达到有效治疗浓度，故不应盲目地长期使用抗生素。

2.局部治疗　慢性前列腺炎患者可进行前列腺局部按摩，使腺体内的炎性物质引流通畅，促进恢复，但急性患者不可。按摩一般每周1次，8周为一疗程。热水（42~43℃）坐浴，经会阴、直肠透热或抗菌药物透入。

3.全身治疗　生活和工作应规律，避免重体力劳动和剧烈体育运动。忌烟、酒和辛辣刺激性食物。有规律的性生活。

4.中药治疗　前列腺炎可选用活血化瘀的药物，如丹参、赤芍、红花、桃仁、泽兰和败酱草等。前列腺质地硬者可加乳香、没药、三棱、莪术、山甲等；性功能减退者可加仙灵脾（淫羊藿）、肉桂等；腰痛者可加续断、狗脊；遗精者可加锁阳、枸杞、菟丝子等；一般神经衰弱者可加五味子、远志、浮小麦、龙骨、牡蛎等。

本章小结

泌尿系统由肾、输尿管、膀胱和尿道组成。肾是机体主要的排泄器官，以泌尿的形式排出机体大部分代谢终产物。尿的生成过程包括肾小球滤过、肾小管和集合管的选择性重吸收、肾小管和集合管的分泌和排泄三个基本过程。生殖系统分为男性生殖系统和女性生殖系统，两者均由内生殖器和外生殖器构成。泌尿系统常见疾病有肾小球肾炎与泌尿系感染。女性生殖系统疾病以乳腺癌、子宫颈癌等恶性肿瘤较为多见。

习题

习题

一、单项选择题

1.不属于肾单位的结构是（   ）

　　A.近曲小管　　　　B.髓袢　　　　　　C.集合管　　　　　D.肾小球　　　　　E.肾小管

2.输尿管有几处生理性狭窄（   ）

　　A.1　　　　　　　　B.2　　　　　　　　C.3　　　　　　　　D.4　　　　　　　　E.5

3.女性生殖系统的生殖腺是（   ）

　　A.子宫　　　　　　B.卵巢　　　　　　C.输卵管　　　　　D.阴道　　　　　　E.乳房

4.肾脏重吸收氨基酸的主要部位是（   ）

　　A.远曲小管　　　　B.近曲小管　　　　C.髓袢　　　　　　D.集合管　　　　　E.肾小球

5.肾小球肾炎的发病机制是（   ）

　　A.细菌直接对肾脏的感染　　　　　　　　　　　B.病毒直接对肾脏的破坏

　　C.感染所致的免疫反应　　　　　　　　　　　　D.感染所致的中毒反应

　　E.细菌感染导致的并发症

6.链球菌感染后急性肾小球肾炎活动期的主要措施是（   ）

　　A.透析治疗　　　　　　　　B.加强运动　　　　　　　　　　C.休息和控制感染

　　D.大剂量激素和免疫抑制剂　　　　E.肾移植手术

7.诊断急性肾盂肾炎最有价值的是（   ）

　　A.尿急、尿频、尿痛　　　　　　　　　　　　B.发热、肾区叩痛

　　C.尿白细胞计数≥5个/高倍视野　　　　　　　D.清洁中段尿细菌培养10万个/ml以上

　　E.水肿、高血压

8.有关乳腺癌的致病因素以下哪一项不正确（   ）

　　A.雌激素与乳腺癌的发病密切相关　　　　　　B.乳腺癌发病与遗传无关

　　C.生活方式参与乳腺癌的致病　　　　　　　　D.乳腺小叶高度不典型增生导致乳腺癌

　　E.以上皆错

9.病因明确可早期预防和治疗的恶性肿瘤是（   ）

　　A.乳腺癌　　　B.子宫颈癌　　　C.前列腺癌　　　D.肾癌　　　　E.膀胱癌

10.急性前列腺炎不宜采用的治疗措施是（   ）

　　A.全身治疗　　　　　　　　B.前列腺局部按摩　　　　　　　C.抗菌治疗

　　D.中药治疗　　　　　　　　E.大剂量抗生素

二、多项选择题

1.肾小管和集合管能分泌的物质有（   ）

　　A.氨基酸　　　　B.NH_3　　　　C.Cl^-　　　　D.H^+　　　　E.K^+

2.调节尿生成的主要激素是（　　）

　　A.胰岛素　　　　　B.抗利尿激素　　　C.肾上腺素　　　　D.醛固酮　　　　E.甲状腺激素

3.直接影响肾小球有效滤过压的因素有（　　）

　　A.肾小球毛细血管血压　　　　　B.血浆胶体渗透压　　　　　C.血浆晶体渗透压

　　D.肾小囊内压　　　　　E.肾血浆流量

4.尿路刺激征有（　　）

　　A.尿频　　　　　B.尿血　　　　　C.尿痛　　　　　D.尿急　　　　E.尿失禁

5.属于泌尿系感染的疾病有（　　）

　　A.急性肾盂肾炎　　　　　B.急性肾小球肾炎　　　　　C.急性膀胱炎

　　D.急性前列腺炎　　　　　E.急性尿道炎

三、简答题

1.急性肾小球肾炎的典型临床表现有哪些？

2.泌尿系感染的抗菌治疗应遵循的基本原则是什么？

3.乳腺癌的临床表现有哪些？主要治疗手段是什么？

PPT

第十一章　神经系统疾病

第一节　神经系统的解剖

一、概述

神经系统是由位于颅腔内的脑和椎管内的脊髓以及与其相连并分布全身的周围神经所组成。神经系统是机体内主要的功能调节系统，控制和调节全身各器官系统的生理活动，使机体成为一个有机的统一整体，以适应内、外环境的不断变化。在人类长期进化的过程中，由于人脑在结构和功能上发生了质的飞跃，促进了思维、语言的高度发展，因此人类不仅能被动的适应环境，还能主动地认识和改造周围世界。

神经系统根据解剖结构分为中枢神经系统和周围神经系统两大部分。中枢神经系统包括脑和脊髓，主要负责综合分析内外环境传来的信息并做出反应；周围神经系统根据其发出的部位和分布范围的不同，将其分为脑神经、脊神经和内脏神经三部分（图11-1）。

神经系统主要由神经组织构成，神经组织是由神经元（即神经细胞）和神经胶质所组成。神经元是神经组织中的主要成分，在中枢神经系统内，神经元的胞体聚集之处在新鲜标本上呈灰色，称灰质；在大、小脑表面形成的灰质层，又称皮质。此外，中枢神经系统内还有一些散在分布、形态与功能相似的神经元胞体聚集成的灰质团块，称神经核；而在周围神经系统也有类似的灰色核团，称神经节。

各种神经纤维在中枢神经系统集中处，因其表面包有髓鞘，色泽白亮，称白质；位于大、小脑深部的白质，称髓质；其中起止和功能相同的神经纤维聚集成束，称纤维束；有的较大纤维束占据一定空间区域，又称索。在脑干中轴内交织成网状的神经纤维和其间弥散分布的神经元胞体构成的结构，称网状结构。

在周围神经系统内，神经纤维聚集成束，称神经束；相邻的数个神经束被结缔组织被膜包裹，形成圆索状的结构，称神经。

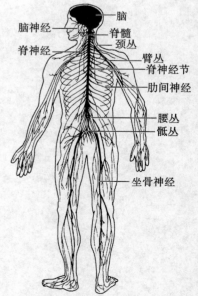

图11-1　神经系统概观

二、中枢神经系统

（一）脊髓

1.脊髓的位置和形态　脊髓位于椎管内，长42~45cm，上端在枕骨大孔处与脑相连，下端在成人平第1腰椎体下缘（图11-2）。故临床腰椎穿刺常在第3、4或4、5腰椎间隙进行，不至于损伤脊髓。

脊髓呈前后略扁的圆柱形，全长有两个膨大，上部称颈膨大，下部称腰骶膨大，颈膨大和腰骶膨大分别与上、下肢功能有关。脊髓末端变细成圆锥状，称脊髓圆锥，其向下延续为无神经组织的终丝。脊髓表面有6条纵行的沟裂，位于前面正中线上的为前正中裂，后面正中线上的为后正中沟。脊髓借此两沟从表面分为左右对称的两半。

在脊髓的两侧，还有左右对称的前外侧沟和后外侧沟。脊髓两侧连有由神经纤维组成的脊神经根，在前方的称前根，从前外侧沟穿出；在后方的称后根，由后外侧沟穿入。后根上有一膨大的脊神经节。前根与后根在椎间孔处合成脊神经（图11-3）。

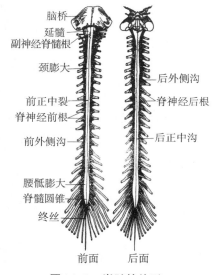

图11-2　脊髓的外形

图11-3　脊髓与脊神经结构示意图

脊神经共有31对，与每对脊神经相连的一段脊髓，称为一个脊髓节段。因此，脊髓共分31个节段，即8个颈节、12个胸节、5个腰节、5个骶节和1个尾节。

2.脊髓的内部结构　由中央呈蝴蝶形的灰质和周围的白质构成。灰质中央有一条纵贯脊髓全长的小管，称中央管。

（1）灰质　纵贯脊髓全长，每一侧灰质分别向前方和后方伸出前角（也称前柱）和后角（也称后柱），在脊髓的第一胸节至第三腰节的前、后角之间还有向外侧突出的侧角（侧柱）（图11-3）。前角由运动神经元的胞体构成，其轴突组成前根，支配骨骼肌；后角内主要聚集着与传导感觉有关的中间神经元，接受由后根传入的感觉冲动；侧角内为交感神经节前纤维的胞体所在处，其轴突加入前根，支配平滑肌、心肌和腺体。此外，在脊髓的第2~4骶节相当于侧角的部位有副交感神经节前纤维的胞体，称骶副交感核。

（2）白质　围绕在灰质的周围，每侧白质又被前、后根分为三个索，即前索、外侧索、后索（图11-2）。各索由传导神经冲动的上、下行纤维束构成。这些纤维束或将脊髓各段的传入冲动向上传入至脑，或将脑部发出的传出冲动向下传导至脊髓各段，故又称为传导束。其中上行的传导束主要有脊髓丘脑束、薄束和楔束，传导躯干和四肢的触觉、痛觉、温觉等；下行传导束主要有皮质脊髓束，是由大脑发出的控制骨骼肌随意运动的下行纤维束。

3.脊髓的功能

（1）传导功能 脊髓通过传导束将脑和躯干、四肢相互联系起来，具有传导神经冲动的功能，是脑与周围神经联系的重要通道。

（2）反射功能 脊髓作为一个低级中枢，其灰质内有许多反射中枢，像腱反射、屈肌反射、排尿和排便反射中枢等，可在脑的调控下完成一些基本的反射活动。例如，膝跳反射就是一种简单的神经反射（图11-4），其神经中枢是低级中枢，位于脊髓灰质内；在通过反射弧完成反射的同时，脊髓中通向大脑的神经会将这一神经冲动传往大脑，使人感觉到膝盖被叩击了。

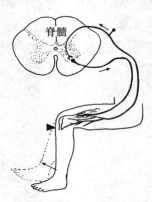

图11-4 膝跳反射模式图

（二）脑

脑位于颅腔内，包括端脑（大脑）、间脑、脑干和小脑四部分（图11-5）。

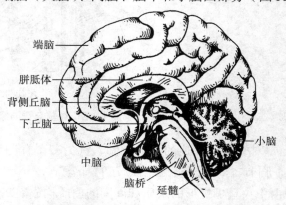

图11-5 脑的正中矢状切面

1.脑干

脑干自下而上由延髓、脑桥和中脑组成。脑干上接间脑，下续脊髓，背侧与小脑相连。

脑干的内部由灰质、白质和网状结构组成。脑干灰质分散成团块状，称神经核，其中与脑神经相连的称脑神经核，分为脑神经运动核和脑神经感觉核，名称大都与相应的脑神经一致，与脑干相连的脑神经有10对。脑干内还有与传导束联系的中继核，如延髓中的薄束核、楔束核及中脑内的黑质、红核等。脑干白质由大量的上、下行纤维束构成，将端脑、间脑与脊髓相互联系起来。上行的纤维束主要有脊髓丘脑束，下行的纤维束主要有皮质脊髓束。

脑干的功能主要有：①传导功能：大脑皮质与小脑、脊髓之间的联系，都要经过脑干纤维束的传导。②反射功能：脑干内有许多反射中枢，如中脑内的瞳孔对光反射中枢、脑桥内的角膜反射中枢等。③延髓内有维持生命活动的基本中枢，如呼吸中枢、心血管反射中枢等，这些部位一旦受到损伤，常引起迅速死亡，所以延髓有"生命中枢"之称。④网状结构的功能：有维持大脑皮质觉醒、调节骨骼肌张力和调节内脏活动等功能。

2.小脑

（1）小脑的位置和外形　小脑位于颅后窝。小脑中间部窄细，称小脑蚓；两端膨大，称小脑半球。小脑半球下面近枕骨大孔处膨出部分，称小脑扁桃体（图11-6）。当颅内压增高时，小脑扁桃体可被挤压入枕骨大孔，压迫延髓，危及生命，临床上称小脑扁桃体疝。

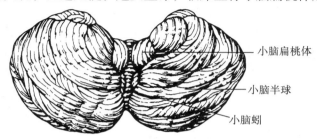

小脑扁桃体
小脑半球
小脑蚓

图11-6　小脑的外形（下面）

（2）小脑的内部结构　小脑表面被覆一薄层灰质，称小脑皮质；白质在深面，称髓体，小脑髓体内有数对灰质核团，称小脑核。

（3）第四脑室　是位于延髓、脑桥与小脑之间的腔隙。其底即菱形窝，顶朝向小脑，向上借中脑水管与第三脑室相通，向下续脊髓中央管，并借正中孔和左右外侧孔与蛛网膜下腔相通。

（4）小脑的功能　小脑是重要的运动调节中枢，可将来自大脑与机体的神经冲动进行整合，并通过传出纤维调整和纠正有关肌肉的运动，使随意运动保持协调；此外，小脑在维持身体平衡上也起着重要作用。

3.间脑　位于中脑和端脑之间，主要由背侧丘脑和下丘脑组成。间脑内部的腔隙称第三脑室。

（1）背侧丘脑　又称丘脑，是间脑背侧的一对卵圆形灰质团块。背侧丘脑主要是全身躯体感觉传导的中继站，同时也是大脑皮质下的感觉中枢。背侧丘脑后下部有一对隆起，位于内侧的称内侧膝状体，位于外侧的称外侧膝状体，分别与听觉和视觉冲动的传导有关。

（2）下丘脑　位于背侧丘脑的前下方，包括视交叉、漏斗、垂体和一对乳头体等。下丘脑结构较复杂，内有多个核群，其中最重要的有视上核和室旁核，两核均能分泌加压素和催产素，经漏斗运至神经垂体贮存。下丘脑是调节内脏活动的高级中枢，对内分泌、体温、摄食、水盐平衡和情绪反应等起重要的调节作用。

4.端脑　即大脑，由左、右大脑半球借胼胝体连接而成，两大脑半球被纵裂隔开，大脑半球与小脑之间隔有大脑横裂（图11-7）。

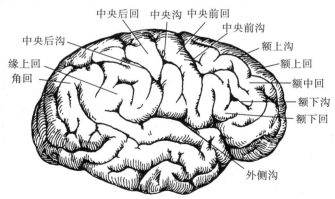

中央后回　中央沟 中央前回
中央后沟　　　　　　中央前沟
　　　　　　　　　　额上沟
缘上回　　　　　　　额上回
角回　　　　　　　　额中回
　　　　　　　　　　额下沟
　　　　　　　　　　额下回
　　　　　　　外侧沟

图11-7　大脑半球背外侧面

（1）大脑半球的外形　大脑半球表面凹凸不平，凹陷处称脑沟，沟之间的隆起称脑回。每侧大脑半球分为背外侧面、内侧面和下面，并借3条叶间沟（外侧沟、中央沟和顶枕沟）分为5个叶，即额叶、顶叶、颞叶、枕叶和岛叶。除此，大脑半球还有其他一些重要的沟（如中央前沟、中央后沟、额上沟、额下沟等）和回（如中央前回、中央后回、额上回、额中回、额下回、颞横回、扣带回等），它们对神经系统的功能定位具有非常重要的作用。

（2）大脑半球的内部结构　大脑半球表层为灰质，称大脑皮质，其深面的白质称髓质。髓质中包埋的灰质团块，称基底核。半球内的腔隙称侧脑室。

1）大脑皮质功能定位　大脑皮质是人体生命活动的最高级中枢。在大脑皮质的不同部位，各有完成某些反射活动相对集中的特定区域，称大脑皮质的功能定位。

躯体运动区：即运动中枢，位于中央前回和中央旁小叶的前部，管理对侧半身的骨骼肌运动。

躯体感觉区：即感觉中枢，位于中央后回和中央旁小叶的后部，接受对侧半身的感觉纤维。

视区：即视觉中枢，位于枕叶内侧面距状沟两侧的皮质。

听区：即听觉中枢，位于颞横回，隐藏于外侧沟中。

语言区：即语言中枢，是人类大脑皮质所特有的，一般存在于一侧半球。临床实践证明，右利者（惯用右手的人），其语言区在左侧半球，大部分左利者，其语言中枢也在左侧，只少数位于右侧半球。语言区所在的半球称为优势半球。

2）基底核　为位于大脑髓质内的灰质团块，也称基底神经节（基底节），包括尾状核、豆状核和杏仁体等；豆状核和尾状核合称纹状体，纹状体具有维持肌张力和协调肌群运动的作用。该区域是高血压脑出血的好发部位。

3）大脑髓质　由大量的神经纤维组成，可分为投射纤维、联合纤维以及联络纤维三种。投射纤维位于背侧丘脑、尾状核与豆状核之间的部分，称内囊。内囊包含大量上行、下行的神经纤维，是大脑皮层与脑干、脊髓联系的交通要道。

侧脑室左右各一，是位于大脑半球内的腔隙，内含脑脊液，借室间孔与第三脑室相通。

三、周围神经系统

（一）脊神经

脊神经共31对，有颈神经8对、胸神经12对、腰神经5对、骶神经5对和尾神经1对。每对脊神经借运动性前根和感觉性后根与脊髓相连，二者在椎间孔处汇合而成脊神经，故脊神经是混合性神经（图11-8）。

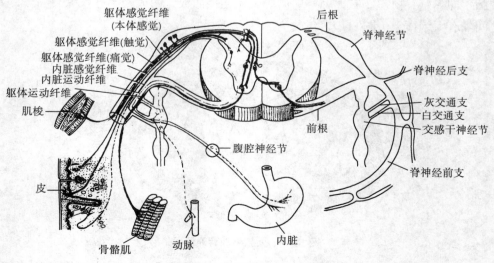

图11-8　脊神经模式图

脊神经出椎间孔后，立即分为前、后两支。后肢细小，主要分布于躯干背侧的皮肤和深层肌。前支粗大，主要分布于躯干前外侧和四肢的肌肉及皮肤。当脊神经受损伤时，可引起相应部位的肌肉运动障碍。

除胸神经的前支外，其余脊神经的前支，均交织形成神经丛，主要有颈丛、臂丛、腰丛和骶丛，再由丛发出分支分布于相应区域（图11-1）。

（二）脑神经

脑神经共12对（图11-9，表11-1），按其所含纤维成分，可分为感觉性神经，包括Ⅰ、Ⅱ、Ⅷ；运动性神经，包括Ⅲ、Ⅳ、Ⅵ、Ⅺ、Ⅻ；和混合性神经，包括Ⅴ、Ⅶ、Ⅸ、Ⅹ三类。

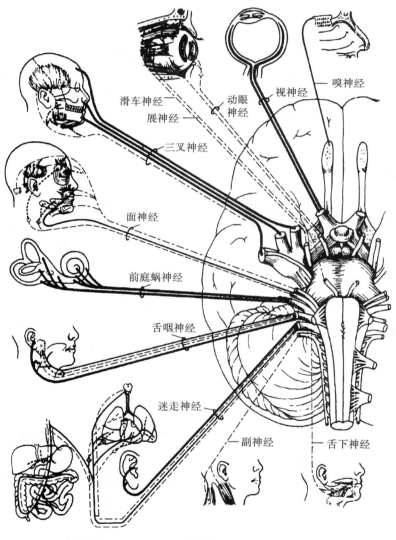

—— 感觉纤维　—·—·—·运动纤维　--- 副交感纤维

图11-9　脑神经分布示意图

表11-1　脑神经的解剖与生理功能

序号	名称	性质	连脑部位	功能
I	嗅神经	感觉	端脑	传导嗅觉
II	视神经	感觉	间脑	传导视觉
III	动眼神经	运动	中脑	支配眼外肌与睫状肌、瞳孔括约肌
IV	滑车神经	运动	中脑	支配上斜肌
V	三叉神经	混合	脑桥	传导面部、鼻腔与口腔黏膜感觉，支配咀嚼肌
VI	展神经	运动	脑桥	支配外直肌
VII	面神经	混合	脑桥	支配表情肌、泪腺、唾液腺，传导舌前2/3味觉
VIII	前庭蜗神经	感觉	脑桥	传导听觉与平衡觉
IX	舌咽神经	混合	延髓	支配咽肌、腮腺，传导舌后1/3味觉和咽部感觉
X	迷走神经	混合	延髓	支配咽、喉肌和胸腹内脏运动
XI	副神经	运动	延髓	支配胸锁乳突肌和斜方肌
XII	舌下神经	运动	延髓	支配舌肌

（三）内脏神经

神经系统对内脏活动的调节是在中枢神经系统的调节与控制下，通过内脏神经的活动而实现的。内脏神经按作用可分为内脏运动神经和内脏感觉神经。内脏运动神经支配内脏、心血管的运动和腺体的分泌，在一定程度上不受人的意志控制，故又称为自主神经或植物神经。

内脏运动神经包括交感神经和副交感神经两类，主要分布于内脏的心肌、平滑肌及腺体等。人体大部分内脏器官同时接受交感神经、副交感神经双重支配，两者的作用往往是拮抗的，例如，心脏同时接受交感神经和副交感神经（迷走神经）的双重支配，心交感神经兴奋时，对心肌具有兴奋作用，使心率加快，心肌收缩力增强，心输出量增多而血压升高；当迷走神经兴奋时，对心肌具有抑制作用，使心率减慢，心肌收缩力减弱，心输出量减少而血压下降。

内脏运动神经系统是在大脑皮质和皮质下中枢的调控下管理调节人体重要的内脏生命活动的，如呼吸、循环、消化、体温调节、代谢等。

内脏感觉神经是机体感觉神经系统的一部分。内脏的感觉神经纤维均混在交感神经和副交感神经中，并无单独的内脏感觉神经。内脏感觉神经纤维数量较少，每根感觉纤维的分布范围又较广，因此内脏的感觉比躯体感觉迟钝，定位性较差。其感觉纤维经脊神经后根及迷走神经等传入中枢。临床上常见某些内脏疾病可以在不同皮肤区域出现疼痛或过敏带，称为牵涉痛；如心绞痛时，疼痛常放射至左肩、左臂内侧的皮肤区域。此情况是患病器官与皮肤部过敏区系由同一节段神经支配的缘故。

四、传导通路

感受器接受体内、外环境的刺激后，产生神经冲动，神经冲动经周围神经的感觉纤维传入中枢，最后到达大脑皮质产生感觉意识，同时大脑皮质发出神经冲动，下行传至脑干或脊髓再经过周围神经的运动纤维到达效应器，引起反应。这种传导神经冲动的通路，称为神经传导通路。从感受器上传至大脑皮质的传导通路称上行（感觉）传导通路；从大脑皮质下传至效应器的传导通路称下行（运动）传导通路。

感觉传导通路可分浅感觉、深感觉和特殊感觉传导通路。感觉传导通路的全长由三级神经元构成，浅感觉的第一级神经元胞体位于中枢神经之外的脊神经节内，第二级神经元胞体位于脊髓后角，第三级神经元胞体位于背侧丘脑外侧核。同时纤维在白质中还要进行交叉，故右侧半的感觉刺激经传导后，最后由左侧半大脑半球所感受。

运动传导通路包括锥体系和锥体外系两部分。锥体系可分为皮质脊髓束和皮质核束。锥体系全长由二级神经元构成，即上、下两个运动神经元。上运动神经元胞体位于大脑皮质中央前回，下运动神经元胞体位于脑干脑神经运动神经核或脊髓前角细胞。锥体外系是指锥体系以外的控制骨骼肌运动的下行纤维束。这些纤维束起自中央前回以外的皮质（主要起自额叶和顶叶），在下行的过程中与纹状体、红核、黑质、脑干网状结构和小脑等有着广泛联系，并经多次更换神经元，最后终止于脊髓前角运动神经元或脑干内脑神经运动核，然后经脊神经或脑神经支配骨骼肌，其主要功能是协调肌群的运动，调节肌紧张，协助锥体系完成精细的随意运动。

五、脑和脊髓的被膜及血管

（一）脑和脊髓的被膜

脑和脊髓的表面有三层被膜，由外向内依次为硬膜、蛛网膜和软膜（图11-10），它们对脑和脊髓有支持和保护作用。

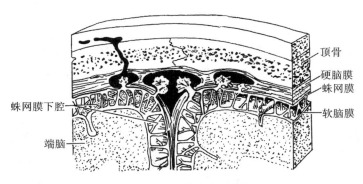

图11-10　脑膜分布示意图

1.硬膜　厚而坚韧，由致密纤维结缔组织构成。被覆脊髓外面的称硬脊膜，包裹脑的称硬脑膜。

2.蛛网膜　脑和脊髓的蛛网膜，由薄而透明的结缔组织膜构成，与软脑膜和软脊膜之间是充满脑脊液的蛛网膜下腔。

3.软膜　分软脊膜和软脑膜，薄而富有血管，紧贴在脑、脊髓表面。

（二）脑的血管

1.脑的动脉　脑的血液供应由两个独立的动脉系统负责，颈内动脉系统和椎-基底动脉系统（图11-11）。以顶枕裂为界，大脑半球的前2/3和部分间脑由颈内动脉分支供应，大脑半球后1/3及部分间脑、脑干和小脑由椎动脉供应。此两系动脉在大脑的分支可分为皮质支和中央支，前者营养大脑皮质及其深面的髓质，后者供应基底核、内囊及间脑等。

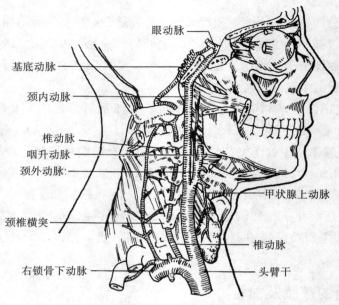

图 11-11　颈内动脉与椎动脉

（1）颈内动脉系统　左、右两侧的颈内动脉，起自颈总动脉，在颈部向上至颅底，经颈动脉管入颅，向前穿过海绵窦，依次分出眼动脉、后交通动脉、脉络膜前动脉，在视交叉两旁分为两个终支：大脑前动脉和大脑中动脉。大脑前动脉在视神经上方向前内行，进入大脑纵裂，与对侧的同名动脉借前交通动脉相连，然后沿胼胝体沟向后行。

大脑中动脉可视为颈内动脉的直接延续，向外行进入外侧沟内，分为数支皮质支，营养大脑半球上外侧面的大部分和岛叶。大脑中动脉起始处，发出一些细小的中央支，又称豆纹动脉，垂直向上进入脑实质，营养尾状核、豆状核、内囊膝和后肢的前部。豆纹动脉行程因行程和血流动力学关系，在高血压动脉硬化时容易破裂（故又名出血动脉）而导致脑溢血，出现严重的功能障碍。

（2）椎-基底动脉系统　左、右椎动脉起自锁骨下动脉第1段，穿第6至第1颈椎横突孔，经枕骨大孔进入颅腔，入颅后，左、右椎动脉逐渐靠拢，在脑桥与延髓交界处合成一条基底动脉，通常将这两段动脉合称椎-基底动脉。基底动脉沿脑桥腹侧的基底沟上行，至脑桥上缘分为左、右大脑后动脉。

大脑动脉环（Willis环）由两侧大脑前动脉起始段、两侧颈内动脉末端、两侧大脑后动脉借前、后交通动脉连通而共同组成（图11-12），位于脑底下方，蝶鞍上方，环绕视交叉、灰结节及乳头体周围。此环使两侧颈内动脉系与椎-基底动脉系相交通。

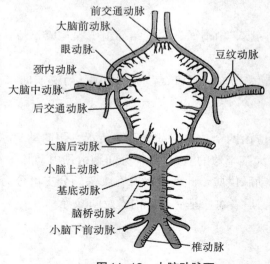

图 11-12　大脑动脉环

2.脑的静脉 多不与动脉伴行，管壁较薄，且无瓣膜，可分浅、深两组，两组之间相互吻合。脑静脉血的回流，主要都汇集至硬膜静脉窦，再经颈内静脉回流至心脏。

第二节 神经系统的生理功能

人体处在一个不断变化的体内、外环境中，为维持内环境稳态，体内各器官、系统依靠神经系统的直接或间接调节和控制，相互配合，共同完成统一的整体生理功能。在这里，我们着重探讨脑的高级功能。

人的大脑除了产生感觉、支配躯体运动和协调内脏活动，还有一些更为复杂的高级功能，如完成复杂的条件反射、学习、记忆、思维等。因此，大脑皮质是人类各种功能活动最高级的调节部位，条件反射是大脑皮质活动的基本方式。

一、条件反射

神经活动的基本方式是反射，大脑皮质不仅是一切非条件反射的高级中枢，也是条件反射的最高中枢。由大脑皮质进行的条件反射活动称脑的高级神经活动。

条件反射是机体在生活过程中，在非条件反射的基础上形成的，也可通过实验训练形成。条件反射建立后，如果反复单独使用条件刺激而不用非条件刺激加以强化，条件反射就会减弱，甚至完全不发生反应。这种现象称为条件反射的消退。条件反射的消退并不意味着条件反射的丧失，只说明从原先引起兴奋的条件反射（阳性条件反射），转为抑制的条件反射（阴性条件反射），因此，由条件反射消退而出现的抑制又称为消退抑制。这也是在学习上，为防止遗忘，需不断复习、巩固的原因。条件反射建立初期，那些与该条件刺激相近似的刺激或多或少地具有条件刺激的效应，条件反射的泛化与分化是大脑皮质实现复杂的分析综合功能的基础。

条件反射能使机体对环境变化具有预见性、灵活性与适应性。从条件反射的形成、消退、泛化和分化都能体现其生物学意义。条件反射不论在数量上还是在质量上，都是非条件反射不可相比的。

二、人类大脑皮质活动的特征

人类大脑皮质的特征是具有两个信号系统和语言功能，因此，人的条件反射更为复杂。生理学家巴甫洛夫对条件反射的研究，提出了两个信号系统学说。

1.第一信号系统和第二信号系统 巴甫洛夫认为，条件反射是一种信号活动，引起条件反射的刺激是信号刺激。信号可分为两大类，一类是以客观具体事物本身的理化性质来发挥作用，如铃声、灯光、食物形状、气味等，这些现实而具体的刺激信号称第一信号；另一类是以客观事物的抽象信号来发挥刺激作用的，如语言和文字，这些抽象词语刺激信号称第二信号。对第一信号发生反应的大脑皮质功能系统称第一信号系统，是人与动物共有的。对第二信号发生反应的大脑皮质功能系统称第二信号系统，为人类所特有，是人区别于动物的主要特征。

2.大脑皮质的语言功能 临床发现，人类大脑皮质一定区域损伤后，会引起听、说、读、写不同的语言障碍。临床实验证明，在大多数人，语言活动的中枢在左侧半球。脑的高级功能向一侧大脑半球集中的现象称一侧优势，这侧大脑半球称优势半球。

三、大脑皮质的电活动

大脑皮质的神经细胞在没有特殊外来刺激的情况下，能产生持续的节律性电位变化，称为自发性脑电活动。根据脑电波频率、振幅的不同，正常脑电图可分为α波、β波、θ波和δ波四种基本波形。

一般情况下，脑电波随大脑皮质不同的生理情况而变化，患有皮质肿瘤或癫痫发作的患者，脑电波将会发生一些有特征性的改变，因此，脑电图对上述疾病具有重要诊断价值。

四、觉醒与睡眠

觉醒和睡眠是人和高等动物维持生命的生理现象。这两个对立的生理状态随昼夜变化交替出现。机体只有在觉醒状态下进行工作、生活、学习。通过睡眠使精力和体力得到恢复。如睡眠障碍，可导致大脑皮质活动的失常。

1.觉醒　人的觉醒状态靠脑干网状结构上行激动系统的活动来维持。动物实验表明，觉醒状态包括脑电觉醒和行为觉醒两种。

2.睡眠　根据睡眠时脑电波的表现，将睡眠分正相睡眠和异相睡眠两种时相。

（1）正相睡眠　脑电波呈同步化慢波，是一般熟知的睡眠状态。

（2）异相睡眠　脑电波为去同步化快波。此时感觉功能进一步减退，肌紧张和腱反射进一步减退，肌肉几乎完全松弛，睡眠更深。其间可有间断的阵发性表现，如部分肢体抽动、血压升高、心率加快、呼吸快而不规则，特别是可出现阵发性眼球快速运动，故又称快速眼球运动睡眠。若此时被唤醒，常述说在说梦话。上述阵发性表现可能与某些疾病在夜间发作有关，如心绞痛、支气管哮喘等。

成年人睡眠先以慢波睡眠入睡，1~2小时后转入快波睡眠，维持半小时左右又转入慢波睡眠，整个睡眠期间，可如此反复转化4~5次，正常人从这两个时相均可直接转化为觉醒状态。

第三节　神经系统的体格检查

神经系统查体是作为神经科医生最重要的基本技能，检查获得的体征可为疾病诊断提供重要的临床依据。查体主要包括以下几个方面。

1.患者的意识状态　意识是否清醒；若有意识障碍，具体程度如何（嗜睡、昏睡、昏迷等）。

2.精神状态和高级皮质功能检查　是否有认知、情感、意志、行为等方面异常，理解力、定向力、记忆力、计算力、判断力等是否正常。

3.脑神经的检查

（1）嗅神经　有无嗅觉减退、消失或异常。

（2）视神经　视力是否正常，视野有无缩小，眼底情况（需用眼底镜检查，病历书写中一般描述未查）。

（3）动眼、滑车和外展神经　有无上睑下垂，睑裂是否对称，眼球有无前突或内陷，有无斜视，有无眼震；眼球活动情况，有无复视；瞳孔的大小、形状、位置及是否对称，瞳孔的对光反射和调节反射。

（4）三叉神经　三叉神经分布区皮肤的痛、温度和触觉是否正常，双侧颞肌、咬肌有无萎缩、无力，角膜反射、下颌反射是否正常。

（5）面神经　面部表情肌的运动，额纹、眼裂、鼻唇沟和口角是否对称，皱额、皱眉、瞬目、示齿、鼓腮和吹哨等动作是否对称；舌前三分之二味觉是否正常。

（6）前庭蜗神经（位听神经）　有无听力下降及耳鸣，有无眼震及平衡障碍。

（7）舌咽神经、迷走神经　说话有无鼻音、声嘶甚至失音，有无饮水呛咳、吞咽困难，悬雍垂是否居中，双侧咽腭弓是否对称，咽反射是否存在，舌后三分之一味觉是否正常等。

（8）副神经　转颈、耸肩是否有力，胸锁乳突肌、斜方肌是否萎缩。

（9）舌下神经　舌肌有无萎缩、震颤，伸舌有无偏斜。

4.运动系统的检查　包括四肢肌肉的营养状态、肌力、肌张力、有无随意运动、共济运动如何等，具体如下。

（1）肌营养　有无肌肉萎缩。

（2）肌张力　有无减低或增高。

（3）肌力　具体描述有几级（肌力可分为0~5级）。

拓展阅读

肌力分级

0级：完全瘫痪，不能做任何自由运动。1级：可见肌肉轻微收缩。2级：肢体能在床上平行移动。3级：肢体可以克服地心吸引力，能抬离床面。4级：肢体能做对抗外界阻力的运动。5级：肌力正常，运动自如。

（4）不自主运动　如有无震颤、舞蹈样动作、手足徐动、肌束颤动、肌阵挛等，以及出现的范围、部位、程度、规律，相关因素等。

（5）共济运动　指鼻试验、快复轮替试验以及闭目难立征等。

（6）姿势及步态　有无特殊姿势和步态的异常，如有无慌张步态、小脑性步态、醉酒步态等。

5.感觉系统检查　包括浅感觉、深感觉与复合感觉检查。

（1）浅感觉　痛、温度及触觉是否减退、消失或异常。

（2）深感觉　运动觉、位置觉、振动觉是否正常。

（3）复合感觉　定位觉、两点辨别觉、图形觉、实体觉是否正常。

6.神经反射检查　包括浅反射、深反射与病理反射。

（1）浅反射　腹壁反射、提睾反射、肛门反射、角膜反射、咽反射等是否减弱或消失。

（2）深反射　肱二、三头肌反射，膝跳反射，踝反射是否正常。

（3）病理反射　是否有巴宾斯基（Babinski）征等。

7.自主神经系统的检查　皮肤黏膜的色泽、质地与温度等；毛发和指甲；出汗情况；瞳孔对光反射；有无排尿、排便功能障碍。

8.脑膜刺激征的检查　脑膜刺激征为脑膜受激惹的表现，以颈强直、Kernig征阳性为主。常见于脑膜炎、蛛网膜下腔出血和颅内压增高等。

第四节　神经系统常见疾病

案例讨论

案例　患者，男，46岁，因右侧肢体无力1天入院。自述1天前劳累后出现右侧肢体无力，持物不稳，行走向右侧偏斜，后加重送来医院就诊。患者长期吸烟。查体：T 36℃，P 76次/分，

BP 145/90mmHg，其余（－）；专科查体：神志清，言语清晰，双侧瞳孔等大等圆、对光反射正常。右侧鼻唇沟浅，伸舌右偏，四肢肌张力正常，右侧上肢肌力4级，右侧下肢肌力3级，左侧肢体肌力5级。右侧面部及偏身感觉减退，右侧巴氏征（＋）。辅助检查：颅脑MRI提示 左侧基底节内囊区域梗死；DSA显示 左侧大脑中动脉部分狭窄；颈动脉超声显示 动脉粥样硬化。查血结果：血脂（低密度脂蛋白与甘油三酯）增高。

讨论 定位定性是神经性疾病特有的诊断思路。根据患者的症状和查体所获得的阳性体征，其右侧肢体的不全瘫、偏身感觉减退、巴氏征阳性，基本可判断患者为左侧基底节内囊区域的病灶，后经MRI证实为内囊的梗死灶。同时，患者有高血压、高血脂与吸烟等危险因素，结合影像学检查有动脉粥样硬化，可定性为大动脉粥样硬化型脑梗死。

一、急性脑血管疾病

（一）概述

脑血管疾病是由脑血管病变而引起脑功能障碍的一类疾病的总称。它包括血管腔的狭窄或闭塞、血管破裂、血管畸形、血管壁损伤等各种情况。急性脑血管病又称脑卒中（或中风），指起病急促，迅速出现局限性或弥漫性脑功能障碍并伴有器质性脑损伤的脑血管疾病，其发病率、死亡率及致残率均较高。脑血管疾病与心脏病、恶性肿瘤构成人类三大死因。

1.急性脑血管病分类 通常将脑血管病分为两大类，即缺血性脑血管病和出血性脑血管病。

（1）缺血性脑血管病 短暂性脑缺血发作、脑梗死（脑血栓形成、脑栓塞、腔隙性梗死等）。

（2）出血性脑血管病 脑出血、蛛网膜下腔出血。

2.病因与发病机制

（1）血管壁病变 主要有动脉粥样硬化与高血压性动脉硬化，这是最常见的一类致病因素；其次有动脉炎（结核病、梅毒、结缔组织病引起）、先天性血管病（动脉瘤、血管畸形）、血管损伤（外伤、颅脑手术、恶性肿瘤）等。

（2）心脏病和血流动力学改变 如高血压，国内外各项研究均证实：高血压是脑出血和脑梗死最重要的危险因素，脑卒中发病率、死亡率的上升与血压升高有着十分密切的关系。各种类型的心脏病，如冠心病、高血压性心脏病，都与脑卒中密切相关，其发病率要比无心脏病者高2倍以上。心律失常中，心房纤颤是脑卒中的一个非常重要的危险因素。

（3）血液成分和凝血机制异常 如高黏血症（脱水、红细胞增多症等）、凝血机制异常（服用抗凝剂）等。

3.脑血管病的预防 流行病学的调查发现，脑血管病的易患因素有：高血压、心脏病、糖尿病、高脂血症、吸烟和酗酒、高龄、超重与肥胖、体力活动过少、高脂高盐饮食等。针对上述易患因素，应进行健康教育，普及医学知识，对高危人群，应定期进行健康检查，及早发现与及时治疗高血压、心脏病、糖尿病，避免严重并发症发生。提倡科学健康的生活方式，保持良好的人际关系，避免不良的情绪波动。总之，脑血管病预防的秘诀在于"合理膳食、适量运动、戒烟戒酒、控制体重和心理平衡"。

（二）短暂性脑缺血发作

短暂性脑缺血发作（transient ischemic attack，TIA）是由于颅内动脉病变引起的一过性血供不足而导致的局灶性脑缺血，临床表现为突发性、短暂性、可逆性局部脑或视网膜功能障碍。发作

微课

医药大学堂
WWW.YIYAODXT.COM

持续10~15分钟，通常在1小时内恢复，最长时间不超过24小时，但常反复发作，无后遗症。本病是常见的脑血管病，被公认是缺血性脑卒中的高危因素，近期频繁发作是脑梗死的特级警报。

1.病因与发病机制

（1）脑动脉病变与血流改变　脑动脉粥样硬化会导致颈内动脉系统或椎-基底动脉系统的局部管壁严重狭窄，在此基础上血压降低或血压波动时，病变血管的血流急剧减少，发生一过性脑缺血症状；当血压恢复正常后，局部脑血流增加，TIA症状消失。

（2）微栓塞　主动脉和脑动脉粥样硬化斑块的内容物及其继发的附壁血栓脱落的碎屑，可散落在血流中成为微栓子，随循环血流进入小动脉，可造成微栓塞，引起局部缺血症状。微栓子经酶的作用而分解，或因栓塞远端血管缺血扩张，使栓子移向血液末梢，则血供恢复，症状消失。

2.临床表现　本病好发于中老年人，男性多于女性，患者多伴有高血压、动脉粥样硬化、心脏病、糖尿病等脑血管病的危险因素。发病突然，迅速出现局限性神经功能或视网膜功能障碍，持续时间短、恢复快，不留后遗症，一般头部CT和MRI检查均正常。可反复发作，每次发作的症状基本相似，临床表现与缺血发生的部位有关。

（1）颈内动脉系统TIA　常见情况，如大脑中动脉供血障碍，主要表现为缺血对侧肢体的单瘫、轻偏瘫、面瘫和舌瘫，可伴有偏身感觉障碍和对侧同向偏盲，优势半球受损常出现失语和失用，非优势半球受损可出现空间定向障碍。

（2）椎-基底动脉系统TIA　最常见的症状是眩晕、平衡障碍、眼球运动异常和复视。

3.治疗原则　TIA发作频繁者如果得不到有效的控制，近期内发生脑梗死的可能性很大，应积极治疗。针对TIA发作形式及病因采取不同的处理方法。

（1）病因治疗　有明确病因者应尽可能针对病因治疗，如防治动脉粥样硬化，对心脏病、高血压、糖尿病、颈椎病等进行治疗。

（2）药物治疗　可采用抗血小板凝集剂，如长期服用小剂量肠溶阿司匹林或氯比格雷，已证实能够有效预防脑卒中。另外，也可服用一些改善微循环的药物。

（三）脑梗死

脑梗死又称缺血性脑卒中，是指由于脑部血液循环障碍，缺血、缺氧引起的局限性脑组织的坏死或软化，进而临床上产生对应的神经功能缺失表现。脑梗死的常见类型有脑血栓形成、脑栓塞与腔隙性脑梗死。脑梗死发病率占全部脑卒中的70%~80%。

1.脑血栓形成　是脑梗死中最常见的类型，颅内、外脑动脉粥样硬化是本病的根本原因。

（1）病因及发病机制　由于脑血栓形成的病因基础主要为动脉粥样硬化，因而引起动脉粥样硬化的因素也成为脑梗死的常见病因，其中主要因素有高血压病、高脂血症、糖尿病和吸烟等。其次，脑动脉管壁炎症，如结核、梅毒、结缔组织病；先天性血管畸形、血管壁发育不良等也可引起脑梗死。

脑动脉粥样硬化主要发生在大、中动脉（管径≥500μm），可见于颈内动脉和椎-基底动脉的任何部位，但以动脉的起始部和分支处多见，如颈总动脉与颈内、颈外动脉分叉处，大脑前、中动脉起始段等。其中，颈内动脉系统导致的脑梗死约占80%，椎-基底动脉系统约占20%。

动脉粥样硬化病变导致管壁内皮损伤，以及局部血流的改变，如血管分支处的"湍流"，为血栓形成创造了条件。血小板被激活，黏附、聚集在损伤的动脉管壁上，最终阻塞血管腔而使血供中断；此外，动脉管壁上的血栓发生脱落，形成血栓栓子，阻塞远端动脉，这种动脉栓塞，也是脑梗死的常见原因。

局部脑缺血病灶是由中心坏死区和周围缺血半暗带组成，前者脑细胞已经死亡，而后者由于存在侧支循环，尚有大量存活的神经元，如短时间内恢复血供（发病6小时以内），这部分神经元可以存活并执行功能。所以，临床治疗脑梗死的一个主要目的就是要挽救这部分脑组织。

（2）临床表现　临床表现差异较大，主要取决于闭塞血管的部位与供血范围、梗死形成的速度和侧支循环的代偿情况。

1）一般特点　多见于中老年伴有脑动脉硬化史者，以高血压、冠心病、糖尿病为高危因素。部分患者发病前有TIA前驱症状，如头痛、头晕及肢体麻木等，多在安静、休息时发病。神经系统局灶性症状多在发病后十余小时或1~2天内达到高峰，除脑干梗死或大面积梗死外，大多数患者意识清楚或仅有轻度意识障碍。

2）临床特点　主要介绍常见的颈内动脉、大脑中动脉闭塞的临床特点。

病灶侧单眼黑矇；病灶侧出现Horner征（因颈上交感神经节后纤维受损所致的同侧眼裂变小、瞳孔变小、眼球内陷及面部少汗）；对侧偏瘫、偏身感觉障碍和偏盲等体征（简称"三偏征"）；优势半球受累还可有失语，非优势半球受累可出现体像障碍等。

（3）辅助检查

1）脑神经影像学检查　可直观显示脑梗死灶的部位、范围、血管分布、有无出血等。头颅CT是最方便和常用的脑影像学检查方法，虽然早期不能显示病灶，但可排除脑出血，多数病例在发病后24~48小时CT可发现低密度的梗死灶（图11-13）。头部MRI可清晰显示早期缺血性脑梗死、脑干与小脑梗死。

2）脑血管影像学检查　血管造影DSA可发现脑血管的狭窄、闭塞等情况（图11-14），是评价颅内、外动脉血管病变最准确的诊断手段，也是脑血管病变程度的金标准。此外，彩色多普勒超声检查（TCD）是最常用的检测颅内外血管狭窄或闭塞、动脉粥样硬化斑块的无创手段。

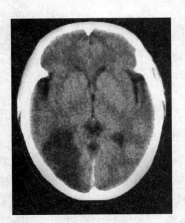
图11-13　CT显示低密度脑梗死病灶

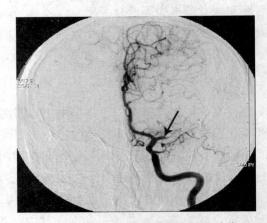
图11-14　DSA显示闭塞的大脑中动脉

（4）治疗

1）治疗原则　①超早期治疗：挽救缺血半暗带，避免或减轻原发性脑损伤，是急性脑梗死治疗的根本目标。②个体化治疗：根据患者年龄、缺血性卒中类型、病情严重程度和基础疾病等采取个体化治疗。③整体化治疗：采取针对性治疗的同时，进行支持疗法、对症治疗和早期康复治疗，对脑卒中的危险因素及时采取预防性干预。

2）急性期治疗　包括针对性特殊治疗与一般治疗，特殊治疗有以下措施。

超早期溶栓治疗：最佳时间是起病6小时以内，目的是溶解血栓，迅速恢复缺血区血流灌注，挽救缺血半暗带脑组织。常用药物有尿激酶和重组的组织型纤溶酶原激活剂。

抗血小板治疗：常用抗血小板聚集剂包括阿司匹林和氯吡格雷。

抗凝治疗：目的在于防止血栓扩展与新血栓形成，常用药物有肝素、低分子肝素及华法林。

脑保护治疗：可用钙拮抗剂、镁离子、自由基清除剂和亚低温治疗。

血管内治疗：包括经皮腔内血管成形术和血管内支架置入术。

一般治疗：主要包括维持生命体征和预防治疗并发症。其中控制脑卒中的危险因素，启动规范化的预防措施为重要内容。对所有高血压、高血脂及糖尿病等危险因素的脑梗死患者及家属均应向其普及健康生活饮食方式对改善疾病预后和预防再发的重要性；同时，根据个体情况应用药物控制血压、血糖和血脂水平。

并发症的防治：脑梗死急性期和恢复期容易出现各种并发症，如脑水肿、感染、下肢深静脉血栓形成及肺栓塞、压疮、上消化道出血与发热等；因而对这些并发症的有效防治和密切护理也是脑梗死治疗过程中的一个关键环节。

3）恢复期治疗　应尽早启动脑梗死患者个体化的长期康复训练计划，因地制宜采用合理的康复措施。有研究显示：脑梗死发病后6个月内是神经功能恢复的"黄金时期"。同时，对脑梗死患者的康复治疗也有助于降低残疾率，提高生活质量，促使其早日重返社会。

2.脑栓塞　是指各种栓子随血流进入颅内动脉系统，使血管腔急性闭塞或严重狭窄引起相应供血区脑组织缺血坏死及功能障碍，又称为栓塞性脑梗死。约占全部脑梗死的1/3。

（1）病因与发病机制　病因按栓子来源分为两类。

1）心源性栓子　最常见，占脑栓塞的60%～75%。常见于心房颤动、心瓣膜病、心肌梗死、感染性心内膜炎、二尖瓣脱垂等。以上病因使心内血流淤滞、内膜损伤而导致附壁血栓形成，栓子脱落引起脑血栓。

2）非心源性栓子　动脉来源的栓子较常见，包括主动脉弓和颅外动脉（颈动脉和椎动脉）的动脉粥样硬化性病变、斑块破裂及粥样物从裂口逸入血流，能形成栓子导致栓塞；同时损伤的动脉壁易形成附壁血栓，当血栓脱落时也可致脑栓塞；其他少见的栓子有脂肪滴、空气、肿瘤细胞等。

栓塞常见于颈内动脉系统，以大脑中动脉主干及其分支栓塞多见。栓子进入颅内导致血管阻塞，并刺激脑血管痉挛，而侧支循环常难迅速建立，产生相应供血区的脑组织急性缺血；当栓子溶解或破裂冲向更细的小动脉时，症状可减轻。

脑栓塞引起的脑组织缺血性坏死可以是贫血性、出血性或混合性梗死，出血性更为常见，占30%~50%。脑栓塞发生后，栓子可以不再移动，牢固地阻塞管腔；但有的栓子可分解碎裂，进入更小的血管，最初栓塞动脉的血管壁已受损，血流恢复后易从破损的血管壁流出，形成出血性梗死。

（2）临床表现　脑栓塞可发生于任何年龄，以青壮年多见。常在活动中突然发病，数秒钟至数分钟病情达高峰，大多数患者伴有房颤、风湿性心脏病、急性心肌梗死等提示栓子来源的病史。

栓塞部位不同，临床表现也不完全相同。大脑中动脉栓塞最常见，主干闭塞时可引起病灶对侧偏瘫、偏身感觉障碍和偏盲；如梗死面积较大、病情严重者，可引起颅内压增高、昏迷、脑疝甚至死亡。

（3）辅助检查　头颅CT及MRI检查可显示缺血性梗死或出血性梗死的改变及病灶部位与数目。DSA、磁共振血管造影（magnetic resonance angiography，MRA）、经颅多普勒超声检查可提示栓塞血管，如血管腔狭窄、动脉粥样硬化溃疡、血管内膜粗糙等。心电图检查：应做常规检查，作为确定有无心律失常（如房颤、心肌梗死）的依据。

（4）治疗原则　脑栓塞本身的治疗原则与脑血栓基本相同，主要是改善脑循环、防止再栓塞、消除脑水肿、保护脑功能。其次，要积极治疗原发病，以根除栓子来源，防止脑栓塞复发。

3.腔隙性脑梗死 是指大脑半球或脑干深部的小穿通动脉，在长期高血压、糖尿病的基础上，血管壁发生病变，导致管腔闭塞，形成小的梗死灶。据统计其发病率较高，占脑梗死的20%~30%，中老年多见。常见的发病部位有壳核、尾状核、内囊、丘脑及脑桥。这些深穿支动脉为终末动脉，供血范围有限，当血栓形成或微栓子栓塞时，可形成直径0.2~15mm的微小梗死灶（多为3~4mm），呈多发性，坏死组织被吸收后，可残留小囊腔。

部分患者出现偏瘫或偏身感觉障碍等局灶症状，但症状较轻、体征单一，预后较好。许多患者并不出现临床症状而由头颅影像学检查时发现。

（四）脑出血

脑出血是指原发性非外伤性脑实质内出血，占全部脑卒中的20%~30%。急性期病死率为30%~40%，为急性脑血管病中致死率最高的。

1.病因与发病机制 最常见的病因是高血压合并脑细小动脉硬化，其他有动脉瘤、动静脉畸形、脑动脉炎、血液病、抗凝或溶栓治疗不当等。用力过猛、气候变化、不良嗜好（吸烟、酗酒、食盐过多）、血压波动、情绪激动、过度劳累等均为诱发因素。

脑内动脉管壁薄弱，而长期高血压使脑细小动脉发生玻璃样变，管壁变硬、弹性减弱，可继发微小动脉瘤，血压骤然升高或剧烈波动时，病变血管或动脉瘤易破裂出血。此外，脑出血的发病部位以基底核区最多见，主要是因为供应此处的豆纹动脉从大脑中动脉呈直角发出，在原有血管病变的基础上，受到压力较高的血流冲击后易破裂出血。

大多数高血压脑出血发生在基底核的壳核及内囊区，约占全部脑出血的70%，其次为脑叶、脑干及小脑等。脑出血可在局部形成血肿，其中心充满坏死脑组织和血块，周围组织水肿。由于血肿的占位效应，引起颅内压升高，使脑组织受压移位，出现脑疝。大量出血，血液可进入脑室系统与蛛网膜下腔。

2.临床表现 高血压性脑出血多发生在50~70岁，男性略多见，寒冷的冬、春季发病较多。常在情绪激动或活动中突然发病，数分钟或数小时内达高峰，多表现为突然头痛、头晕、呕吐，偏瘫、失语等，重症者迅速转入意识障碍或昏迷。可因出血部位及出血量不同而临床特点各异，如常见的壳核、内囊出血，患者常出现典型的"三偏征"。少数病例有癫痫发作。

3.辅助检查 诊断主要依靠神经影像学检查。

（1）颅脑CT扫描 这是诊断脑出血的首选方法，可清楚显示出血部位、出血量大小、血肿形态、是否破入脑室以及血肿周围有无低密度水肿带和占位效应等。病灶多呈圆形或卵圆形均匀高密度区，边界清楚（图11-15）。

（2）MRI和MRA检查 对发现结构异常，对检出脑干和小脑的出血灶和监测脑出血的演进过程优于CT扫描，对急性脑出血诊断不及CT。MRA可发现脑血管畸形、血管瘤等病变。

4.治疗原则

（1）急性期治疗 治疗原则为安静卧床、脱水降颅内压、控制血压、防止继续出血、加强护理维持生命功能。防治并发症，以挽救生命，降低死亡率、残疾率，减少复发。

1）一般处理 应卧床休息2~4周，保持安静，避免情绪激动和血压升高。严密观察患者体温、脉搏、呼吸和血压等生命体征，注意瞳孔变化和意识改变。保持呼吸道通畅，清理呼吸道分泌物或吸入物。维持

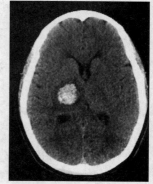

图11-15 CT显示高密度
脑出血灶

营养及水、电解质平衡，做好皮肤、尿道护理。

2）控制脑水肿和降低颅内压　脑水肿可使颅内压增高，并致脑疝形成，是影响脑出血死亡率及功能恢复的主要因素。积极控制脑水肿、降低颅内压是脑出血急性期治疗的重要环节。常用甘露醇快速静滴脱水，同时使用利尿剂。

3）控制血压　血压过高、过低都对患者不利。降血压应首先以进行脱水降颅压治疗为基础，降低颅内压后，血压会随之下降，因此通常可不使用降压药。急性期血压骤然下降提示病情危重。

4）止血治疗　一般止血药对高血压脑出血的作用不大，如凝血功能障碍者可酌情使用。

5）防治并发症　可酌情使用抗生素防治感染；胃黏膜保护剂或（和）抑酸剂防治应激性溃疡；癫痫发作可选用地西泮或苯妥英钠；中枢性高热宜先用物理降温，效果不佳者可使用药物。

6）外科治疗　对挽救重症患者的生命及促进神经功能恢复有益。手术宜在超早期（发病后6~24小时内）进行。

（2）恢复期治疗　脑出血后，只要患者的生命体征平稳、病情稳定，康复治疗宜尽早进行。早期康复治疗对恢复患者神经功能，提高生活质量大有裨益，并应针对患者可能发生的抑郁情绪，及时给予药物和心理治疗。

（五）蛛网膜下腔出血

蛛网膜下腔出血是指颅内血管破裂，血液流入蛛网膜下腔引起的一种临床综合征。分为外伤性与自发性两种情况。自发性又分为原发性和继发性两种类型。原发性蛛网膜下腔出血，约占急性脑卒中的10%，是指脑底部或脑表面的病变血管破裂（如动脉瘤、脑血管畸形等），血液直接流入蛛网膜下腔；继发性蛛网膜下腔出血，为脑内血肿穿破脑组织，血液流入蛛网膜下腔。

任何年龄均可发病，青壮年更常见。典型临床表现为突然发生的剧烈头痛，伴有一过性意识障碍和恶心、呕吐；随后出现脑膜刺激征。发病前多有明显诱因，如剧烈运动、情绪激动、用力、排便、咳嗽、饮酒等。大多数病例发病后数小时内出现脑膜刺激征，以颈强直最明显，Kernig征可阳性。

治疗目的主要是防治再出血，降低颅内压，防治继发性血管痉挛，减少并发症，降低死亡率和致残率。如确诊为颅内动脉瘤破裂，应尽快准备实施开颅夹闭手术或血管内介入栓塞治疗。

二、癫痫

癫痫，俗称"羊角风"或"羊癫风"，是多种原因引起的脑部神经元高度同步化异常放电，导致短暂的大脑功能障碍的临床综合征。癫痫具有发作性、短暂性、重复性和刻板性的特点，是神经系统的常见病，据国内新流行病学资料显示，国内癫痫的总体患病率约为5‰，据此估计中国约有900万的癫痫患者。

由于异常放电的起始部位和传递方式的不同，癫痫发作的临床表现复杂多样，可表现为发作性运动、感觉、自主神经功能异常与意识及精神障碍等。

（一）病因与发病机制

癫痫都是有原因的，但有些癫痫人类还未找到其确切因素，称为原发性癫痫（或特发性癫痫）；而其余癫痫是由脑部疾病或脑外其他系统疾病所引起的，称为继发性癫痫（或症状性癫痫）。

1.原发性癫痫　遗传因素是导致癫痫尤其是原发性癫痫的重要原因。分子遗传学研究发现，一部分遗传性癫痫的分子机制为离子通道或相关分子的结构及功能的改变。

2.继发性癫痫

（1）脑部疾病　主要有以下几种情况。

1）颅内感染　细菌、病毒和寄生虫感染引起的传染病，如脑膜炎、脑脓肿、乙型脑炎、脑囊虫病等。

2）颅脑肿瘤　原发性或转移性肿瘤。

3）颅脑外伤　产伤、颅内血肿、脑挫裂伤及各种颅脑复合伤等。

4）脑血管病　脑梗死、脑出血、蛛网膜下腔出血和脑动脉瘤等。

5）变性疾病　阿尔茨海默病、多发性硬化、皮克病等。

（2）全身或系统性疾病

1）缺氧　窒息、一氧化碳中毒、心肺复苏后等。

2）内分泌与代谢性疾病　甲状旁腺功能减退、糖尿病、低血糖、低血钙等。

3）心血管疾病　阿–斯综合征、高血压脑病等。

4）中毒性疾病　有机磷中毒、某些重金属中毒等。

（二）临床表现

癫痫可见于各个年龄段，儿童与老人的癫痫发病率较高。由于脑内神经元异常放电的起始部位和影响范围的不同，癫痫发作的临床表现复杂多样，可分为部分性发作与全面性发作。

1.部分性发作　神经元的异常放电活动局限于一侧大脑半球，临床上根据是否存在意识障碍和继发全面性发作又分为单纯部分性发作、复杂部分性发作与部分性继发全面性发作。

（1）单纯部分性发作　持续时间较短，一般不超过1分钟，起始与结束均较突然，无意识障碍。由于放电影响到的中枢与神经的不同，发作时的临床表现有多种类型，常见的有：运动性发作，患者身体局部发生不由自主的抽动，涉及一侧面部如口角或肢体远端如拇指或足趾等；感觉性发作，常表现为一侧肢体麻木感和针刺感，多发生在口角、舌、手指或足趾；自主神经性发作，出现苍白、面部及全身潮红、多汗、立毛、瞳孔散大、呕吐、腹痛、肠鸣和烦渴等；精神性发作，患者出现记忆障碍、情感障碍与错觉。

（2）复杂部分性发作　表现为部分性发作伴不同程度意识障碍，其临床表现也有多种形式：有的仅表现为意识障碍；有的表现是意识障碍与自动症。自动症是指在癫痫发作过程中或发作后意识模糊状态下出现的具有一定协调性和适应性的无意识活动，如舔唇、伸舌、咂嘴、绞手、抓持物体等；还有的表现为意识障碍与运动症状。

（3）部分性继发全面性发作　先出现上述部分性发作，随之出现全身性发作。

2.全面性发作　是指发作起始症状以及脑电图检查提示，双侧大脑半球同时受累的发作。

全身强直–阵挛性发作，这是临床常见的全面性发作，亦称"癫痫大发作"，以意识丧失与全身抽搐为特征。早期出现意识丧失、跌倒，随后的发作分为三期：①强直期（图11–16），全身骨骼肌持续性收缩；②阵挛期（图11–17），全身由强直转为间歇性痉挛；③发作后期，有短暂的强直痉挛，牙关紧闭，大、小便失禁，口鼻喷出泡沫；呼吸首先恢复，而后，心率、血压和瞳孔等逐渐恢复正常；肌张力松弛，逐渐苏醒。

自发作开始到意识恢复为5~10分钟。醒后感到头痛、全身酸痛和疲乏，对抽搐全无记忆。

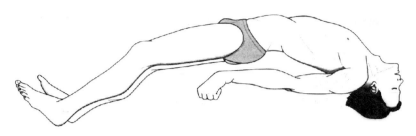

图 11-16 强直期

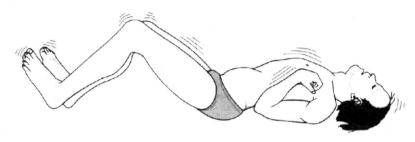

图 11-17 阵挛期

（三）辅助检查

脑电图（EEG），由于癫痫在发作时脑电图可以准确地记录出散在性慢波、棘波或不规则棘波，因此对于诊断癫痫，脑电图检查十分准确，且脑电图对抗癫痫药的停药具有指导作用。但常规的头皮脑电图仅能记录到约50%患者的痫性放电。

（四）治疗原则

癫痫治疗的目标应该是完全控制癫痫发作或最大限度地减少发作次数，长期治疗无明显不良反应，保证患者的生活质量。

1.病因治疗 有明确病因的应该首先进行病因治疗。

2.药物治疗 无明确病因或有明确病因但不能根除的，需考虑药物治疗。半年内发作两次以上者，一经诊断明确，就应用药；首次发作或半年以上发作1次者，可先观察，暂不给药。初始治疗的选药要根据发作类型、副作用、年龄、性别等因素确定。药物剂量要从小到大，以既能控制癫痫发作，又没有明显副作用为佳。单一用药是基本原则，慎用联合用药。

3.手术治疗 经过正规抗癫痫药物治疗后，仍有部分患者为药物难治性癫痫。外科手术治疗为这一部分患者提供了一种新的治疗手段，估计约有50%的药物难治性癫痫患者可通过手术使发作得到控制或治愈。

本章小结

神经系统分为中枢神经系统和周围神经系统两大部分。中枢神经系统包括脑和脊髓，主要负责综合分析内外环境传来的信息并做出反应；周围神经系统可分为脑神经、脊神经和内脏神经三部分。大脑皮质是人类各种功能活动最高级的调节部位，条件反射是大脑皮质活动的基本方式。脑血管病是最常见的神经系统疾病，可分为两大类，即缺血性脑血管病和出血性脑血管病。

习题

习题

一、单项选择题

1.人类区别于动物，主要是有（　　）
  A.第一信号系统　　　　　　　　B.条件反射　　　　　　　　C.非条件反射
  D.第二信号系统　　　　　　　　E.有学习记忆能力

2.左侧中央前回受损将导致（　　）
  A.左侧躯体运动障碍　　　　　　B.右侧躯体运动障碍　　　　C.左侧躯体感觉障碍
  D.右侧躯体感觉障碍　　　　　　E.语言障碍

3.小脑的主要功能是（　　）
  A.发动随意运动　　　　　　　　B.产生内脏感觉　　　　　　C.导致动物肌紧张加强
  D.维持大脑皮质的觉醒　　　　　E.协助大脑思维

4.建立和巩固任何条件反射的必要条件是（　　）
  A.加强非条件刺激的时间　　　　B.延长无关刺激的时间
  C.加强无关刺激的时间　　　　　D.加强无关刺激与非条件刺激在时间上的结合
  E.以上皆错

5.大脑皮质功能活动的基本方式是（　　）
  A.条件反射　　　　　　　　　　B.记忆与思维　　　　　　　C.正反馈与负反馈
  D.兴奋与抑制　　　　　　　　　E.以上皆对

二、多项选择题

1.关于条件反射的叙述正确的是（　　）
  A.反射弧是暂时联系　　　　　　　　　　B.可建立，也可消退
  C.后天获得，有个体差异　　　　　　　　D.在皮质下中枢即可实现
  E.无法预见，不易变化

2.脑由以下哪几部分组成（　　）
  A.端脑　　　　　　B.小脑　　　　　　C.脑干　　　　　　D.脊髓　　　　　　E.间脑

3.在以下脑神经中，属于感觉神经的是（　　）
  A.嗅神经　　　　　B.视神经　　　　　C.三叉神经　　　　D.面神经　　　　　E.前庭蜗神经

4.昏迷按其程度可分为（　　）
  A.轻度昏迷　　　　B.昏睡　　　　　　C.中度昏迷　　　　D.嗜睡　　　　　　E.深度昏迷

5.以下哪些属于缺血性脑血管病（　　）
  A.脑出血　　　　　　　　　　B.脑血栓形成　　　　　　　C.脑栓塞
  D.蛛网膜下腔出血　　　　　　E.短暂性脑缺血发作

三、简答题

1.试述大脑皮质的躯体运动、感觉、听觉和视觉中枢各位于何处？
2.意识障碍依据程度不同可有哪些表现？
3.简述脑血管病的预防措施。

第十二章　内分泌和代谢性疾病

　　1. 掌握　糖尿病、甲状腺功能亢进和结节性甲状腺肿的诊断。

　　2. 熟悉　糖尿病和甲状腺功能亢进的临床表现和治疗。

　　3. 了解　结节性甲状腺肿的临床表现、诊断和治疗；糖尿病的并发症；内分泌器官解剖结构与生理功能；糖尿病、甲状腺功能亢进、甲状腺功能减退和结节性甲状腺肿的病因及发病机制；甲状腺功能减退的临床表现、诊断和治疗。

　　1. 学会诊断糖尿病、甲状腺功能亢进的基本方法，具备治疗糖尿病和甲状腺功能亢进患者的基本能力，能够识别糖尿病的并发症并具备处置能力。

　　2. 学会结节性甲状腺肿的处理原则；评价甲状腺功能的常用实验室诊断方法。具备依据实验室检查结果诊断甲状腺功能亢进和甲状腺功能减退的能力。

　　内分泌系统是由独立的内分泌腺和分布于某些组织器官中的内分泌细胞组成，通过分泌激素参与调节人体的生长发育、新陈代谢、脏器功能、生殖与衰老等生理和生命过程，以维持内环境稳态，适应内外环境的变化。当各种原因影响激素分泌或生理生化作用时，人体会出现物质代谢和生理功能异常的表现。

第一节　内分泌系统的解剖与生理

一、概述

　　人体内分泌系统是由内分泌腺、内分泌组织和内分泌细胞三部分构成（图12-1）：①以腺上皮–内分泌细胞为主组成的独立器官称为内分泌器官即内分泌腺，如垂体、甲状腺、甲状旁腺、肾上腺、胸腺及松果体等；②分布在其他器官内的内分泌组织细胞群称为内分泌组织，如下丘脑、胰腺中的胰岛、睾丸间质细胞、卵巢的黄体及门细胞等；③散在分布在其他组织或器官内单个分散的内分泌细胞，如分布在胃肠道、呼吸道、心脏与肾脏的内分泌细胞等。内分泌系统通过释放激素来发挥作用。激素主要通过血液传递，到达特定的组织、器官或细胞（也称为靶组织、靶器官或靶细胞），与特异性受体结合，调节人体物质代谢与生理功能。

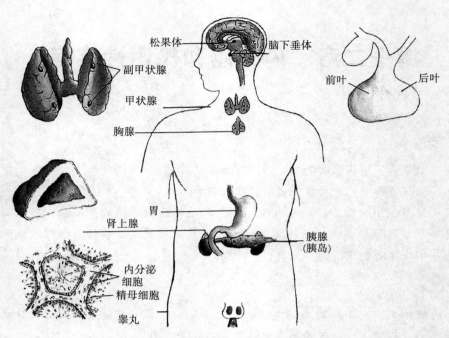

图12-1　内分泌系统主要结构图

二、垂体

　　垂体为卵圆形小体，位于颅底蝶骨的垂体窝内，垂体上端借漏斗与下丘脑相连（图12-2）。根据其发生与结构特点，分为腺垂体（垂体前叶）和神经垂体（垂体后叶）两部分。垂体重量一般小于1g，其体积虽小，但对维持人体的生命活动却十分重要。

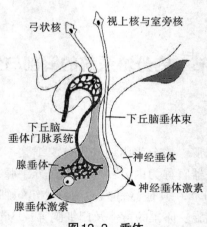

图12-2　垂体

（一）腺垂体

　　腺垂体分远侧部、结节部和中间部，其中远侧部由嗜酸性细胞、嗜碱性细胞核兼色细胞组成。腺垂体分泌七种激素，每种激素的成分、功能与分泌调节如下。

　　1.生长素　是一种蛋白质激素，由腺垂体生长素细胞合成并分泌。

　　（1）生理功能　①促进生长：具有刺激长骨骺板软骨细胞增生，促进骨骼生长与体格生长，幼年分泌过少导致侏儒症，幼年分泌过多导致巨人症，成年分泌过多则导致肢端肥大症。②促进体内多种代谢：促进蛋白质合成，加速脂肪分解，调节糖代谢。

（2）分泌调节　生长素的分泌受下丘脑分泌的生长素释放激素与生长抑素的双重调节，前者促进生长素的分泌，后者抑制生长素的分泌。

2.促甲状腺激素　是一种含糖的蛋白质激素，由促甲状腺激素细胞合成并分泌。它是下丘脑–腺垂体–甲状腺轴系统的中间环节。

（1）生理功能　刺激甲状腺腺体增大，促进甲状腺激素的合成与分泌。

（2）分泌调节　促甲状腺激素的合成与分泌受下丘脑分泌的促甲状腺激素释放激素与甲状腺分泌的甲状腺激素（T_4、T_3）的负反馈作用的双重调节。

3.促肾上腺皮质激素　是一种肽类激素，由促肾上腺皮质激素细胞合成与分泌。它是下丘脑–腺垂体–肾上腺皮质轴的中间环节。

（1）生理功能　①促进肾上腺皮质束状带和网状带的发育，促进束状带细胞分泌糖皮质激素。②参与机体应激反应：在应激状态下，机体可在很短时间内使促糖皮质激素大量分泌与释放，它是引起机体应激反应的启动因子之一。

（2）分泌调节　促肾上腺皮质激素的合成与分泌受到下丘脑分泌的促肾上腺皮质激素释放激素与肾上腺糖皮质激素负反馈作用的双重调节。

4.催乳激素　是一种蛋白质激素，由催乳激素细胞分泌。男女都有催乳激素细胞，而女性较多，尤其是妊娠期和哺乳期，这种细胞可增生肥大，分泌较多的催乳激素。

（1）生理功能　①促进乳腺发育和乳汁分泌。②对性腺作用：对女性卵巢功能有一定作用，当卵泡发育成熟时，在卵巢颗粒细胞上出现催乳素受体，催乳素与受体结合后可刺激黄体生成素受体生成，黄体生成素与受体结合后可促进排卵、黄体生成、雌激素与孕激素的分泌。催乳素可促进男性的前列腺和精囊的生长，并促进雄激素的分泌。③参与机体应激反应。

（2）分泌调节　它受到下丘脑催乳素释放因子与催乳素释放抑制因子的双重调节。此外，哺乳时，婴儿吸吮乳头可反射性促使催乳素大量分泌。

5.黄体生成素、卵泡刺激素　这两种激素均为肽类激素，由促性腺激素细胞所合成与分泌。

（1）生理功能　黄体生成素促进女性排卵和黄体形成；刺激男性睾丸间质细胞分泌雄激素。卵泡刺激素促进女性卵泡的发育；作用于男性曲细精管促进精子的产生。

（2）分泌调节　这两种激素受到下丘脑分泌的促性腺激素释放激素和性激素与孕激素的负反馈等调节。

6.促黑激素　是由远侧部细胞合成与分泌。

（1）生理功能　促进黑素细胞中的酪氨酸酶合成和激活，而促使酪氨酸转变为黑色素，而使皮肤与毛发的颜色变黑。人类黑素细胞主要分布在皮肤、毛发、虹膜及视网膜色素等处。

（2）分泌调节　它受到下丘脑分泌与释放的促黑激素释放因子与促黑激素释放抑制因子的双重调节。

（二）神经垂体

神经垂体分为神经部和漏斗部，主要由大量无髓神经纤维和垂体细胞组成，不含腺细胞，故不合成激素，但能储存和释放两种激素：抗利尿激素（也称血管升压素）和催产素，均为肽类激素。这两种激素分别由下丘脑的视上核和室旁核合成，然后由下丘脑–垂体束（神经纤维）中的轴浆运输到神经垂体储存，在一定条件下再释放入血发挥生理作用。

1.抗利尿激素

（1）生理功能　在生理情况下（此激素分泌量较小），主要为抗利尿作用，而对血压无明显调节作用；当大失血时此激素大量释放，才出现收缩血管作用，在一定程度上升高血压以维持血压不下降。

（2）分泌调节　血浆晶体渗透压升高、循环血量减少与血压降低均可刺激抗利尿激素的分泌和释放，反之，可使其分泌和释放减少。

2.催产素

（1）生理功能　促进妊娠晚期子宫平滑肌收缩，促进哺乳期乳腺腺泡周围的肌上皮细胞收缩而促进排乳。

（2）分泌调节　分娩时，胎儿对子宫、宫颈与阴道的牵拉刺激可使催产素反射性分泌与释放增加，促进分娩；哺乳时，婴儿吸吮乳头可反射性引起催产素分泌与释放，促进排乳。

三、甲状腺

甲状腺是人体最大内分泌腺，位于气管上端、甲状软骨两侧，呈"H"形，即由左、右侧叶和峡部构成。在甲状腺后面有两对（4个）黄豆大小的甲状旁腺。

甲状腺腺泡上皮细胞主要合成和释放甲状腺激素，腺泡旁细胞可分泌降钙素。甲状旁腺分泌甲状旁腺激素。

甲状腺激素生理功能：①促进能量代谢，使机体耗氧量和产热量明显增加；②促进糖、脂肪与蛋白质代谢；③促进生长发育，尤其对婴儿脑和长骨生长与发育有显著影响，故而婴幼儿缺乏甲状腺激素时，将严重影响其脑与长骨的生长发育，出现智力低下、身材矮小，称为呆小症，而对成人则无此影响；④不仅影响神经系统的发育，还可提高中枢神经系统的兴奋性；⑤可加速心跳，提高心输出量，升高脉压。分泌调节：它受到促甲状腺激素的调节，交感神经兴奋可促使甲状腺激素的分泌，而摄入碘离子（I^-）可抑制甲状腺激素的分泌与释放。

降钙素：生理作用是抑制骨钙入血，降低血钙浓度。甲状旁腺激素：生理作用是动员骨钙入血，以提高血钙浓度；还可激活维生素 D_3，调节钙磷代谢。因此，降钙素、甲状旁腺激素与维生素 D_3 三者参与钙磷代谢的调节。降钙素与甲状旁腺激素的分泌主要受血钙浓度的反馈调节。如血钙降低促使甲状旁腺激素分泌增加，血钙升高可促使降钙素分泌增加。

四、肾上腺

肾上腺位于两侧肾脏的上方，故名肾上腺。肾上腺左、右各一，为腹膜外位器官，共同为肾筋膜所包裹，但肾上腺有单独的纤维囊和脂肪囊，当肾脏下降时，不随肾脏下降。左肾上腺呈半月形，右肾上腺为三角形。肾上腺由皮质与髓质构成。肾上腺皮质分球状带、束状带与网状带。球状带主要分泌盐皮质激素如醛固酮、脱氧皮质酮。束状带主要分泌糖皮质激素如皮质醇、皮质酮。网状带主要分泌性激素，一般以雄激素为主，也分泌少量雌激素。由于糖皮质激素与盐皮质激素对物质代谢和生理功能影响较大，故本章主要介绍此两种激素。

1.糖皮质激素

（1）生理功能　①促进营养代谢：可使血糖、血脂与血氨基酸浓度升高，以便组织细胞利用这些营养物质。②促进水的排出。③参与机体的应激反应。④其他作用：参与对血压的维持；促进中枢神经系统兴奋性；促进胃酸与胃蛋白酶的分泌；可使血液中红细胞、血小板与中性粒细胞增多，使淋巴细胞数量减少和嗜酸性粒细胞数量减少。

（2）分泌调节　受腺垂体分泌的促肾上腺皮质激素和糖皮质激素对下丘脑-腺垂体负反馈的双重调节。

2.盐皮质激素

（1）生理功能　具有保钠、保水、排钾作用，故主要调节机体的水盐代谢。

（2）分泌调节　主要受肾素–血管紧张素系统和血钾、血钙浓度的调节。

五、胰岛

胰岛是指散在分布于胰腺外分泌细胞群之间的、由许多内分泌细胞组成的呈小岛一样的组织结构，故称为胰岛。这些细胞团由四种不同细胞组成，即A、B、D和PP细胞，B细胞为主要细胞（占70%），分泌胰岛素；A细胞占20%，分泌胰高血糖素；D细胞占10%，分泌生长抑素（其作用为抑制生长素的合成与释放）；PP细胞主要分泌胰多肽，抑制胃肠运动、胰液分泌和胆囊收缩。本章主要介绍胰岛素与胰高血糖素。

1.胰岛素

（1）生理功能　①促进葡萄糖分解代谢，抑制糖原分解与糖异生，结果导致血糖降低；②促进脂肪的合成代谢，抑制分解代谢；③促进蛋白质的合成代谢。

（2）分泌调节　主要受血糖水平的调节，还受促胃液素、胆囊收缩素等多种胃肠激素、胰高血糖素及生长抑素的旁分泌调节，也受自主神经的调节，迷走神经兴奋可促进胰岛素分泌增加，而交感神经兴奋可抑制胰岛素分泌。

2.胰高血糖素

（1）生理功能　促进糖原分解与糖异生，促使血糖升高。

（2）分泌调节　主要受血糖水平的调节，也受胰岛素的旁分泌调节与自主神经的调节。

第二节　常见内分泌系统及代谢性疾病

💬 案例讨论

案例　患者62岁，男性，身高176cm，体重48kg。最近2个月发现尿多，体重减轻，食欲好，手脚麻木，眼睛看不清。实验室检查：餐前血糖10.7mmol/L，餐后血糖20.2mmol/L，尿糖阳性。请问：1.该患者所患何病？请说出诊断依据；2.患者多尿的原因什么？3.你如何解释患者的手脚麻木和眼睛看不清？

分析　患者具有典型的"三多一少"症状，同时餐前和餐后血糖高于正常值，尿糖阳性，都支持患者为糖尿病的诊断；尿糖过高，通过肾小球滤过的葡萄糖浓度过高，超过了肾小管重吸收的能力，大量葡萄糖从肾小管流过、排出，而形成渗透性利尿，故而尿量增加；手脚麻木和眼睛看不清是糖尿病常见的并发症，为周围神经损伤和视网膜病变导致。

一、糖尿病

由于机体血中胰岛素相对或绝对不足，或有靶组织细胞对胰岛素敏感性降低（胰岛素抵抗），而引起的血糖过高、尿糖阳性、脂肪与蛋白质代谢紊乱等为特点的临床综合征称为糖尿病。

糖尿病分类：目前一直沿用1997年美国糖尿病协会提出的分类方案，即将糖尿病分为1型糖尿病、2型糖尿病、其他特殊类型糖尿病及妊娠糖尿病四大类。

（一）病因与发病机制

1.1型糖尿病　绝大多数是自身免疫介导性糖尿病，因为在此类患者血中发现胰岛细胞自身抗体、胰岛素自身抗体等，这些抗体具有破坏胰岛B细胞与胰岛素作用，引起胰岛素分泌绝对不

微课

医药大学堂
www.yiyaodxt.com

足（胰岛素缺乏），使糖代谢障碍导致糖尿病。这种B细胞的自身免疫性损伤具有多基因遗传易感因素，并与环境因素（病毒感染）有关。但也有少数无自身免疫反应证据，其原因不明，故称为特发性糖尿病。

2.2型糖尿病 多见于40岁以上成人，有家族性发病倾向。

（1）遗传因素 2型糖尿病有明显的家族史，而这种遗传方式有多样性，有显性遗传、隐性遗传、X染色体伴性遗传，也有多基因遗传等。

（2）环境因素 与都市化生活方式有关，即与摄食过多、运动过少等所致的营养过剩、肥胖有关。这类患者易产生胰岛素抵抗或胰岛素相对不足，胰岛素不能充分发挥作用，而使糖代谢障碍导致糖尿病。

3.其他特殊类型糖尿病 此类糖尿病多能找到明确的原因，故临床也称为继发性糖尿病，如胰腺炎或内分泌疾病等原因引起的糖尿病。常见的原因有遗传缺陷、外分泌性胰腺疾病、内分泌系统疾病、药物或化学因素或感染诱发等。

4.妊娠糖尿病 凡发生于妊娠期的糖尿病均称为妊娠糖尿病。许多妊娠糖尿病于产后好转，但也有的在产后许多年诊断为1型糖尿病、2型糖尿病或糖耐量减低。

（二）临床表现

糖尿病的共同特点为血糖过高。由于1型糖尿病的基本病理生理特征为胰岛素绝对缺乏，2型糖尿病则为胰岛素抵抗或胰岛素相对不足，故血糖升高程度也有所不同，一般1型糖尿病血糖升高较2型显著。因此，1型糖尿病多有典型的糖尿病临床表现："三多一少"即多饮、多食、多尿及体重下降；而相当一部分2型糖尿病"三多一少"症状不明显，多以糖尿病并发症为首发症状。

1.常见症状

（1）多尿 由于血糖过高，通过肾小球滤过的葡萄糖浓度过高，超过了肾小管重吸收的能力（肾糖阈），大量葡萄糖从肾小管流过、排出，而形成渗透性利尿，故而排糖越多，尿量越多。

（2）多饮 由于排糖利尿导致水分丢失过多，细胞外液呈高渗状态，引起细胞内脱水，产生口舌干燥，刺激口渴中枢，引起多饮。

（3）多食 由于糖尿病引起糖代谢障碍，能量缺乏，通过神经体液调节，而产生饥饿感引起多食。

（4）消瘦 由于糖代谢障碍，能量告急，机体通过神经体液调节，提高脂肪与蛋白质分解代谢以供能，使机体陷入消耗过多状态，蛋白质代谢呈负氮平衡，结果导致机体进行性消瘦，出现体重下降。

（5）其他症状 由于机体的主要供能方式为糖代谢供能，而糖尿病时糖代谢障碍，机体能量缺乏，容易产生全身无力、精神萎靡不振及体力下降等症状。

2.并发症

（1）急性并发症 常见的有糖尿病酮症酸中毒、高渗性昏迷，乳酸酸中毒少见。

1）糖尿病酮症酸中毒 多发生于1型与2型糖尿病严重阶段，好发于1型糖尿病。常见诱因：各种感染、外伤、饮食不当、妊娠、分娩、治疗不当、麻醉或大手术等。其发生机制：由于糖代谢严重障碍，脂肪分解代谢加速，产生大量的酮体（丙酮、乙酰乙酸和β-羟丁酸），酮体本身为酸性物质，故而导致严重酸中毒，导致呼吸深大、意识障碍，甚至昏迷。因同时有严重高血糖，故常有多尿、口渴、多饮、全身无力，如合并感染可有发热，严重时可出现面色苍白、声音嘶哑或微弱、血压下降、脉搏细弱、四肢厥冷等休克表现。

2）高渗性昏迷 好发于严重的2型糖尿病，也可发生于1型糖尿病。常见诱因：各种感染、急性胃肠炎、严重疾病如急性脑血管疾病、急性胰腺炎、严重创伤、严重烧伤以及治疗不当等。本症的特点是血糖或血钠显著升高导致血液呈高渗状态，而酮体很少或无，主要危害是高渗血症。常见临床表现为多尿、烦渴、多饮，多食不明显，以及神经精神症状，如嗜睡、讲胡话、定向力障碍、抽搐或惊厥，甚至昏迷。

（2）慢性并发症

1）周围神经病变　易引起多发性周围神经炎，表现为肢体麻木或感觉异常，也可累及动眼神经、外展神经及自主神经。

2）糖尿病性心脏病　可引起心肌损害、心律失常、心脏扩大或心力衰竭。

3）糖尿病性血管病变　常累及主动脉、冠状动脉、脑动脉、肾动脉或肢体动脉等，引起各大、中动脉粥样硬化，出现冠心病、急性脑血管疾病等。

4）糖尿病性肾脏病变　易引起肾小球硬化、肾动脉硬化等疾病。

5）糖尿病眼部病变　可出现糖尿病视网膜病变、白内障、青光眼等。

6）糖尿病皮肤损害或肢体损害　可出现皮下出血、皮肤水疱、皮肤溃疡及肢端坏死（图12-3）。

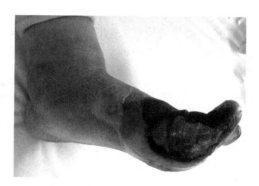

图12-3　糖尿病足

（3）并发各种感染　糖尿病患者易患皮肤疖、痈，手足或体癣，上呼吸道感染、牙周炎、肺结核、胆囊炎、泌尿系统感染及真菌性阴道炎等各种感染。

（三）诊断

根据1997年美国糖尿病协会（ADA）对糖尿病的最新诊断标准，如果血糖升高达到下列两条标准中的任意一项时，就可诊断患有糖尿病。

1.空腹血糖>7.0mmol/L，或者餐后2小时血糖>11.1mmol/L。

2.OGTT试验，又称口服葡萄糖耐量试验，让患者在空腹情况下口服75g葡萄糖，服糖后2小时血糖>11.1mmol/L。

（四）治疗原则

糖尿病治疗是一个综合性治疗，又称为"五马驾车"的治疗原则。

1.教育与心理治疗　主要目的是让糖尿病患者真正懂得糖尿病，知道如何对待和处理糖尿病。

2.饮食治疗　糖尿病患者的饮食很重要，影响到患者疾病的控制和治疗的作用。糖尿病患者做到合理用餐，可以给糖尿病的其他治疗手段奠定基础。

3.运动治疗　糖尿病患者做到适量的运动，可以保持血糖水平的正常和身体的健美，糖尿病患者适合的运动是"有氧运动"，即能增强体内氧气的吸入、运送及利用的耐久性运动，特点是强度低、时间长、不中断、有节奏。与此相反的"无氧运动"则不适宜糖尿病患者，如高强度的剧烈运动。

4.药物治疗 在单纯饮食及运动治疗不能使血糖维持基本正常水平时，需要适当选用口服降糖药及胰岛素，并根据临床需要，服用降脂、降压及其他药物，使患者维持全面正常的状态。

（1）口服降糖药物 常用的有磺脲类、双胍类、α-糖苷酶抑制剂、噻唑烷二酮类降糖药及非磺脲类胰岛素促泌剂等。

（2）胰岛素治疗

1）适应证 1型糖尿病；饮食与口服降糖药治疗无效的2型糖尿病；糖尿病急性并发症糖尿病酮症酸中毒、高渗性昏迷等。

2）常用制剂与用法 短效制剂有普通胰岛素与半慢胰岛素锌混悬液，用量以餐前尿糖定性为依据，一般尿糖（+）以饮食调节为主，尿糖（++）每次用4U，尿糖（+++）每次8U，尿糖（++++）每次用12U，每日3次，餐前半小时皮下或肌肉注射。中效制剂有低精蛋白锌胰岛素混悬液与慢胰岛素锌混悬液，长效制剂有精蛋白锌胰岛素混悬液与特慢胰岛素锌混悬液，用量同上，用法每日1次。

3）不良反应 低血糖反应、胰岛素过敏反应、双眼屈光变化、胰岛素性水肿与胰岛素抵抗等。

5.病情检测 患者需要定期做血、尿各项检查，心电图以及眼底的检查，以判断病情的发展情况，指导治疗。

只要认真掌握好这五条原则，糖尿病患者病情就可以得到良好的控制，避免急性或是慢性并发症的发生和发展。

二、甲状腺功能亢进症

各种原因引起的甲状腺激素分泌过多引起以高代谢综合征、甲状腺肿大与突眼等为主要临床特征的一组临床综合征称为甲状腺功能亢进症（简称为甲亢）。80%~85%为弥漫性甲状腺肿伴功能亢进症（Graves病），为甲亢最常见的类型。本节重点介绍此病。

（一）病因与发病机制

1.Graves病 本病的病因与发病机制目前尚未完全清楚。不过这类患者血中可检出大量的自身抗体：促甲状腺激素（TSH）受体抗体（TRAb），包括甲状腺兴奋性抗体（TSAb）与TSH阻断性抗体（TBAb）。TSAb与TSH受体结合后产生类似TSH的生物学效应，促使甲状腺肿大并大量分泌T_3、T_4，而TBAb与TSH受体结合后阻滞了TSH的作用，而阻断了TSH受体后的信息传递。

2.其他病因 ①其他甲状腺性甲亢：见于多结节性甲状腺肿伴甲亢、自主性高功能性甲状腺腺瘤、滤泡型甲状腺癌、碘源性甲亢及新生儿甲亢等。②垂体性甲亢：有垂体TSH瘤或TSH细胞增生性甲亢。③异源性TSH综合征或绒毛膜促性腺激素（hCG）相关性甲亢：如肺、胃肠、睾丸及绒毛膜等处的恶性肿瘤伴甲亢，绒毛膜癌、葡萄胎等hCG相关性甲亢。④短暂性甲亢：常见于亚急性甲状腺炎或慢性淋巴细胞性甲状腺炎。⑤药源性甲亢。

（二）临床表现

本病好发于青壮年女性，多由精神刺激所诱发。临床症状轻重不一，典型表现为高代谢综合征、甲状腺肿大与突眼征。

1.高代谢综合征 由于甲状腺激素T_3、T_4分泌过多，促使全身代谢亢进，产热过多，表现为怕热、多汗，多数患者有低热，而甲状腺危象时可出现高热；由于大量能量消耗，易出现多食、易饥与全身无力。还可出现全身各系统代谢亢进的表现。

（1）神经系统症状　易出现兴奋、激动，性情急躁，多语多动，神经过敏，多有舌、手细颤。多有精神紧张，甚至出现幻觉症状。

（2）心血管系统症状　主要表现为心悸、脉压增大，可有心动过速、心律失常，心脏扩大及枪击音、水冲脉与毛细血管搏动征等周围血管征。

（3）消化系统症状　主要表现为食欲亢进而体重明显下降、消瘦，但少数高龄甲亢患者可出现厌食。可有腹泻、肝脏肿大、肝功能损害表现。

（4）运动系统症状　由于大量能源在代谢亢进过程中消耗，全身肌肉变得软弱无力，发展到一定程度可形成下列甲亢性肌病：急性甲亢性肌病、慢性甲亢性肌病、甲亢性周期性麻痹及甲亢性重症肌无力等。

（5）内分泌与生殖系统症状　甲亢时性腺功能受损，女性可引起月经不调、甚至闭经，男性可引起阳痿。

2.甲状腺肿大　多数为对称性、弥漫性甲状腺肿大，少数为非对称性肿大。常伴有血管杂音与震颤。甲状腺肿大与甲亢程度无明显关系。

3.突眼征　甲状腺功能亢进症可出现突眼，以良性突眼最常见，也可出现恶性突眼（图12-4）。

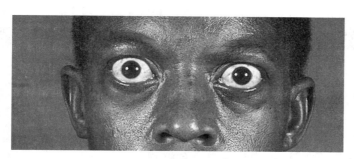

图12-4　甲亢突眼症

4.甲状腺危象　是甲亢患者特殊表现之一，甲状腺毒症急性加重的一个综合征，发生原因可能与循环中的甲状腺激素水平增高有关。多发生于较重甲亢未予治疗或治疗不充分的患者。常见诱因有感染、手术、精神刺激等，典型甲状腺危象临床表现为体温升高，常在39℃以上，大汗淋漓；精神变态、焦虑很常见，也可有谵妄、嗜睡，最后陷入昏迷；窦性或异源性心动过速，常达160次/分以上，可出现心律失常，也可以发生肺水肿或充血性心力衰竭；食欲极差，恶心、呕吐频繁，腹痛，腹泻明显。最终出现电解质紊乱，约半数患者有低钾血症。

（三）诊断

临床甲亢的诊断：①临床高代谢的症状和体征；②甲状腺体征，甲状腺肿和（或）甲状腺结节，少数病例无甲状腺体征；③血清激素，TT_4、FT_4、TT_3、FT_3增高，TSH降低，一般<0.5 mU/L。T_3型甲亢时仅有TT_3、FT_3升高。

（四）治疗

本病的治疗以药物治疗为基础，根据病情轻重分别采取药物、手术或^{131}I放射治疗。一般轻度甲亢以药物治疗即可，中、重度甲亢可在药物治疗基础上，根据患者情况采取手术或^{131}I放射治疗。

药物治疗主要以应用抗甲状腺药物治疗为主，常用硫脲类药物，常用药物有甲基硫氧嘧啶、丙基硫氧嘧啶、甲巯咪唑（他巴唑）与卡比马唑。其作用机制为通过抑制甲状腺内过氧化物酶的活性，使无机碘不能氧化为有机碘（活性碘），从而抑制甲状腺激素的合成。因而对已经分泌释放的甲状腺激素无效，故需用药2周才能见效。

（1）适应证　①病情较轻，甲状腺较小；②老年体弱或合并严重心、肺、肝、肾等疾病不能耐受手术者；③中度、重度甲亢拟手术治疗的术前准备；④恶性突眼等。

（2）禁忌证　对硫脲类产生严重过敏反应或毒性反应者；血白细胞持续低于3.0×10^9/L者；哺乳期；用硫脲类治疗两个疗程无效者。

（3）用法　疗程一般一年半，根据病情还可延长。一般分三个阶段用药：①治疗量阶段；②减量阶段；③维持量阶段。待T_3、T_4与TSH完全正常，甲状腺肿大缩小、杂音消失后，可再维持治疗3个月即可停药。联合用药：对于有精神紧张、震颤、心动过速等交感神经兴奋升高者，可联合应用普萘洛尔治疗。但有支气管哮喘、心脏传导阻滞或心力衰竭者不宜联用。

（4）药物不良反应　主要有白细胞或粒细胞减少、厌食、皮疹、关节痛等。最常见的不良反应是皮疹，最严重的是白细胞或粒细胞减少症。因此，应定期检查血常规。

三、甲状腺功能减退症

甲状腺功能减退症简称甲减，是由多种原因引起的甲状腺激素合成、分泌或生物效应不足所致的一种全身代谢减低综合征。其病理特征是黏多糖在组织和皮肤中堆积，严重者表现为黏液性水肿。患病率约1%，女性较多见。

（一）病因及发病机制

1.原发性甲减　由甲状腺本身病变引起的甲减称为原发性甲减，占全部甲减的95%以上。发生在胎儿和新生儿的甲状腺功能减退症称为呆小病（克汀病），表现为智力低下和发育迟缓。成人原发性甲减的最常见原因是甲状腺的自身免疫损伤（桥本病）、甲状腺手术和甲亢 ^{131}I治疗所致。

2.中枢性甲减　各种原因引起的垂体或下丘脑功能低下致TRH或TSH缺乏所致的甲减。多见于垂体外照射、垂体大腺瘤、颅咽管瘤及其他鞍区肿瘤术前或术后。

3.甲状腺激素外周作用障碍所致的甲减　主要原因为周围组织甲状腺激素受体减少或有缺陷、循环中有甲状腺激素抗体或外周T_4向T_3转化减少等。

（二）临床表现

甲减起病隐匿，病程较长，很多患者缺乏特异性症状和体征，主要表现以代谢率减低和交感神经兴奋性下降为主。由于甲状腺激素缺乏可影响全身各个系统，因此甲减时全身各系统均有改变。甲状腺本身可以萎缩或肿大，部分原发性甲减患者如未得到及时治疗，可出现垂体增大，治疗后可恢复。具体表现如下。

1.皮肤　皮肤干燥、真皮黏多糖浸润，体液储留。重者可出现黏液性水肿。

2.消化系统　代谢减低，体重增加。味觉差，胃黏膜萎缩，胃酸分泌减少。三分之一胃壁细胞抗体阳性，恶性贫血约占10%。胃肠蠕动减弱，便秘。

3.心血管系统　心肌收缩力下降，心输出量下降，活动耐量降低。重者可出现心力衰竭、心包积液。

4.呼吸系统　低通气，睡眠呼吸暂停。

5.血液系统　正细胞、正色素性贫血，红细胞压积下降。

6.神经系统　表情淡漠，反射时程延长。

7.生殖系统　生育力、性欲下降。妇女月经紊乱或月经量多。

（三）诊断

根据临床表现和体征，典型病例诊断不难。但早期不典型病例常易误诊为贫血、特发性水肿、慢性肾炎等，此时应检查甲状腺功能。亚临床甲减可表现为TSH升高，而T_3、T_4正常，临床上并无特殊表现。

（四）治疗原则

主要是甲状腺激素替代治疗，以使甲状腺功能维持正常，一般需要终身替代，少数桥本甲状腺炎也有自发缓解的报道。

药物可选择左甲状腺素。药物替代剂量与患者年龄及体重有关，治疗剂量应个体化。成人维持剂量多在50~200μg/d。甲状腺癌患者需要相对大剂量替代，约2.2μg/kg·d。对中枢性甲减患者治疗应以T_4和FT_4达到正常范围1/2以上作为治疗目标。

四、结节性甲状腺肿

结节性甲状腺肿是一种常见甲状腺疾病，多见于中年女性，病因和发病机制目前仍不明了。

（一）病因及发病机制

结节性甲状腺肿可能系多因素所致，如遗传、放射、免疫、地理环境因素、致甲状腺肿因素、碘缺乏、化学物质刺激及内分泌变化等多方面综合刺激所致。由于体内甲状腺激素相对不足致使垂体TSH分泌增多，导致甲状腺反复增生，伴有各种退行性变，最终形成结节。

（二）临床表现

1.单纯性结节性甲状腺肿　病情进展缓慢，多数患者除甲状腺肿大外，往往无其他症状。甲状腺肿大程度不一，多不对称。结节数目及大小不等，一般为多发性结节，早期也可能只有一个结节。结节质软或稍硬，光滑，无触痛。有时结节境界不清，触摸甲状腺表面仅有不规则或分叶状感觉。较大的结节性甲状腺肿可引起压迫症状，出现呼吸困难、吞咽困难和声音嘶哑等。结节内急性出血可致肿块突然增大及疼痛，症状可于几天内消退，增大的肿块可在几周或更长时间内减小。

2.伴甲亢结节性甲状腺肿　结节性质为中等硬度，患者有乏力、体重下降、心悸、心律失常、怕热多汗、易激动等症状，甚至发生心房纤维性颤动及其他心律失常表现。

3.伴甲减结节性甲状腺肿　如来自碘缺乏地区的结节性甲状腺肿患者，其甲状腺功能可有低下表现，临床上也可发生心率减慢，水肿与皮肤粗糙及贫血等表现。

（三）诊断

1.甲状腺B超　可以明确甲状腺结节为实质性或囊肿性，诊断率为95%。伴有囊肿的甲状腺结节多为良性结节，可用抽吸治愈或缩小结节。实质性结节者还应进行甲状腺扫描或穿刺病理检查。

2.放射性核素显像检查　此种方法用于鉴别甲状腺结节的性质。常用的甲状腺扫描有核素^{131}I，不同性质的甲状腺结节对碘的摄取能力不同，图像不同恶性结节不能摄取碘，恶变区将出现放射稀疏区，为无功能的冷结节，显影剂浓密的结节称为"热结节"，常提示该结节为良性高功能腺瘤。

3.甲状腺穿刺组织病理检查 应用细针针吸活检术检查，对甲状腺结节的诊断有一定价值，比较安全。穿刺结果有助于手术治疗指征。

单纯性结节性甲状腺肿一般诊断不难，但仅靠一般病史、体检、化验或放射性核素检查都不能100%对恶性结节做出判断与诊断。最后应依靠病理检查才能明确甲状腺结节性质。

（四）治疗原则

一般单纯性结节性甲状腺肿，无论是单结节或多发性结节、温结节或冷结节都可试用甲状腺制剂治疗。治疗后肿大结节缩小者可继续使用至完全消失，治疗后结节不消失者，应采用切除甲状腺结节治疗，治疗期间应观察甲状腺功能变化。对热结节有功能自主性者也应采取手术治疗为主，术后也要观察甲状腺功能变化。临床上有切除甲状腺腺瘤10余年者，仍然复发，可再次手术治疗。冷结节中少数为甲状腺发育不全，可试用甲状腺制剂治疗4~6个月，如结节缩小，可免于手术治疗，如结节不缩小，反而增大迅速，累及周围组织者，应考虑为恶性癌肿，争取尽快手术治疗。

本章小结

内分泌系统的功能是调节人体生长发育、新陈代谢、脏器功能、生殖、运动与衰老等生理和生命过程，以维持内环境的相对稳定。不同内分泌器官具有不同的组织结构与功能；糖尿病的诊断主要依赖于实验室检查，临床表现为"三多一少"，1型糖尿病应用胰岛素替代疗法为主；2型糖尿病以饮食疗法为主，以药物治疗和运动疗法为辅，积极预防各种并发症。甲亢多见于年轻女性，以高代谢综合征、甲状腺肿大与突眼征为特征，诊断依据实验室检查。甲亢以药物治疗为基础，根据病情轻重分别采取药物、手术或^{131}I放射治疗；甲状腺功能减退是由因甲状腺激素合成、分泌或生物效应不足所致，临床多采用左甲状腺素替代；甲状腺结节的性质确定依靠病理检查，治疗上应根据结节性质不同而有所不同。

习题

习题

一、单项选择题

1.属于内分泌腺的器官是（ ）

 A.前庭大腺 B.垂体   C.前列腺   D.胰腺   E.睾丸

2.缺碘可引起哪种内分泌腺肿大（ ）

 A.甲状旁腺 B.垂体   C.甲状腺   D.肾上腺   E.睾丸

3.婴幼儿时期甲状腺分泌不足可造成（ ）

 A.黏液性水肿   B.呆小症   C.单纯性甲状腺肿

 D.垂体性侏儒症   E.席汗综合征

4.促进能量代谢、物质代谢和生长发育的激素有（ ）

 A.肾上腺素 B.胰岛素   C.生长素   D.甲状激素 E.抗利尿激素

5.甲状腺功能亢进症与单纯性甲状腺肿的鉴别指标是（ ）

A.促甲状腺素测定　　　　　　　B.T₃抑制试验　　　　　　　C.血清甲状腺素测定

D.甲状腺摄¹³¹I率　　　　　　　E.垂体TSH测定

6.1型糖尿病发病的主要因素是（　　）

A.老年人肾小球重吸收糖增加　　　　　　　B.感染

C.胰岛素分泌绝对不足　　　　　　　D.肝糖原快速分解释放大量糖入血

E.老年人肾小管重吸收糖增多

7.使用胰岛素治疗过程中应告之患者警惕下列何种反应（　　）

A.低血糖发生　　B.酮症酸中毒　　C.胃肠道反应　　D.过敏反应　　E.感染

8.甲亢症患者的临床表现主要为（　　）

A.任性　　　　B.淡漠　　　　C.激动易怒　　　　D.多疑　　　　E.注意力不集中

9.患者女性，48岁，肥胖体型。无明显多饮、多食、多尿及体重减轻症状，空腹血糖6.0mmol/L，空腹尿糖阴性，餐后2小时血糖13mmol/L，尿糖（+），此患者首选的治疗方案是（　　）

A.饮食控制+运动疗法　　　　B.饮食控制+口服降糖药　　　　C.运动疗法+胰岛素

D.饮食控制+运动疗法+胰岛素　　　　E.饮食控制+运动疗法+口服降糖药

10.甲亢患者最具特征的心血管体征为（　　）

A.水冲脉　　　B.房性期前收缩　　C.脉压减小　　D.短绌脉　　　E.收缩压升高

二、多项选择题

1.肾上腺（　　）

A.附于肾的上方　　　　　　　　B.属于腹膜内位器官

C.左侧呈半月形，右侧呈三角形　　　　　　D.可随下垂的肾下降

E.包在肾纤维囊内

2.下列哪些符合糖尿病的临床特点（　　）

A.餐后血糖过高　　　　　　B.空腹血糖升高　　　　　　C.有"三多一少"症状

D.空腹血糖过低　　　　　　E.空腹胰岛素降低

3.糖尿病的血管并发症有（　　）

A.视网膜微血管病变　　　　　　B.肾小球硬化症　　　　　　C.脑出血

D.冠心病　　　　　　E.肝淤血

4.对甲亢面容的描述，正确的是（　　）

A.结膜充血水肿　　　　　　B.表情亢奋

C.上眼睑挛缩、睑裂增宽　　　　D.口唇发绀

E.眼球突出

5.甲亢危象最主要的临床表现有（　　）

A.高热可达39℃以上，大汗淋漓　　　　　　B.心动过速，100~120次/分

C.焦虑、瞻妄以致昏迷　　　　　　D.呕吐、腹泻明显

E.血中TH显著降低

三、简答题

1.糖尿病的治疗原则有哪些？

2.甲状腺功能亢进的治疗原则有哪些？

第十三章　血液系统疾病

第一节　血液系统的解剖和生理

在心脏的推动下，血液周而复始的在心血管系统中循环流动，在运输物质、维持内环境稳态中起重要作用，为机体内、外环境之间进行物质交换提供了重要场所。同时，血液还具有缓冲功能，参与体温的调节。

一、血液组成和理化特性

血液系统由造血器官和血液组成。造血器官主要有骨髓、胸腺、脾脏、淋巴结等。血液由血浆和血细胞构成，是机体不可或缺的组成部分。大量失血或血液循环障碍等原因可引起血流量不足，造成组织损伤，严重时甚至危及生命。

人体内所含的液体称为体液，在成人约占体重的60%，由细胞内液和细胞外液组成。细胞内液约占体重的40%，分布于细胞内，是细胞内各种生物化学反应得以进行的场所；细胞外液占体重的20%，分布于细胞外，是细胞直接生活的液体环境。细胞外液中，15%存在于组织间隙中，称为组织液，4%存在于血管内，即为血浆，1%为淋巴液和脑脊液（图13-1）。

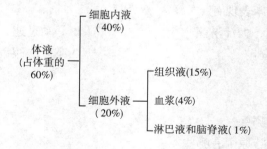

图13-1　体液的组成

内环境是由细胞外液构成的细胞直接生活的液体环境。内环境稳态是细胞生存的必要条件，其中血浆是最活跃的成分。内环境的理化性质（化学成分、pH值、温度、含氧量、渗透压等）在一定范围内保持相对稳定的状态称为稳态。

（一）血液的组成与理化特性

1.血液的组成　血液由55%的血浆和45%的血细胞组成，人体内血液的总量称为血量，它是血浆量和血细胞量的总和，占体重的7%~8%或相当于体重的70~80ml/kg。如一位50kg体重的成人，其体内的血液量为3.5~4.0L。

血浆的成分91%~92%为水分，仅8%~9%为固体物质，其中含有血浆蛋白和低分子物质，血浆蛋白有清蛋白、球蛋白和纤维蛋白原三种成分，其中清蛋白含量最高；低分子物质主要是多种电解质如K^+、Na^+、Ca^{2+}、Mg^{2+}和小分子化合物等。血细胞包括红细胞、白细胞和血小板（图13-2）。

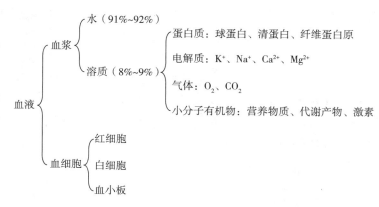

图13-2　血液的组成

2.血液的理化特性

（1）血液的颜色　主要取决于红细胞内血红蛋白的颜色，与氧气结合的氧合血红蛋白呈鲜红色，未与氧气结合的去氧血红蛋白呈暗红色。血红蛋白的形式与氧分压高低密切相关。因动脉血与静脉血氧分压不同，血红蛋白的形式也不同，因此动脉血与静脉血的颜色也不相同。动脉血中氧分压较高，红细胞中氧合血红蛋白较多，呈鲜红色；静脉血中氧分压低，红细胞中去氧血红蛋白较多，呈暗红色。

（2）血液的比重　血液的比重为1.050~1.060，主要与红细胞数量呈正相关。血液中红细胞的数量愈多，全血的比重就愈大。血浆比重为1.025~1.030，其高低主要取决于血浆中蛋白质的含量，血浆中蛋白质的含量愈多则比重愈大。

（3）血液的酸碱度（pH）　正常值为7.35~7.45，pH<7.35提示酸中毒，pH>7.45提示碱中毒，pH<6.9或>7.8，将危及生命。血液的酸碱度维持在相对稳定的状态，主要决定于血浆中的缓冲物质$NaHCO_3/H_2CO_3$（比值为20∶1）、Na_2HPO_4/NaH_2PO_4和血浆蛋白钠/血浆蛋白等缓冲系，以$NaHCO_3/H_2CO_3$缓冲系为主；另外通过肺和肾不断排出体内过多的酸或碱，亦可使血浆pH保持相对稳定，并可使血液中缓冲系统各物质的比例恢复正常。

（4）血液的黏滞性　液体的黏度来源于其内部分子或颗粒之间的摩擦，即内摩擦。血液的正常流动呈层流状态，血液各层之间存在的一定的运动阻力即为血液的黏滞性。通常是在体外测定血液或血浆与水相比的相对黏滞性，血液的相对黏滞性为4~5，血浆为1.6~2.4（温度为37℃时）。全血的黏滞性主要决定于红细胞的数量，红细胞数量愈多则黏度愈大；血浆的黏滞性主要决定于血浆蛋白质的含量，蛋白质的含量愈多则黏度愈大。水、酒精等物理学上的所谓"理想液体"的黏滞性，是不随流速改变的，而血液在血流速度很快时类似理想液体（如在动脉内），其黏滞性不随流速而变化；但当血流速度小于一定限度时，则黏滞性与流速成反比的关系。人体内因某种疾病使微环境血流速度显著减慢时，红细胞可叠连或聚集成其他形式的团粒，使血液的黏滞性增大，对血流造成很大的阻力，影响循环的正常进行。这时可以通过输入血浆白蛋白或低分子右旋糖酐以增加血流冲刷力量，使红细胞分散。

（5）血浆渗透压　如在不同浓度的溶液间用半透膜隔开，半透膜只能让水分子通过，而溶质分子不能透过，高浓度溶液中含有数量较多的溶质颗粒，从而具有较强的吸引和保留水分子的能力，一段时间后，会出现水分子从低浓度一侧向高浓度溶液一侧扩散的现象，这种现象称为渗透现象。血液具有的吸引水分子透过半透膜的力量称为血浆渗透压，与溶质颗粒数的多少成正比，与溶质的种类和颗粒的大小无关，血浆渗透压约为313mOsm/L。例如，10% NaCl溶液的渗透压比5% NaCl溶液的渗透压大，原因是前者溶液中的颗粒数较后者多。血浆中的晶体物质（主要是电解质）形成的渗透压，称为晶体渗透压。由于血浆与组织液中晶体物质的浓度几乎相等，所以它们的晶体渗透压也基本相等，保持了细胞外液晶体渗透压的相对恒定，这对于维持细胞内外的水平衡和细胞的正常体积极为重要。血浆中蛋白质形成的渗透压，称为胶体渗透压。蛋白质分子量大，产生的渗透压甚小，不超过1.5mOsm/L，主要来自清蛋白，对于保持血管内外的水平衡和血浆容量有重要作用。由于组织液中蛋白质很少，所以血浆的胶体渗透压高于组织液。如清蛋白明显减少，即使球蛋白增加而保持血浆蛋白总含量基本不变，血浆胶体渗透压也将明显降低。晶体渗透压与胶体渗透压的比较见表13-1。

表13-1　胶体渗透压与晶体渗透压的比较

项目	晶体渗透压	胶体渗透压
主要成分	晶体物质（主要是NaCl）	蛋白质（主要是白蛋白）
正常值	约313 mOsm/L	约1.5 mOsm/L
特点	是构成血浆渗透压的主要部分	是构成血浆渗透压的次要部分
意义	主要维持细胞内、外的水平衡	主要保持血管内、外的水平衡

拓展阅读

　　与血浆渗透压相等的溶液称为等渗溶液。如0.9%的NaCl溶液和5%的葡萄糖溶液。低于血浆渗透压的溶液称为低渗溶液，细胞在此类溶液中可发生水肿，甚至破裂死亡。高于血浆渗透压的溶液称为高渗溶液，细胞在此类溶液中可发生脱水而皱缩。

（二）血液的功能

血液在人体生命活动中主要具有四个方面的功能。

1.运输物质　是血液的基本功能，自肺吸入的氧气以及由消化道吸收的营养物质，都依靠血液运输才能到达全身各组织。血浆中易被酶破坏，易从尿中丢失，难溶于水及易被细胞摄取的小分子物质，通常与血浆中的一些蛋白质结合运输。同时组织代谢产生的二氧化碳与其他废物也有赖于血液运输到肺、肾等处排泄，从而保证身体正常新陈代谢的进行。

2.保持内环境稳态　血液内所含水量和各种矿物质的量都是相对恒定的。由于血液不断循环及其与各部分体液之间广泛沟通，而且血液中存在一些缓冲物质，故对保持体内水和电解质的平衡、酸碱度平衡以及体温的恒定等都起决定性的作用。

3.参与体液调节 虽然机体功能的调节主要依赖于中枢神经系统的活动，但内分泌的激素和一般组织的代谢产物，也不断通过血液的传递而对机体的活动产生重要作用。激素可直接分泌进入血液，依靠血液输送到相应的靶器官，实现对各组织器官功能活动的调节。

4.防御和保护功能 血液中的白细胞和各种抗体、补体具有强大的免疫功能，白细胞能吞噬、消灭侵入机体内的病原体。血小板与血浆中的凝血因子，在血管破碎时，有止血和凝血作用，为机体的保护功能。

二、血液凝固系统与抗凝系统

血液凝固是指血液由流动的液体状态变成不流动的胶胨状凝块的过程，简称血凝。血凝后1~2小时，血凝块发生收缩，产生淡黄色的液体即为血清。与血浆相比，血清缺乏参与凝血过程中被消耗掉的凝血因子，但增加了血液凝固时血管内皮细胞和血小板释放的化学物质。

（一）凝血因子

血浆和组织中直接参与血液凝固的物质称为凝血因子，根据发现的先后顺序按国际命名法用罗马数字编号的有12种，即凝血因子 I ~ XIII（因子 VI 已被取消），见表13-2。此外，还有前激肽释放酶、高分子激肽原、血小板的磷脂等，也直接参与凝血过程。除钙离子（因子 IV）和磷脂外，其他已知的凝血因子均是蛋白质，其中大部分是以酶原的形式存在，须被激活才具有活性，被激活的凝血因子在其右下角标注"a"，如因子 II a、X a 等。凝血因子 II、VII、IX 和 X 是在肝脏合成的，需要维生素 K 的参与。因子 III 正常只存在于血管外。

表13-2 按国际命名法编号的凝血因子

编号	同义名	合成部位	编号	同义名	合成部位
因子 I	纤维蛋白原	肝脏	因子 VIII	抗血友病因子	肝、血管内皮等
因子 II	凝血酶原	肝脏	因子 IX	血浆凝血激酶	肝脏
因子 III	组织凝血激酶	组织细胞	因子 X	Stuart-Prower 因子	肝脏
因子 IV	钙离子	组织细胞	因子 XI	血浆凝血激酶前质	肝脏、巨噬细胞
因子 V	促凝血球蛋白原	肝脏	因子 XII	表面因子	肝脏、巨噬细胞
因子 VII	促凝血酶原激酶原	肝脏	因子 XIII	纤维蛋白稳定因子	肝脏、巨噬细胞

（二）血液凝固过程

血液凝固是由凝血因子按一定顺序相继激活而生成凝血酶，最终在凝血酶的作用下使纤维蛋白原变为纤维蛋白的过程。根据血液凝固过程是否有血液以外的凝血因子参与，将其分为内源性凝血和外源性凝血两种途径。

1.内源性凝血途径 参与凝血的因子全部来源于血液，是由血液接触带负电荷的异物（如人工心瓣膜、胶原等）表面启动的凝血过程。这一途径的始动因子是因子 XII。其过程分为三个阶段。

第一阶段为表面激活阶段，此阶段是在心血管内皮损伤时，由血管内膜下组织，特别是胶原纤维与因子 XII 接触，使其激活为 XII a，XII a 可激活前激肽释放酶成为激肽释放酶，后者又能激活因子 XII 成为 XII a，通过这一正反馈过程，形成大量的 XII a。XII a 进一步激活因子 XI，形成 XI a。由因子 XII 激活到 XI a 形成的过程，称为表面激活。

第二阶段为磷脂表面阶段，由第一阶段形成的活性因子 XI a 在 Ca^{2+} 参与下激活因子 IX 形成活性因子Ⅸa，Ⅸa再与因子Ⅷ、Ca^{2+}和血小板第三因子（PF_3）在血小板磷脂表面形成因子Ⅷ复合物，复合物中的Ⅸa是一种蛋白水解酶，能使因子Ⅹ水解而被激活形成Ⅹa，因子Ⅷ在此过程中是作为辅助因子，能够使因子Ⅹ被水解激活成Ⅹa加快几百倍。因子Ⅹa与因子Ⅴ通过Ca^{2+}连接在PF_3的磷脂表面上即形成凝血酶原复合物，激活凝血酶原（因子Ⅱ）生成凝血酶（因子Ⅱa），凝血酶生成后即脱离PF_3的磷脂表面进入血液。由因子Ⅺa到凝血酶形成的过程即为磷脂表面阶段。

第三阶段为纤维蛋白形成阶段，由第二阶段形成的凝血酶一方面迅速水解纤维蛋白原（因子Ⅰ）成为纤维蛋白单体；另一方面在Ca^{2+}参与下，激活因子ⅩⅢ生成因子ⅩⅢa，因子ⅩⅢa使纤维蛋白单体变成牢固的不溶于水的纤维蛋白多聚体，并交织成网，将血细胞网罗其中形成血凝块，至此内源性凝血过程全部完成。

2.外源性凝血途径 是在组织损伤、血管破裂情况下，由血管外的凝血因子Ⅲ（组织凝血激酶）与血液中的因子Ⅶ和Ca2+形成复合物，激活因子Ⅹ成为因子Ⅹa。其后的反应过程与内源性凝血途径完全相同。外源性凝血过程较简单，参与的凝血因子相对较少，时间短，血凝发生较快。

通常情况下，机体发生的凝血过程是内源性凝血途径和外源性凝血途径相互促进、同时进行的结果（图13-3）。正常凝血的启动可能是通过外源性凝血途径。凝血过程一旦触发，就会一个凝血因子激活另一个，迅速连续地进行，形成"瀑布"样的反应，直到完成为止。

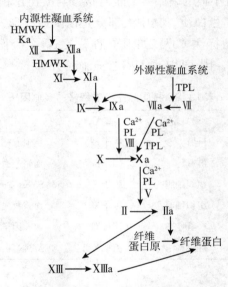

图13-3 凝血过程示意图

（三）抗凝和促凝

正常人在日常活动中常会发生轻微的血管损伤，体内也常有低水平的凝血系统被激活，但并不影响血液的循环流动，即使当组织损伤而发生凝血时，止血栓也只局限于病变部位并不扩展到全身阻碍血液循环。这表明体内的生理性凝血过程受到时间和空间上的严格控制，这是一个多因素综合作用的结果。机体内存在与凝血相对抗的抗凝物质，这些物质中最主要的是抗凝血酶Ⅲ（Antithrombin Ⅲ，AT Ⅲ）和肝素。抗凝血酶Ⅲ是肝脏合成的一种脂蛋白，能与凝血酶结合形成复合物使凝血酶失去活性，还能封闭因子Ⅶ、Ⅸa、Ⅹa、Ⅺa和Ⅻa的活性中心，使这些活性因子失活而阻断凝血过程。肝素是一种黏多糖，在肝、肺组织中最多，主要由肥大细胞和嗜酸性粒细胞产生，是一种很强的抗凝物质。生理情况下，血浆中几乎不存在肝素，肝素主要通过增强抗凝血酶的活性而发挥间接抗凝作用，肝素还可刺激血管内皮细胞释放组织因子途径抑制物（TFPI），因此肝素在体内的抗凝作用强于体外。肝素与抗凝血酶Ⅲ所含的赖氨酸结合后引起抗凝血酶Ⅲ构象改变，使AT Ⅲ所含的精氨酸残基更易与凝血酶的丝氨酸残基结合。一旦肝素–AT Ⅲ–凝血酶复合物形成，肝素就从复合物上解离，再次与另一分子AT Ⅲ结合而被反复利用。AT Ⅲ–凝血酶复合物则被网状内皮系统所消除。

由于血液凝固是酶促反应，因此，在小于42℃范围内升高温度，可加速酶的反应速度而促进血液凝固，当温度降低到10℃以下，参加凝血过程的酶的活性降低，可延缓血液凝固。另外，粗糙的表面可加速血小板解体，成为一种促凝因素。

（四）纤维蛋白溶解

在生理止血过程中，小血管内的血凝块常可成为血栓，填塞损伤的血管。血管受伤愈合后，已形成的纤维蛋白可在纤维蛋白溶解酶的作用下，降解液化，使血管通畅，这一过程称为纤维蛋白溶解，简称纤溶。若纤溶系统活动亢进，可因止血栓的提前溶解而有重新出血的倾向，而纤溶系统活动减弱，则不利于血管的再通，加重血栓栓塞，因此生理情况下止血栓的溶解液化在时间与空间上受到严格控制。纤溶系统包括纤维蛋白溶解酶原（纤溶酶原）、纤维蛋白溶解酶（纤溶酶）、纤溶酶原激活物与抑制物四种成分。纤溶的基本过程分为两个阶段：纤溶酶原的激活与纤维蛋白的降解。

1.纤溶酶原的激活　在正常情况下，血浆中的纤溶酶是以没有活性的纤溶酶原形式存在的，只有被激活成为纤溶酶后，才能发挥作用，这一过程需在纤溶酶原激活物的作用下完成。纤溶酶原激活物主要有三类。第一类为血浆激活物，由小血管内皮细胞合成和释放，当血管中出现血凝块时，可使血管内皮细胞释放大量的激活物。第二类为组织激活物，存在于很多组织中，以子宫、前列腺、肺、甲状腺含量较高，在组织损伤时可释放。因此，月经血因含有此类激活物而不凝固，上述器官易发生手术后渗血。组织激活物的作用主要在血管外进行纤溶，有利于组织修复和伤口的愈合。第三类为依赖于因子Ⅻa的激活物，内源性凝血途径因子Ⅻ被激活后，催化前激肽释放酶转化为激肽释放酶，后者即可激活纤溶酶原。因此，这类激活物的作用，可使血凝与纤溶相互协调、配合，保持血液的正常液态。

2.纤维蛋白的降解　被激活的纤溶酶是一种活性很强的蛋白水解酶，能将纤维蛋白或纤维蛋白原分子水解分割成很多可溶性的小肽片段，总称为纤维蛋白降解产物，它们一般不能再凝固。纤溶酶是血浆中活性最强的蛋白酶，除主要降解纤维蛋白和纤维蛋白原外，对因子Ⅱ、因子Ⅴ、因子Ⅷ、因子Ⅹ等也有降解作用。当纤溶亢进时，可因凝血因子的大量分解和纤维蛋白降解产物的抗凝作用而表现出血倾向。

3.纤溶抑制物及其作用　血液中能抑制纤溶的物质为纤溶抑制物，主要是抗纤溶酶，它能与纤溶酶结合形成复合物，使纤溶酶失去活性。正常情况下，血液中纤溶抑制物浓度很高，使纤溶酶不易发挥作用。血管内有血栓形成时，血凝块的纤维蛋白能吸附纤溶酶原及其激活物，而不吸附抑制物，所以，血凝块有大量的纤溶酶而使纤维蛋白溶解。

凝血与纤溶是既对立又统一的功能系统，它们的动态平衡使人体在出血时既能有效地止血，又能防止血块堵塞血流，从而维持血液的正常流动状态。在血管内，如果凝血作用大于纤溶，就发生血栓，反之则造成出血倾向。

（五）正常情况下血管内血液不凝固的原因

正常人血液中虽含有各种凝血因子，但不会发生血管内凝血现象。这是因为正常血管内皮完整光滑，血液中无因子Ⅲ，故不会启动凝血过程；凝血过程的早期阶段较缓慢，而血液循环速度很快，可不断将少量被活化的凝血因子稀释冲走，并被肝、脾等处的巨噬细胞吞噬破坏，使早期的凝血过程不能完成；正常血浆中存在抗凝系统，其中最重要的是抗凝血酶Ⅲ和肝素。

📖 **拓展阅读**

抗凝血药通过影响凝血过程中的某些凝血因子而阻止凝血过程，可用于防治血管内栓塞或血栓形成的疾病。常用的抗凝血药有：①肝素。在体内、外均有很强的抗凝作用，对凝血过程的多个环节均有抑制作用，其作用迅速，只能静脉给药，常用于需迅速抗凝治疗者或用作口服抗凝剂前用药。②口服抗凝血药。常用的有华法林、双香豆素和醋硝香豆素等，通过拮抗维生素K使肝脏合成凝血酶原及因子Ⅶ、Ⅸ和Ⅹ减少而抗凝，适用于需较长时间抗凝者如深静脉血栓形成和肺栓塞等。此外蛇毒溶栓剂如去纤酶、抗栓酶等可溶解已形成的血栓，从而使血管再通。

三、血型

（一）血型与红细胞凝集

血型是指红细胞膜上的特异性抗原的类型。若将血型不相容的两个人的血液滴在玻片上混合，可观察到红细胞凝集成簇，此种现象称为红细胞凝集。红细胞发生凝聚的机制是抗原－抗体反应。抗原即凝集原位于红细胞膜上，抗体即凝集素存在于血清中，能与红细胞膜上相应的凝集原结合产生免疫反应。如果给人体输入血型不相容的血液时，血管内可发生红细胞凝集和溶血反应，甚至会危及生命，因此，血型鉴定是安全输血的必要前提。

根据红细胞血型凝集原的不同，已确认了许多独立的不同血型系统如ABO、Rh、MNSs、P等。与临床关系最密切的是ABO和Rh血型系统。

（二）ABO血型系统和Rh血型系统

1.ABO血型　根据红细胞膜上存在的A抗原（凝集原）与B抗原的情况将血型分为A型、B型、AB型和O型四种类型。血清中含有与凝集原相对应的特异性抗体称为凝集素。红细胞膜上只含有A抗原的为A型；只含有B抗原的为B型；含A、B两种抗原的为AB型；既不含A抗原也不含B抗原的为O型。详见表13-3。

表13-3　ABO血型系统分型依据

血型	凝集原（抗原）	凝集素（抗体）
A型	A	抗B
B型	B	抗A
AB型	A和B	无抗A和抗B
O型	无A和B	抗A和抗B

2.Rh血型　Rh凝集原是红细胞表面的另一类凝集原，因最先发现于恒河猴（Rhesus monkey）的红细胞而得名。抗原只存在于红细胞上，出生时已发育成熟。Rh血型系统的抗原系统很复杂，与临床关系密切的是D、E、C、c、e5种，其中D抗原的抗原性最强，故其临床意义最为重要。医学上通常将红细胞上含有D抗原的称为Rh阳性，红细胞上缺乏D抗原的称为Rh阴性。我国汉族

和大部分少数民族属 Rh 阳性，约占 99%，Rh 阴性的占 1% 左右。

（三）ABO 血型与输血

1.输血原则 输血已成为治疗某些疾病、抢救伤员生命和保证一些手术得以顺利进行的重要手段，但若输血不当或发生差错，就会给患者造成严重的伤害，甚至引起死亡。为了保证输血的安全和提高输血的效果，必须遵守输血的原则：①在准备输血时，首先必须鉴定血型并做交叉配血试验，保证供血者与受血者的 ABO 血型相合，以避免因血型不合引起严重的输血反应；②无论是输全血还是输成分血，均应选用同型血液输注；③患者如果需要再次输血，则必须重新做交叉配血试验；④能不输血，尽量不要输血，以减少不良反应和多种疾病的传播；⑤可不输新鲜血的，不输新鲜血，防止发生输血相关的移植物抗宿主病，而且新鲜全血除红细胞外，各种成分达不到有效治疗剂量。

2.输血反应 输血过程中可能出现的反应有：①最常见的是发热反应；②对于曾有超敏反应史的患者，可在输血后期出现超敏反应，多表现为皮肤瘙痒或荨麻疹；③死亡率最高、危险性最大的是血型不合的溶血反应；④如果输血过多、过快可导致心力衰竭、肺水肿；⑤引起输血传播性疾病如输血后肝炎、艾滋病、疟疾、EB 病毒感染、梅毒等；⑥长期、多次输血可导致含铁血黄素沉着症和血友病。

总而言之，输血是一个多环节的过程，任何一个环节的失误均可能造成严重后果。因此，进行输血操作时，必须严格遵守输血原则，密切观察，而且只在确实需要时才进行输血，决不可盲目滥用。

第二节 血液系统常见疾病

💬 **案例讨论**

案例 患者，男，40 岁，5 个月前开始出现头晕、乏力、面色苍白、经常感冒，8 天前出现口腔黏膜血疱。血常规检查：中性粒细胞 0.564×10^9/L，红细胞 2.2×10^{12}/L，血小板 6×10^9/L。骨髓检查提示骨髓增生程度重度减少，淋巴细胞比例 75%。一般抗贫血药物无效。请问：该患者可能的诊断是什么？请做出分析。为什么患者面色苍白、头晕、乏力、经常感冒，口腔黏膜会出现血疱？

讨论 该患者所患疾病为再生障碍性贫血。因其主要表现为外周血中全血细胞均明显减少，骨髓造血功能低下。由于出血和贫血，患者易出血面色苍白、乏力、头晕的表现。由于机体免疫力低下，中性粒细胞数量减少，机体抵抗外界微生物侵袭的能力下降，因此经常发生感冒，出现口腔溃疡或血疱的发生。

一、贫血

贫血是指外周血单位体积血液中的血红蛋白浓度、红细胞计数低于相应的年龄组、性别组和海拔高度组正常值的下限，其中以血红蛋白浓度的降低最重要。当血红蛋白男性低于 120g/L、女性低于 110g/L、妊娠时低于 100g/L 可诊断贫血。贫血是临床最常见的症状之一，不是一种独立的疾病。多种疾病可引起贫血。贫血的病因及发病机制复杂多样。

（一）贫血分类

1.按细胞形态分类 根据红细胞平均体积（MCV）、红细胞平均血红蛋白浓度（MCHC）将贫血分为三类（表13-4）。

表13-4 贫血的细胞形态分类

红细胞平均体积MCV（fl）	红细胞平均血红蛋白浓度MCHC（%）	贫血类型	常见疾病
>100	32~35	大细胞性贫血	巨幼细胞贫血
80~100	32~35	正常细胞性贫血	再生障碍性贫血 溶血性贫血 急性失血性贫血 慢性系统性疾病 （肝病、尿毒症、恶性肿瘤等）
<80	<32	小细胞低色素性贫血	地中海贫血 缺铁性贫血 铁粒幼细胞性贫血

2.按病因与发病机制分类

根据贫血发生的原因和机制将贫血分为以下三类。

（1）红细胞生成减少

1）造血物质缺乏 铁缺乏可造成缺铁性贫血；叶酸和（或）维生素B_{12}缺乏导致细胞DNA合成障碍，引起巨幼细胞性贫血。

2）造血功能障碍 造血干细胞数量减少或质量缺陷，如再生障碍性贫血、肿瘤的放化疗时对造血干细胞和祖细胞造成损伤。

（2）红细胞破坏过多

1）红细胞内在缺陷 红细胞基本结构异常或缺陷可造成其寿命缩短。如遗传性球形红细胞增多症、葡萄糖-6-磷酸脱氢酶缺乏等。

2）红细胞外在因素 物理、化学、生物毒素、血型不合、新生儿溶血、自身免疫性溶血等免疫因素，疟疾等感染因素，大面积烧伤、药物中毒等非免疫和免疫性因素。

（3）失血 各类出血性疾病或外伤出血所致的失血性贫血，可分为急性与慢性失血。

（二）临床表现

各类贫血都有共同的表现，主要是由于血红蛋白量减少，血液携氧能力降低，引起全身各器官和组织缺氧而产生相应的变化。贫血症状的轻重，取决于贫血发生的速度（以此为主）、贫血的程度（表13-5）和患者原来的身体状况、年龄等因素。

表13-5 贫血程度的临床分级

分级	血红蛋白（g/L）	临床表现
轻度	120（110）~91	症状较轻微
中度	90~61	体力劳动后常感到心慌、气短
重度	60~31	卧床休息时也感心慌、气短
极重度	<30	常合并有贫血性心脏病

1.皮肤、黏膜 皮肤、黏膜苍白是贫血共同和最突出的体征，检查以睑结膜、口唇、指甲及手掌部位较为可靠。可有皮肤弹性下降，毛发稀疏。

2.**消化系统表现**　是因胃肠黏膜缺氧引起消化液分泌减少和胃肠功能紊乱所致。以食欲减退、恶心、胃肠胀气、便秘多见。

3.**神经肌肉系统**　由于缺血、缺氧患者常出现疲乏无力、头痛、头晕、耳鸣、晕厥等症状，严重贫血可发生昏迷。

4.**呼吸循环系统**　轻度贫血影响不明显；中度贫血体力活动后可出现心悸、气短，与活动后组织得不到充分氧气供应有关。严重贫血轻微活动或休息状态可发生呼吸困难。严重和长期贫血可致贫血性心脏病。体力活动后感觉气促、心悸为最突出的症状之一。

5.**泌尿生殖系统**　由于肾脏、生殖系统缺氧，可出现多尿、尿比重降低、轻度蛋白尿和肾功能障碍，男性性功能减退，女性月经失调（闭经、月经过多极为常见）等。

6.**其他**　贫血患者有时伴低热，若无病因可寻，则可能与贫血的基础代谢升高有关。若体温超过38.5℃，则应查找致热原因。血管内溶血出现血红蛋白尿和高血红蛋白血症，可伴有腹痛、腰痛和发热。

（三）几种常见的贫血性疾病的临床特点

1.**缺铁性贫血**　铁是合成血红蛋白的必需物质。当体内铁储备耗竭时，继之血红蛋白合成减少引起的贫血称为缺铁性贫血。缺铁性贫血是最常见的营养性贫血，以儿童和女性人群尤其是妊娠妇女的发病率最高。

（1）病因　铁摄入不足是造成婴幼儿缺铁性贫血的主要原因，婴幼儿生长迅速而铁储备量较少，若喂养不合理也易发生缺铁性贫血；育龄期妇女因月经丢失、妊娠及哺乳期铁需求量增加，若饮食供给不足，则易造成缺铁性贫血。慢性失血是成人缺铁性贫血最多见、最重要的原因。每失血1ml约丢失铁0.5mg。如消化性溃疡出血、反复鼻出血、钩虫病、痔疮出血、胃大部切除术等是常见引起缺铁性贫血的原发性疾病。

（2）临床表现　缺铁性贫血的临床表现包括原发病和贫血两个方面。此病发病隐匿，多呈慢性渐进性，患者多有足够的代偿能力，适应贫血的变化。患者可有以下特征。

1）一般表现　易倦、乏力、心悸、头晕、头痛、眼花耳鸣等非特异性症状。

2）营养缺乏及黏膜损害　皮肤干燥、角化、萎缩、毛发干枯易脱落、指（趾）甲扁平、不光整、脆薄易裂、甚至反甲（匙状指）、口角炎、舌炎、舌乳头萎缩，严重者引起吞咽困难。

3）各系统临床表现　循环呼吸系统出现心悸、气短等代偿表现，体力活动时尤其明显。神经、精神系统异常，儿童可出现多动症、异食癖（喜吃生米、石子、泥土、茶叶等），为缺铁的特异性表现。长期严重贫血的患者还可发生心脏扩大和贫血性心脏病。消化系统症状有食欲不振、便稀或便秘等。

（3）辅助检查　典型血常规为小细胞低色素性贫血。血清铁低于8.95μmol/L，血清总铁结合力升高，大于64.44μmol/L，血清铁蛋白低于12μg/L。骨髓铁粒幼细胞计数少于15%，骨髓涂片染色示骨髓细胞外铁消失。

（4）治疗　缺铁性贫血的治疗原则如下。

1）根除病因　去除原发疾病，如消化性溃疡出血、月经过多等。

2）补充铁剂　首选口服铁剂，硫酸亚铁、富马酸亚铁等亚铁制剂。餐后服用可减轻消化道反应。口服铁剂后外周血网织红细胞3天开始升高，血红蛋白约2周开始上升，一般2个月恢复正常，为补足储备铁，需继续服用铁剂4~6个月，待贮存铁指标正常后停药。也可采用注射铁剂治疗。严重者可输血治疗。

2.**再生障碍性贫血**　简称再障，是一种获得性骨髓造血功能衰竭症，主要是由于骨髓功能衰竭，造成全血细胞减少的一种疾病。临床上以全血细胞减少、贫血、感染和出血为特征。再障在我国呈散发性，以中青年发病居多，男性略多于女性。

（1）病因

1）原发性　无明确原因可寻，称为原发性再障。

2）继发性　可能与化学性、物理性和生物性等多种原因有关，药物如氯霉素、抗癌药物，化学因素如苯及其衍生物，物理因素如X射线、γ射线等和病毒感染如EB病毒、肝炎病毒、微小病毒等。

（2）临床表现　与全血细胞减少有关。主要临床表现为进行性贫血、出血、感染，肝、脾、淋巴结多无肿大。依据临床表现的严重程度和发病缓急将再障分为急性型和慢性型。

1）急性再障（重型再障型）　较少见。起病急、发展快，早期最主要的表现为出血（全身出血）与感染。①出血：出血的原因为血小板减少。出血部位多，程度上亦较严重，当血小板小于20×10^9/L时，应特别注意颅内出血的发生。②感染：多数患者有发热，体温在39℃以上，以呼吸道感染最常见，其次有消化道、泌尿生殖道及皮肤、黏膜感染，常合并败血症。③贫血：随着病程的延长出现进行性的贫血。

2）慢性再障（非重型再障）　较多见。起病缓慢，病程长，多以贫血为最主要表现，出血、感染较轻，预后较好。少数病情恶化表现同急性再障，预后极差。

（3）辅助检查　血常规检查，急性、慢性再障均表现为全血细胞减少，网织红细胞绝对值低于正常。贫血呈正细胞正色素性，一般不出现红细胞体积的变化。骨髓穿刺可见脂肪滴增多，骨髓颗粒减少。

（4）治疗

1）对症处理　补充造血原料，纠正贫血，控制出血和感染。

2）抑制免疫反应　抗淋巴/胸腺细胞球蛋白、环孢素。

3）促进造血　雄激素如司坦唑醇、达那唑等。

3.溶血性贫血　是指红细胞寿命缩短，破坏加速，而骨髓造血功能代偿不足时发生的贫血。常伴有黄疸，称为"溶血性黄疸"，其他特点有贫血、脾脏肿大、网织红细胞增多和骨髓幼红细胞增生。

（1）病因　见前述"红细胞破坏过多"的疾病的内容。

（2）临床表现　溶血性贫血的临床表现与溶血的缓急、程度和场所有关。

1）急性溶血　起病急骤，突发寒战、高热、腰背剧痛、气促、乏力、烦躁及恶心、呕吐、腹痛等胃肠道症状。因溶血产生大量的血红蛋白引起血红蛋白尿，尿色如浓红茶或酱油样，并有明显贫血和黄疸，严重者可发生神志淡漠或昏迷、休克和心功能不全。溶血产物可导致急性肾功能衰竭。

2）慢性溶血　起病较缓慢。除乏力、面色苍白、气促、头晕等一般贫血常见的症状、体征外，可有不同程度的黄疸和脾脏肿大。由于长期高胆红素血症，可引起胆石症和肝功能损害。

3）胆红素代谢异常　血清总胆红素升高，以非结合胆红素升高为主，尿液中尿胆原明显升高，尿胆红素阴性。

（3）治疗

1）寻找并去除病因和诱因。

2）应用糖皮质激素和免疫抑制剂抑制免疫反应。

3）脾切除　经激素或药物治疗无效，与脾脏破坏过多有关者可考虑脾切除。

二、白血病

白血病是累及造血干细胞的造血系统恶性肿瘤。因造血干细胞恶变，白血病细胞停滞在细胞发育的某一阶段，在骨髓和其他造血组织中异常增生，抑制正常造血并浸润全身器官和组织，产生各种症状和体征，临床上常有贫血、发热、出血和肝、脾、淋巴结肿大等表现。白血病与实体肿瘤有很大区别，它不是生长在局部的赘生物，而是全身播散，可能侵犯各系统、器官和组织的恶性血液病。

（一）分类

1.根据白血病细胞成熟程度和自然病程，可分为急性和慢性。

（1）急性白血病　细胞分化停滞在较早阶段，多为原始细胞及早幼细胞，病情发展迅速，自然病程仅数月。

（2）慢性白血病　细胞分化较好，停滞在较晚阶段，多为成熟和较成熟细胞，病情发展慢，自然病程可为数年。

2.根据细胞形态分类

（1）急性白血病　分为急性淋巴细胞白血病（急淋）、急性髓细胞白血病。

（2）慢性白血病　分为慢性粒细胞白血病、慢性淋巴细胞白血病及少见类型白血病（如毛细胞白血病、幼淋巴细胞白血病等）。

（二）病因

白血病的发病病因和机制至今尚不完全清楚。病毒感染、放射、遗传因素、化学毒物、药物以及免疫因素都与白血病的发生有关。

（三）临床表现

1.急性白血病　起病急缓不一。主要临床表现为贫血、出血、发热及各器官白血病细胞浸润的症状和体征。儿童和青少年起病多急骤。

（1）发热　为最常见的症状。多由感染引起，其次是代谢亢进。感染多与成熟粒细胞缺乏和人体免疫力降低有关。感染最易发生在呼吸道和皮肤、黏膜交界处，主要引起口腔炎、牙龈炎、咽峡炎等。最常见的致病菌为革兰阴性杆菌，如肺炎克雷伯杆菌、铜绿假单胞菌、大肠埃希菌、产气杆菌等。

（2）贫血　常为首发症状，呈进行性发展。原因：正常红细胞生成减少为主要原因，另无效性红细胞生成、溶血、出血等也是造成贫血的因素。

（3）出血　属于正常细胞性贫血，往往呈进行性发展。出血的部位可发生在全身各处，以皮肤瘀点、瘀斑、鼻出血、牙龈出血、月经过多为多见。严重时发生颅内出血，甚至导致患者死亡。出血的主要原因为血小板减少，其他还有血小板功能异常、凝血因子减少、白血病细胞浸润和感染毒素对血管的损伤、纤溶亢进等。

（4）器官和组织白血病细胞浸润的表现　最常见于急性淋巴细胞性白血病，常见的白血病细胞浸润表现如下。

1）肝、脾、淋巴结肿大。

2）骨骼和关节疼痛　尤以胸骨下端局部压痛最常见。发生骨髓坏死时，可以引起骨髓剧痛。

3）口腔、皮肤　白血病细胞浸润可使牙龈增生、肿胀；可出现蓝灰色斑丘疹或皮肤粒细胞肉瘤。

4）中枢神经系统白血病　主要表现为头痛、呕吐、颈项强直，甚至抽搐、昏迷，可出现脑神经受损。脑脊液压力增高，并可见白血病细胞。以儿童急淋最常见。

5）其他部位　眼眶骨膜、睾丸等。粒细胞白血病形成的粒细胞肉瘤或称绿色瘤，常累及骨膜，以眼眶部最常见，可引起眼球突出或失明。可能出现睾丸无痛性肿大，多为一侧性。

（5）辅助检查　血常规，大部分患者白细胞增多，也有白细胞计数正常或减少。分类检查可见原始和（或）早幼细胞。贫血多为正常色素正细胞性贫血。血小板减少。骨髓象是确诊白血病及其类型的重要依据，表现为有核细胞增生明显活跃或极度活跃，原始和幼稚细胞显著增多。

2.慢性白血病　以慢性粒细胞性白血病最常见，简称慢粒白血病，其临床特点是粒细胞显著增多，脾明显肿大，病程较缓慢，多因急性变死亡。自然病程分为慢性期、加速期和急变期。

（1）慢性期　早期常无自觉症状，可出现低热、乏力、多汗或盗汗、体重减轻等表现，后期有贫血和出血倾向。脾大较为突出。约半数患者有肝脏肿大，浅表淋巴结多无肿大。部分患者有胸骨中下段压痛。

（2）加速期　出现原因不明的高热、虚弱、体重下降、脾脏进行性肿大、骨关节痛、贫血和出血。

（3）急变期　为慢粒白血病的终末期，表现同急性白血病类似。急变期预后极差，常在数月内就会死亡。

（四）治疗原则

白血病的治疗包括支持治疗、联合化疗和造血干细胞移植。

1.支持治疗　防治感染、纠正贫血、控制出血和预防高尿酸性肾病。

2.急性白血病　一般以化学药物治疗为主。

（1）化学药物治疗　简称化疗。多采用联合化疗。常用的化疗药物有6-巯基嘌呤、阿糖胞苷、甲氨蝶呤、环磷酰胺、长春新碱、柔红霉素、阿霉素、泼尼松、维A酸等。

（2）化疗方案　分为两个阶段即诱导缓解和巩固维持。不同阶段使用不同的联合化疗方案：①诱导缓解是指从化疗开始到完全缓解阶段。目的是迅速大量地杀灭白血病细胞，恢复机体正常造血，使患者的症状和体征消失，血常规和骨髓象基本恢复正常。长春新碱和泼尼松组成的VP方案是诱导缓解急淋的基本方案；柔红霉素和阿糖胞苷组成的DA方案是诱导缓解急性粒细胞白血病的标准方案。②巩固维持是缓解后巩固强化。治疗的目的是继续消灭体内残存的白血病细胞，防止复发。巩固维持治疗，一般3~5年。延长缓解期和无病存活期，争取治愈。

3.中枢神经系统白血病的防治　是治疗急性白血病、减少复发的关键。常在缓解后鞘内注射甲氨蝶呤。

4.慢性白血病的治疗　应着重于慢性期的治疗。慢性粒细胞性白血病的化疗药物常首选羟基脲。甲磺酸伊马替尼作为一种靶向治疗药物，能较好抑制酪氨酸激酶，控制疾病进展。急性变时按急性粒细胞白血病的方案治疗。

5.造血干细胞移植　造血干细胞移植是目前公认的根治性治疗措施。慢性白血病多采用异体干细胞移植，急性白血病自体、异体移植均可采用。

拓展阅读

　　造血干细胞移植按照采集造血干细胞的来源不同分为骨髓移植、外周血干细胞移植、脐血干细胞移植。由于骨髓为造血器官，造血干细胞大部分在骨髓里，少部分在外周血，早期进行的均为骨髓移植。现在提倡的是采集外周血的造血干细胞来进行移植。其过程是运用刺激因子刺激骨髓中的造血干细胞大量释放到外周血中，然后通过血细胞分离机分离获得造血干细胞用于移植，这种方法称为"外周血造血干细胞移植"。

本章小结

　　血液由液态的血浆与混悬在其中的红细胞、白细胞和血小板等有形成分组成。血浆与血清的成分基本相同，二者的区别主要在于参与血液凝固的成分在质和量上的区别。血清中缺少部分凝血因子Ⅰ（纤维蛋白原）、凝血因子Ⅱ（凝血酶原）、凝血因子Ⅴ和凝血因子Ⅷ等。凝血与纤溶的动态平衡状态既能止血，又能防止血块堵塞血流，从而维持血液的正常流动。贫血是指单位容积的外周血中的红细胞和血红蛋白低于正常值。多种疾病会引起贫血表现。白血病是一种骨髓增殖异常而导致的恶性血液系统肿瘤。主要表现为贫血、出血、感染及组织器官的浸润。

习题

习题

一、单项选择题

1.通常所说的血型是指（　　）

　A.红细胞膜上特异性受体类型　　　　　　　B.血浆中特异性凝集素类型

　C.血浆中特异性凝集原类型　　　　　　　　D.红细胞膜上特异性凝集原类型

　E.红细胞膜上的特异性抗体

2.下列关于血浆的论述，错误的是（　　）

　A.血浆是血液除去血细胞的体液

　B.血浆渗透压相当于0.9%氯化钠溶液的渗透压

　C.血浆渗透压相当于7.8个大气压

　D.血浆中分散地悬浮着红细胞

　E.血浆的成分中有91%~92%为水分

3.下列哪种物质是制造血红蛋白必需的（　　）

　A.维生素B_{12}　　　B.铁　　　　　　C.维生素K　　　D.叶酸　　　　　E.钙

4.血液凝固的最后阶段是（　　）

　A.凝血酶原激活物的形成　　　B.因子Ⅹ被激活　　　　　　C.凝血酶原变成凝血酶

　D.因子Ⅻ激活形成Ⅻa　　　　E.纤维蛋白原变成纤维蛋白

5.慢性再生障碍性贫血常见的主要临床表现如下，但除外（　　）

A.贫血   B.肝脾或淋巴结肿大   C.牙龈出血

D.感染   E.头昏乏力

6.根据国内贫血诊断标准，下列哪项可诊断为贫血（   ）

  A.成年男性血红蛋白低于130g/L   B.成年女性血红蛋白低于130g/L

  C.成年男性血红蛋白低于120g/L   D.成年女性血红蛋白低于115g/L

  E.成年女性血红蛋白低于120g/L

7.关于血浆渗透压，下列哪项是错误的（   ）

  A.血浆的晶体渗透压与组织液的晶体渗透压基本相等

  B.血浆的胶体渗透压高于组织液的胶体渗透压

  C.血浆晶体渗透压对保持血细胞内外水的平衡极为重要

  D.血浆胶体渗透压对于血管内外水的平衡很重要

  E.血浆蛋白的分子质量大于晶体物质，故血浆胶体渗透压大于晶体渗透压

8.骨髓造血功能障碍引起的贫血称为（   ）

  A.再生障碍性贫血   B.肾性贫血   C.缺铁性贫血

  D.巨幼细胞性贫血   E.地中海贫血

9.急性白血病患者病程中出现高热的主要原因是（   ）

  A.代谢亢进   B.贫血   C.化疗药物超敏反应

  D.感染   E.白血病细胞浸润

10.关于血细胞，下列描述错误的是（   ）

  A.淋巴细胞具有免疫功能

  B.血小板在凝血和止血中起重要的作用

  C.中性粒细胞主要功能是携带氧气

  D.白细胞有淋巴细胞、单核细胞和多形核细胞三类

  E.成熟的红细胞没有细胞核

二、多项选择题

1.输血的原则是（   ）

  A.异型血可相互输   B.输血前必须做交叉配血试验

  C.必须鉴定血型   D.同型异型都可相互输

  E.同型血不需做交叉配血

2.根据贫血的临床表现，下列哪几项是对的（   ）

  A.皮肤出血点、瘀点、瘀斑   B.头痛、头晕、精神不集中

  C.恶心、腹胀、腹泻或便秘   D.心跳加快、脉压增宽

  E.吞咽困难

3.参与内源性凝血的凝血因子是（   ）

  A.因子Ⅷ   B.因子Ⅹ   C.因子Ⅲ   D.因子Ⅻ   E.因子Ⅰ

4.血液在人体生命活动中主要具有四个方面的功能（   ）

  A.参与体液调节   B.运输物质   C.保持内环境稳态

  D.防御功能   E.促进代谢

5.白血病的主要临床表现有（   ）

  A.发热   B.贫血   C.出血   D.组织器官浸润   E.中枢神经系统症状

三、简答题

1.简述临床上输血的基本原则。

2.简述急性白血病的临床表现。

3.为什么正常人血管内血液不会发生凝固，而保持流动状态呢？

PPT

第十四章　传染病

传染病（Infectious Diseases）是由各种病原体引起的能在人与人或人与动物之间相互传播的一类疾病。病原体中大部分是微生物，小部分为寄生虫。传染病是危害人类健康的常见病。传染病得以在人群中发生和传播，必须具备传染源、传播途径和易感人群三个基本环节，所以预防工作就要从这三方面入手，即控制传染源、切断传播途径、保护易感人群。

第一节　肺结核

💬 **案例讨论**

案例　患者，女，65岁，农民，因反复低热、盗汗、痰中带血丝、消瘦3月余来门诊就诊。患者半年前开始出现不明原因的咳嗽，痰不多，近3个月来症状加重，且出现痰中带有血丝，自测体温38.5℃左右，晚上睡觉醒来后背部常被汗水湿透。患者老公患有"活动性肺结核"目前正在服药。体格检查：消瘦面容，未扪及全身淋巴结肿大，双肺呼吸音无明显改变。胸片：右上肺浸润型阴影。

讨论　患者为老年女性，以低热、盗汗、痰中带血丝等症状前来就诊，从临床表现上要考虑肺结核和肺癌。但患者有活动性肺结核患者接触史以及肺部X线片炎性浸润，因此临床诊断首先考虑肺结核，但须排除肺癌。可以进一步做肺部CT，查痰找抗酸杆菌与癌细胞，如果痰涂片抗酸染色阳性则可以确诊肺结核。

肺结核（pulmonary tuberculosis，PTB）是由结核分枝杆菌感染肺部引发的传染性疾病，是严重威胁人类健康的传染病之一。结核分枝杆菌（简称结核菌TB）的传染源主要是排菌的肺结核患者，通过呼吸道的飞沫传播，健康人感染结核菌并不一定发病，只有在机体免疫力下降时才发病。世界卫生组织（WHO）统计表明，全世界每年发生结核病的人有800万~1000万，每年约有300万人死于结核病，是造成死亡人数最多的单一传染病。1993年WHO宣布"全球结核病紧急状态"，认为结核病已成为全世界重要的公共卫生问题。我国是世界上结核疫情较严重的国家之一。

一、病原学

结核菌属于放线菌目、分枝杆菌科的分枝杆菌属，为有致病力的耐酸菌。主要分为人、牛、鸟、鼠等类型。对人有致病性者主要是人型菌和牛型菌。结核菌的耐药性，可由菌群中先天耐药菌发展而形成，也可由于在人体中单独使用一种抗结核药而较快产生对该药的耐药性，即获得性耐药菌。耐药菌易造成治疗上的困难，影响疗效。

二、流行病学特征

我国是世界上仅次于印度的结核病高负担国家，2009年现患结核病人数为180万（138/10万），新发病例130万（96/10万），死亡15万（12/10万），80%的患者在农村，男：女约2：1，63.8%患者年龄在15~54岁间，流行特点呈现为高感染率、高患病率、高耐药率。耐药性结核病流行是目前我国控制和治疗结核病面临的巨大挑战。

结核病的传染源主要为痰涂片阳性的肺结核患者。患者的结核菌通过飞沫和空气传播，近些年由于人群对结核菌抵抗力的普遍下降，大多数人都易感，尤其是体弱多病和未接种卡介苗的幼儿。在贫困地区、人群拥挤的环境、卫生条件差的地方尤其容易发生结核病的流行。近年来，艾滋病患者感染结核菌的增加明显，耐药型结核病患者越来越多。

三、临床表现

（一）一般表现

患者起病可急可缓，多有低热（午后为著）、盗汗、乏力、纳差、消瘦等；呼吸道症状有咳嗽、咳痰、咯血、胸痛。

肺部体征依病情轻重、病变范围不同而有差异，早期、小范围的结核不易查到阳性体征，病变范围较广者肺部叩诊呈浊音，语颤增强，肺泡呼吸音低和湿啰音。晚期结核形成纤维化，局部收缩使胸膜塌陷和纵隔移位。在结核性胸膜炎，患者早期有胸膜摩擦音，形成大量胸腔积液时，胸壁饱满，叩诊浊实，语颤和呼吸音减低或消失。

（二）肺结核的分型和分期

1.肺结核分型

（1）原发型肺结核（Ⅰ型） 主要病变为肺内渗出病变、淋巴管炎和肺门淋巴结肿大的哑铃状改变的原发综合征，儿童多见，或仅表现为肺门和纵隔淋巴结肿大。

（2）血行播散型肺结核（Ⅱ型） 包括急性粟粒型肺结核和慢性或亚急性血行播散型肺结核两型。急性粟粒型肺结核：两肺散在的粟粒大小的阴影，大小一致密度相等，分布均匀的粟粒状阴影，随病期进展，可互相融合。慢性或亚急性血行播散型肺结核：两肺出现大小不一、新旧病变不同、分布不均匀、边缘模糊或锐利的结节和索条阴影。

（3）继发型肺结核（Ⅲ型） 本型中包括病变以增殖为主、浸润病变为主、干酪病变为主或空洞为主的多种改变。浸润型肺结核：X线常为云絮状或小片状浸润阴影，边缘模糊（渗出性）或结节、索条状（增殖性）病变，大片实变或球形病变（干酪性——可见空洞）或钙化。慢性纤维空洞型肺结核：多在两肺上部，亦为单侧，大量纤维增生，其中空洞形成，呈破棉絮状，肺组织收缩，肺门上提，肺门影呈"垂柳样"改变，胸膜肥厚，胸廓塌陷，局部代偿性肺气肿。

（4）结核性胸膜炎（Ⅳ型） 病侧胸腔积液，小量为肋膈角变浅，中等量以上积液为致密阴影，上缘呈弧形。

2.肺结核的分期

（1）进展期 新发现的活动性肺结核，随访中病灶增多、增大，出现空洞或空洞扩大，痰菌检查转阳性，发热等临床症状加重。

（2）好转期 随访中病灶吸收好转，空洞缩小或消失，痰菌转阴，临床症状改善。

（3）稳定期 空洞消失，病灶稳定，痰菌持续转阴性（1个月1次）达6个月以上；或空洞仍然存在，痰菌连续转阴1年以上。

四、辅助检查

1.X线检查 原发型肺结核（Ⅰ型肺结核）的典型表现：肺内原发灶，淋巴管炎和肿大的肺门淋巴结组成的哑铃状改变。

急性血行播散型肺结核（Ⅱ型肺结核）在X线胸片上表现为均匀分布于两肺野，密度和大小相近的粟粒状阴影。

继发型肺结核又称浸润型肺结核（Ⅲ型肺结核）的X线征象是好发于上叶尖后段和下叶背段的边缘模糊的云雾状阴影。

结核性胸膜炎（Ⅳ型肺结核），病侧胸腔积液，小量为肋膈角变浅，中等量以上积液为致密阴影，上缘呈弧形。

2.痰结核菌检查 这是确诊肺结核最特异性的方法，痰涂片抗酸染色发现阳性分枝杆菌可以确诊。

3.结核菌素试验 将PPD 5IU（0.1ml）注入左前臂内侧上中三分之一交界处皮内，使局部形成皮丘。48~72小时观察局部硬结直径：<5mm阴性，5~9mm弱阳性，10~19mm阳性，>20mm或不足20mm但有水疱或坏死为强阳性反应。

4.CT检查 主要用于发现隐蔽区病灶和孤立性结节的鉴别诊断。

五、诊断标准

根据有结核患者接触史、有低热（午后为著）、盗汗、乏力、纳差、消瘦等全身表现以及咳嗽、咳痰、痰中带血或咯血、胸痛等局部表现，结核菌素试验阳性，X线检查肺部结核病灶影，即可做出诊断，痰涂片结核菌阳性可以确诊；同时，根据X线结果可做出肺结核的分型和分期诊断。

六、治疗

（一）化学药物治疗

1.治疗原则 肺结核患者的治疗必须坚持早期、联用、适量、规律和全程的原则。具体如下：①早期治疗：一旦发现和确诊后立即给药治疗。②联用：根据病情及抗结核药的作用特点，联合两种以上药物，以增强与确保疗效。③适量：根据不同病情及不同个体规定不同给药剂量。④规律：患者必须严格按照治疗方案规定的用药方法，有规律地坚持治疗，不可随意更改方案或无故随意停药，亦不可随意间断用药。⑤全程：指患者必须按照方案所定的疗程坚持治满疗程，短程通常为6~9个月。一般而言，初治患者按照上述原则规范治疗，疗效高达98%，复发率低于2%。肺结核的治疗建议使用世界卫生组织推荐的化疗方案，除此之外还没有可靠有效的治疗方法，必须按照规范的化疗方案进行，否则易产生耐药，造成无法挽回的损失。

2.药物治疗方案

（1）初治菌阳性肺结核 痰中查到结核菌（含涂片或培养）的肺结核患者，从未因结核病应用或试用过抗结核药物治疗者；或试用过抗结核药物治疗但不足一个月者。治疗方案如下。

1）强化期 异烟肼、利福平、吡嗪酰胺、乙胺丁醇隔日1次，共2个月。

2）继续期 异烟肼、利福平隔日1次，共4个月。

治疗中如痰菌持续不能阴转，可适当延长疗程。血行播散型结核病需增加疗程至12个月为宜。

（2）初治菌阴性肺结核

1）强化期 异烟肼、利福平、吡嗪酰胺隔日1次，共2个月。

2）继续期 异烟肼、利福平隔日1次，共4个月。

（3）复治菌阳性肺结核

1）强化期 异烟肼、利福平、吡嗪酰胺、乙胺丁醇、链霉素隔日1次，共2个月。

2）继续期 异烟肼、利福平、乙胺丁醇隔日1次，共6个月。

（二）辅助治疗

肺结核为消耗性传染性疾病，肺结核患者之所以患病和发病是因为患者的抵抗力低于普通人群，这样的患者多半都存在体质差、营养不良等情况，因此患者在治疗期间必须加强营养，进食高蛋白、高能量、富含维生素的食物。

七、预防

结核病属于国家乙类传染病，应严格按照预防为主的卫生方针预防结核病的发生和传播，应做到以下几点。

（一）控制传染源

1.病例管理 对肺结核患者应做到早期发现并登记管理。痰菌阳性患者应隔离。一般在痰菌阴性时，可取消隔离。凡痰中找到结核杆菌的患者外出应戴口罩，不要对着别人面部讲话，禁止随地吐痰，应吐在手帕或废纸内，集中消毒或用火焚烧灭菌。

2.病例报告 肺结核属乙类传染病，应及时、准确、完整地报告疫情，并指导患者到结核病防治机构进行检查。

（二）切断传播途径

肺结核的主要传播途径是飞沫传染。痰菌阳性肺结核患者在咳嗽、喷嚏时，喷射出带菌的飞沫会传染给健康人；患者如随地吐痰，待痰液干燥后细菌随灰尘在空气中飞扬而传染。因此若家庭隔离，患者居室应独住，饮食、食具、器皿均应分开。被褥、衣服等可在阳光下暴晒2小时消毒，食具等煮沸1分钟即能杀灭结核杆菌。居室应保持空气流通、阳光充足，每日应打开门窗3次，每次20~30分钟。

（三）保护易感人群

1.新生儿应按计划免疫的要求按时接种卡介苗，未受过结核菌感染的儿童、青少年也应接种卡介苗。接种后可产生特异性免疫力。

2.加强对受结核菌感染易发病、与肺结核患者密切接触、患有其他易合并肺结核疾病（如糖尿病、艾滋病）等高危人群的健康教育，帮助其建立健康的生活方式，预防结核菌的侵袭。

第二节 病毒性肝炎

💬 **案例讨论**

案例 患者，男，25岁。因厌油，发热、黄疸7天就诊。患者于7天前，突感上腹部胀闷不适，饮食减少，厌油，发热38℃以上，到在当地卫生室诊治，因服药后呕吐，来医院就诊。小便颜色似浓茶，不思饮食，大便3日未解。体检：发育正常，营养中等，巩膜黄染，心肺无异常，腹部柔软，肝肋下两横指。舌苔腻黄。尿常规：尿蛋白（-），尿胆红素（+），尿胆原（+）。以"急性黄疸型肝炎"收住院治疗。

讨论 患者为青年男性打工人员，生活环境易发生肝炎病毒感染，患者有厌油、黄疸、上腹部不适，体格检查发现巩膜黄染、肝大，尿胆原、尿胆红素阳性提示"急性黄疸性肝炎"。为明确诊断可以进一步做常见肝炎病毒（甲、乙、丙肝炎病毒）的标志物检查，检查肝功能（包括血清转氨酶、胆红素、白蛋白、球蛋白，凝血酶原时间），进一步明确肝炎的分型分期和病原学分型。

病毒性肝炎是指由肝炎病毒引起，以肝脏损害为主的传染性疾病。临床主要表现为食欲减退、恶心、上腹部不适、肝区痛、乏力等，部分患者可有黄疸发热和肝大伴有肝功能损害。除甲型肝炎外，其他肝炎部分转变为慢性，甚至发展成肝硬化，少数可发展为肝癌。

一、病原学

目前已经确认的肝炎病毒有以下五种：甲、乙、丙、丁、戊，其英文简称为：HAV、HBV、HCV、HDV、HEV，除乙型肝炎病毒为DNA病毒外，其余均为RNA病毒。各型肝炎病毒的传播途径和危害不尽相同（表14-1）。

表14-1 各型肝炎病毒的特点

病毒类型	病毒性质	传播途径	潜伏期（周）	转慢性肝炎	转肝癌
HAV	RNA	消化道	2~6	无	无
HBV	DNA	血液、垂直、性接触	4~26	5%~10%	有
HCV	RNA	血液、密切接触	2~26	>70%	有
HDV	RNA	同上	4~7	<5%	有
HEV	RNA	消化道	2~8	无	不详

二、流行病学特征

在我国，根据卫生部发布的卫生统计资料，在法定报告的传染病中，病毒性肝炎的发病率和死亡率占首位。病毒性肝炎的平均发病率约为100/10万，即每年新发生的病毒性肝炎约120万例，其中50%为甲型，25%为乙型，5%丙型，10%为戊型，另10%为非甲非戊型。一般人群的甲型肝炎（甲肝）病毒抗体（抗-HAV）流行率为80.9%，农村高于城市，社会经济水平低的地区高于社会经济水平高的地区，提示人民生活水平和环境卫生是影响甲肝流行的重要因素；乙型肝炎（乙肝）病毒表面抗原（HBsAg）携带率为9.7%。慢性乙肝的患病率和死亡率分别为1.6%

和24.9/10万；丙型肝炎病毒抗体（抗–HCV）的流行率为3.2%。HCV主要经过血和血制品传播。但在丙肝患者中，仅50%~60%有经血暴露史，提示可能存在性、母婴或家庭内传播。戊肝具有下列流行病学特点：主要经粪–口途径传播，患者是主要传染源，于潜伏期末和急性期早期粪便排出病毒量最高，传染性最强；发病与年龄有关，幼年时感染戊型肝炎病毒（HEV）多为亚临床型，青壮年时期感染HEV多为临床型；男性发病率高于女性；多为急性发病，一般不发展成慢性；病死率较其他各型病毒性肝炎高，尤其是孕妇，其病死率可高达21%；发病有明显季节性；病后有一定免疫力，但免疫持续时间较短。

三、临床表现

1.急性肝炎 临床上分为急性黄疸型肝炎和急性无黄疸型肝炎，潜伏期在15~45天，平均25天，总病程为2~4个月。

（1）黄疸前期（平均5~7天） 有食欲不振、恶心、厌油、腹部不适、肝区隐痛、尿色逐渐变黄加深，低热。

（2）黄疸期（2~6周） 表现为皮肤及巩膜黄染，黄疸出现后上述自觉症状好转，肝大伴肝区压痛、叩击痛。

（3）恢复期（平均1个月） 皮肤及巩膜黄染消退，症状减轻以至消失。

2.慢性肝炎 既往有乙型、丙型、丁型肝炎或HBsAg持续阳性，病程超过6个月，仍有肝炎症状、体征及肝功能异常者，可以诊断为慢性肝炎。常见症状为乏力、全身不适、食欲减退、肝区不适或疼痛、腹胀、低热，体征为面色晦暗、巩膜黄染，可有蜘蛛痣或肝掌、肝大有叩痛，严重者可有黄疸加深、浆膜腔（多见于腹腔）积液、下肢水肿、出血倾向、脾大及肝性脑病，根据肝损害程度临床可分为轻、中、重三度。

3.重型肝炎

（1）急性重型肝炎 起病急，进展快，黄疸深，肝脏缩小。起病后10天内，迅速出现神经精神症状，出血倾向明显并可出现肝臭、腹腔积液、肝肾综合征、凝血酶原活动度低于40%而排除其他原因者，胆固醇低，肝功能明显异常。

（2）亚急性重型肝炎 在起病后10天以上，仍有极度乏力、纳差、重度黄疸（胆红素>171μmol/L）、腹胀并腹腔积液形成，多有明显出血现象，一般肝缩小不明显，肝性脑病多见。后期肝功能出现严重损害：胆酶分离，A/G比例倒置，丙种球蛋白升高，凝血酶原时间延长，凝血酶原活动度<40%。

（3）慢性重型肝炎 有慢性肝炎肝硬化并出现亚急性重症肝炎的临床表现和实验室指标改变为慢性重型肝炎。

4.淤胆型肝炎 起病类似急性黄疸型肝炎，轻的临床症状与明显的黄疸不相平行为其特点，有明显肝大、皮肤瘙痒、大便色浅，黄疸明显。

5.肝炎后肝硬化 早期肝硬化，有轻度乏力、食欲减少或腹胀症状，但无明显肝功能衰竭表现。可有门脉高压症，如轻度食管静脉曲张，但无腹水、肝性脑病或上消化道出血。中晚期肝硬化，有明显肝功能异常及失代偿征象，患者可出现腹水、肝性脑病及门脉高压症引起的食管胃底静脉明显曲张或破裂出血。

四、辅助检查

1.肝功能检测

（1）丙氨酸氨基转移酶（ALT）检测 肝损伤以ALT升高为主，若天门冬氨酸氨基转移酶

（AST）明显增高，常表示肝细胞严重坏死。血清转氨酶增高的程度大致与病变严重程度相平行。

（2）血清蛋白检测　慢性肝炎肝硬化时，常有血清白蛋白下降，球蛋白升高，且以γ-球蛋白升高为主。

（3）血清胆红素检测　肝脏在胆红素代谢中有摄取转运，结合排泄的功能，肝功损伤致胆红素水平升高，除淤胆型肝炎外，胆红素水平与肝损伤严重程度成正比。

（4）凝血酶原时间（PT）　能敏感反映肝脏合成凝血因子Ⅱ、Ⅶ、Ⅸ、Ⅹ的情况，PT长短与肝损伤程度呈正相关。

2.肝炎病毒标志物检测　病毒侵入人体细胞后会激活人体的免疫系统，体液免疫被激活后会针对病毒的不同主要构成单位（抗原）合成相应的抗体，因此对病毒的抗原及针对抗原的相应抗体的检测是目前最常用的检测和诊断手段，另外针对病毒的遗传物质（DNA）的检测方法也不断地被开发出来。目前常用的检测项目如下。

微课

（1）甲型肝炎　急性肝炎患者，血清抗HAV-IgM阳性可确诊为HAV近期感染，抗HAV-IgG阳性提示既往感染且已有免疫力。

（2）乙型肝炎　①HBsAg与抗-HBs：HBsAg阳性示HBV目前处于感染阶段，抗-HBs为免疫保护性抗体，阳性提示已产生对HBV的免疫力。慢性HBsAg携带者是指无任何临床症状和体征，肝功能正常，HBsAg持续阳性6个月以上的患者。②HBeAg与抗-HBe：HBeAg阳性为HBV活跃复制及传染性强的指标，被检血清从HBeAg阳性转变为抗-HBe阳性表示疾病有缓解，感染性减弱。③抗-HBc：HBcAg由于检测方法复杂临床少用。抗-HBc为HBV感染的标志，抗-HBcIgM阳性提示处于感染早期，体内有病毒复制。在慢性轻度乙型肝炎和HBsAg携带者中HBsAg、HBeAg和抗-HBc三项均阳性提示患者具有高度传染性。④分子生物学标记：用分子杂交或PCR法检测，血清中HBV DNA阳性，直接反应HBV活跃复制具有传染性。

（3）丙型肝炎　①抗HCV为HCV感染标记，不是保护性抗体。②血清HCV-RNA阳性示病毒活跃复制具有传染性。

（4）丁型肝炎　HDV为缺陷病毒，依赖HBsAg才能复制，可表现为HDV-HBV同时感染，慢性HDV感染抗-HDVIgG持续升高，血清中检出HDV-RNA则是更直接、更特异的诊断方法。

（5）戊型肝炎　急性肝炎患者，由于抗-HEVIgG在血清中存在时间不长，故抗-HEVIgM阳性，抗-HEVIgG阳性均可作为HEV近期感染指标。

本类检测常用到的是酶联免疫检测法，有专门的试剂盒。DNA和RNA的检测绝大多数需要使用PCR仪。

3.肝穿刺活组织检查　是诊断各型病毒性肝炎的可靠手段，亦是诊断肝硬化的确切证据，但因为是创伤性检查尚不能普及亦不作为首选。

4.超声及电子计算机断层扫描（CT）　超声检查应用非常广泛，是慢性肝炎、肝炎肝硬化的诊断指标，已明确并可帮助肝硬化与肝癌及黄疸的鉴别。CT检查对于肝炎后肝硬化和癌变诊断有重要价值。

五、诊断标准

肝炎的诊断包括临床诊断和病原学诊断，临床诊断应根据流行病学史、临床症状体征，血清生化检查结果做出，病原学检测结果是病原学诊断的依据，并排除其他疾病。流行病学史包括：与已知传染性肝炎患者密切接触史和注射史等。注射史是指在半年内曾接受输血、血液制品及用未经严格消毒的器具注射药物、免疫接种和针刺治疗等。

医药大学堂
WWW.YIYAODSXT.COM

六、治疗原则

目前尚无可靠满意的抗病毒药物，一般采用综合治疗，以适当休息和合理营养对症支持治疗为主。日常注意尽可能少使用对肝脏功能有影响的食物和药物，应进食高蛋白、富含维生素C的餐饮，热量摄入不宜过高；在病情活动期应适当卧床休息；病情好转后应注意动静结合；至静止期可从事轻工作，症状消失，肝功能恢复正常3个月以上者，可恢复正常工作，但应避免过劳，且须定期复查。禁烟、酒，不能熬夜。

七、预防

由于到目前为止对于病毒性肝炎均无特效的药物，而病毒性肝炎的发病率较高，感染后对个体健康损害严重，肝炎的预防就变得尤其重要，肝炎的预防和其他的传染病的预防一样必须坚持控制传染源、切断传播途径、保护易感人群。

（一）控制传染源

1.依法报告 各级医务人员应依照《中华人民共和国传染病防治法》对病毒性肝炎病例做传染病报告，急性病毒性肝炎应做病原学分型报告和统计。慢性病毒性肝炎病例只登记1次。

2.隔离和消毒 急性甲型肝炎、戊型肝炎隔离期自发病日起3周。乙型肝炎可不定隔离期。如需住院治疗，也不宜以乙型肝炎表面抗原（HBsAg）阴转或肝功能完全恢复正常为出院标准，只要病情稳定即可以出院，对恢复期HBsAg携带者应定期随访。对丙型和丁型肝炎的处理与乙型肝炎相同。各型病毒性肝炎可住院或居家隔离治疗。患者隔离后，对其居住和活动场所（家庭、宿舍及托幼机构等）应尽早进行终末消毒，基层卫生防疫机构应对肝炎病例进行个案流行病学调查。

慢性肝炎患者不得从事直接接触入口食品、药品的生产和保育工作。对甲型和戊型肝炎患者的粪便及污水须经消毒处理后，方可排入下水道，废弃物应及时焚毁。

（二）切断传播途径

1.提高个人卫生水平 利用黑板报、小报、电影、电视、广播等各种宣传工具，广泛开展健康教育。各企业单位应创造条件提供流动水洗手和洗餐具等，养成食前便后洗手的良好习惯。

2.加强餐饮、饮水、环境卫生管理 餐饮行业（包括个体开业户）及集体食堂应严格执行新颁布的《中华人民共和国食品安全法》，尤其要做好食具消毒，食堂、餐厅应实行分餐制或公筷制。要加强生食水产品的卫生监督，加强对地水域的卫生防护，防止被粪便和生活污水污染。要掌握产地病毒性肝炎流行和水域污染情况，以及运输、销售过程中的卫生问题。一旦发现有污染可能，应立即采取相应措施。

3.加强血液制品的管理 从事血液和血液制品以及生物制品的单位，应按新版《药品管理法》要求生产和供应血液制品和含人体成分的生物制品，尤其要做好生物制品的HBsAg和抗-HCV检测工作，阳性制品不得出售和使用。

4.托幼机构发现急性病毒性肝炎患者后，除患者隔离治疗外，应对接触者进行医学观察。

5.对HBsAg和（或）抗-HCV阳性孕妇应设专床分娩，产房所有器械要严格消毒。对HBsAg阳性的孕妇所生婴儿，用乙型肝炎疫苗预防；HBsAg及HBeAg双阳性母亲所生婴儿，应输注乙型肝炎免疫球蛋白（抗-HBVIgG）和乙型肝炎疫苗联合免疫，方法及剂量参考有关规定。对其他所有新生儿于出生24小时内注射乙型肝炎疫苗。

（三）保护易感人群

1.接种甲型肝炎疫苗 主要用于幼儿、学龄前儿童及具他高危人群。

2.人血丙种免疫球蛋白 主要用于接触甲型肝炎患者的易感儿童。剂量为0.02~0.05ml/kg，注射时间越早越好，不宜迟于接触后14天。

3.接种乙型肝炎疫苗 已纳入计划免疫管理，主要用于阻断母婴传播和新生儿预防及其他高危人群。必须按照计划免疫的要求对学龄前和学龄儿童进行预防免疫接种。对接种疫苗后抗-HBs消失者可考虑加强免疫。

第三节　性传播疾病

性传播疾病（简称性病）狭义上是指通过性交行为传播的疾病，主要病变发生在生殖器部位。包括梅毒、淋病、软下疳、性病性淋巴肉芽肿和腹股沟肉芽肿等五种。性病是在世界范围内广泛流行的一组常见传染病，并呈现流行范围扩大、发病年龄降低、耐药菌株增多的趋势，尤其是艾滋病的大幅增加，已成为严重的公共健康问题。1975年，世界卫生组织（WHO）把性病的范围从过去的五种疾病扩展到各种通过性接触、类似性行为及间接接触传播的疾病，统称为性传播疾病（sexually transmitted diseases，STD）。目前性传播疾病的涵盖范围已扩展至包括狭义五种性病及非淋菌性尿道炎、尖锐湿疣、生殖器疱疹、艾滋病、细菌性阴道病、外阴阴道念珠菌病、阴道毛滴虫病、疥疮、阴虱和乙型肝炎等。我国目前要求重点防治的性病是梅毒、淋病、尖锐湿疣及艾滋病。

一、流行病学特征

（一）常见病原体

1.病毒 常见的有单纯疱疹病毒、人类乳头瘤病毒、传染性软疣病毒、巨细胞病毒、EB病毒、肝炎病毒、冠状病毒、艾滋病病毒等。

2.衣原体 主要是各种血清型的沙眼衣原体。可引起性病性淋巴肉芽肿、衣原体性尿道炎、宫颈炎等。

3.支原体 包括解脲支原体、人型肺炎支原体。可引起非淋菌性尿道炎、支原体肺炎。

4.螺旋体 梅毒螺旋体可引起梅毒。

5.细菌 淋病双球菌可引起淋病。

6.真菌 白色念珠菌可引起外阴阴道念珠菌病。

7.原虫和寄生虫 可引起阴道毛滴虫病、疥疮、阴虱病等。这些病原体广泛存在于自然界，在适宜的温度下生长繁殖而发病。

（二）传播途径

1.性行为传播 性交是性病的主要传播方式。其他性行为如口交、指淫、接吻、触摸等，也可发生感染。

2.间接接触传播 人与人之间的非性关系的接触传播，某些性病，如淋病、滴虫病和真菌感染等，偶尔可以通过毛巾、浴盆、衣服等用品传播。

3.血源性传播 受血者输入了乙肝、梅毒、艾滋病患者的血液，可以发生传递性感染。

4. 母婴传播　患淋病、梅毒的孕妇可引起胎儿感染。分娩时新生儿通过产道可发生淋菌性或衣原体性眼炎、衣原体性肺炎。

5. 医源性传播　医务人员防护不严格而使自身感染；医疗器械消毒不严格，病原体未被杀死，在使用时可感染他人。

二、性病的控制和预防

2013年元月1日生效的《性病防治管理办法》是我们所有人对性病的控制和预防的法规性文件，所有的性病的报告制度和预防方法及要点均有明确的规定，简要归结如下。

（一）监测与报告

1. 开展性病诊疗业务的医疗机构是性病疫情责任报告单位，开展性病诊疗的医务人员是性病疫情责任报告人。性病疫情责任报告单位应当建立健全性病疫情登记和报告制度；性病疫情责任报告人发现应当报告的性病病例时，应当按照要求及时报告疫情，不得隐瞒、谎报、缓报疫情。

2. 艾滋病自愿咨询检测机构和社区药物维持治疗门诊应当按照要求收集和上报相关信息。医疗卫生机构不得泄露性病患者涉及个人隐私的有关信息、资料。

3. 疾病预防控制机构负责本行政区域内性病疫情信息报告的业务管理和技术指导工作，对性病疫情信息进行收集、核实、分析、报告和反馈，预测疫情趋势，对疫情信息报告质量进行检查。

（二）性病的预防

1. **个人预防**　提高文化素养，洁身自好，防止不洁性行为；采取安全性行为；正确使用质量可靠的避孕套；平时注意个人卫生，不吸毒，不与他人共用注射器；尽量不输血，尽量不注射血制品，有生殖器可疑症状时及时到正规医院就医，做到早发现、早治疗；配偶得性病应及时到医院检查，治疗期间最好避免性生活，需要时使用避孕套；做好家庭内部的清洁卫生，防止对衣物等生活用品的污染。

2. **社会预防**　取缔卖淫嫖娼，禁止吸毒贩毒，疾病预防控制机构和开展性病诊疗业务的医疗机构应当根据当地性病流行特点，确定性病宣传和健康教育内容，对大众开展性病防治知识的宣传，鼓励有易感染性病危险行为的人群定期到具备性病诊疗资质的医疗机构进行性病检查，使人们对性病和性行为有正确的认识，提倡洁身自爱。

三、常见性病

1. **梅毒**　梅毒是由苍白（梅毒）螺旋体引起的慢性、系统性性病。主要通过性途径传播，临床上可表现为一期梅毒、二期梅毒、三期梅毒、潜伏梅毒和先天梅毒（胎传梅毒）等。梅毒在全世界流行，据WHO估计，全球每年约有1200万新发病例。近年来梅毒在我国增长迅速，已成为报告病例数最多的性病。

（1）流行病学特点　梅毒是人类独有的疾病，显性和隐性梅毒患者是传染源；性接触是梅毒的主要传播途径，占95%以上。患者感染梅毒的早期传染性最强。患有梅毒的孕妇可通过胎盘传染给胎儿，一般认为孕妇梅毒病期越早，对胎儿感染的机会越大。

（2）临床表现　梅毒的潜伏期为2~4周。按病程经过可分为三期：一期梅毒主要症状为硬下疳，在生殖器部位发生溃疡，腹股沟淋巴结肿大；二期梅毒出现皮肤黏膜损害，可以有全身皮疹等；三期梅毒除有皮肤黏膜损害外，还可有心血管、骨骼、关节、眼、神经系统等多方面的损害。

（3）诊断　有不安全的性接触史，孕产妇梅毒感染史，输注血液史。有各期梅毒相应的临床表现。二次梅毒血清学试验阳性可以确诊。

（4）治疗　强调早诊断，早治疗，疗程规则，剂量足够。治疗后定期进行临床和实验室随访。性伙伴要同查同治。青霉素，如水剂青霉素、普鲁卡因青霉素、苄星青霉素等为不同分期梅毒的首选药物。对青霉素过敏者可选四环素、红霉素等。部分患者青霉素治疗之初可能发生赫氏反应，可由小剂量开始或使用其他药物加以防止。梅毒治疗后第一年内应每3个月复查一次血清，以后每6个月一次，共3年。神经梅毒和心血管梅毒应随访终身。

2. 淋病　是淋病奈瑟菌（简称淋球菌）引起的以泌尿生殖系统化脓性感染为主要表现的性传播疾病。其发病率居我国性病第二位。淋球菌为革兰阴性双球菌。淋病多发生于性活跃的青年男女。近年来世界淋病有明显增加的趋势。我国自1975年以后，淋病又死灰复燃，患者逐年呈直线增多，是性病主要发病病种。

（1）流行病学特点　淋病患者是传染源，性接触是淋病的主要传播途径，偶尔可以通过毛巾、浴盆、衣服等用品传播。

（2）临床表现　男性淋病潜伏期一般为2~10天，平均3~5天。开始尿道口灼痒、红肿及外翻。排尿时灼痛，伴尿频，尿道口有少量黏液性分泌物。3~4天后，尿道黏膜上皮发生多处局灶性坏死，产生大量脓性分泌物，排尿时刺痛，龟头及包皮红肿显著。尿道中可见淋丝或血液，晨起时尿道口可结脓痂。可并发前列腺炎、精囊炎、龟头炎和附睾炎等并出现相应的临床表现；女性急性淋病感染后开始症状轻微或无症状，一般经3~5天的潜伏期后，相继出现尿道炎、宫颈炎、尿道旁腺炎、前庭大腺炎及直肠炎等，其中以宫颈炎最常见。70%的女性淋病患者存在尿道感染。

（3）诊断　患者有婚外性行为或嫖娼史，配偶有感染史，与淋病患者（尤其家中淋病患者）共用物品史，新生儿母亲有淋病史，临床表现有尿频、尿急、尿痛、尿道口流脓或宫颈口、阴道口有脓性分泌物，或有淋菌性结膜炎、直肠炎、咽炎等表现。实验室检查男性急性淋菌性尿道炎涂片检查有诊断意义，可以做出临床诊断。

（4）治疗　治疗药物有大观霉素、头孢曲松、环丙沙星、氧氟沙星等，要根据患者具体情况选用。治疗后1周取材做涂片培养，症状消失，查菌阴性即为痊愈。

3. 尖锐湿疣　尖锐湿疣是由人乳头瘤病毒（HPV）感染所致的以肛门生殖器部位增生性损害为主要表现的性传播疾病。大多发生于18~50岁的中青年人。

（1）流行病学特点　患者为本病的传染源；性接触传染为最主要的传播途径。故本病在性关系紊乱的人群中易发生。少数可因接触患者使用过的物品（如内衣、内裤、浴巾、澡盆、马桶圈）传播而发病。

（2）临床表现　潜伏期为1~8个月，平均3个月。典型的尖锐湿疣生殖器和肛周为好发部位，偶可见于阴部及肛周以外的部位，如腋窝、脐窝、口腔、乳房和趾间等。损害初起为细小淡红色丘疹，以后逐渐增大增多，单个或群集分布，湿润柔软，表面凹凸不平，呈乳头样、鸡冠状或菜花样突起，红色或污灰色，根部常有蒂，且易发生糜烂渗液，触之易出血。本病常无自觉症状。

聚合酶链反应（PCR）是目前检出HPV感染的最敏感的方法，具有敏感度高、方法简便迅速的特点，临床上已广泛使用。

（3）诊断　不洁性生活史或配偶感染史；生殖器或肛周等潮湿部位出现丘疹，乳头状、菜花状或鸡冠状肉质赘生物；核酸杂交检出HPV-DNA，PCR检测发现特异性HPV-DNA扩增区带，可做出临床诊断。

（4）治疗　尖锐湿疣的治疗必须采用综合治疗，治疗诱因、提高机体免疫力，冷冻疗法、激光治疗、电灼治疗、手术治疗联合药物治疗在临床上均有使用。0.5%鬼臼毒素酊适用于治疗直径≤10mm的生殖器疣，临床治愈率可达90%左右。

4.艾滋病　即获得性免疫缺陷综合征（AIDS），是由人类免疫缺陷病毒（HIV）感染所致。HIV是一种攻击人体免疫系统的病毒，主要攻击CD4$^+$T淋巴细胞，大量破坏该细胞，使人体丧失免疫功能，从而继发各种严重感染，甚至发生恶性肿瘤，病死率极高。

（1）流行病学特征　传染源为艾滋病患者或病毒携带者；主要通过性活动传播，HIV存在于感染者精液和阴道分泌物中，性行为很容易造成细微的皮肤黏膜破损，病毒即可通过破损处进入血液而感染。人体被输入含有HIV的血液或血液制品、静脉吸毒、移植感染者或患者的组织器官都有感染艾滋病的风险；感染了HIV的妇女在妊娠及分娩过程中，也可将病毒传给胎儿。

（2）临床表现　HIV在人体内的潜伏期平均为8~9年，艾滋病发病以前，可以没有任何症状。发病期可出现持续广泛淋巴结肿大，特别是颈、腋和腹股沟淋巴结；不明原因发热、盗汗、严重疲乏、体重减轻明显、慢性腹泻（呈水样，每日10次以上），咽、喉部出现白斑、口腔溃疡等；艾滋病毒或艾滋病毒抗体检测阳性。

（3）诊断　有性活动紊乱、静脉吸毒、输血史，典型的临床症状（不明原因的感染相关表现，体重急剧下降）可以疑诊，艾滋病毒或艾滋病毒抗体检测阳性可以确诊；或仅实验室检查HIV抗体阳性即可诊断。

（4）治疗　目前缺乏根治HIV感染的特效药物，一旦发病死亡率接近100%。目前的治疗目标是：最大限度持久的降低病毒载量；努力获得免疫功能重建和维持免疫功能；降低HIV相关疾病的发病率。综合治疗包括：一般治疗、抗病毒治疗、恢复或改善免疫功能的治疗。

本章小结

传染病是由各种病原体引起的能在人与人或人与动物之间相互传播的一类疾病。通常这种疾病可借由直接接触已感染的个体、感染者的体液及排泄物、感染者所污染到的物体引起，可以通过空气、水源、食物、直接接触、土壤、母婴垂直传播。传染病暴发是人类生命健康的巨大威胁。病毒性肝炎、肺结核和部分性病目前仍是对我国人民健康影响最大的传染性疾病，严格遵守和执行《中华人民共和国传染病防治法》是所有人的责任，早发现、早治疗，及时控制传染源，切断传播途径，保护易感人群是预防和治疗传染病的不二法宝。

习题

习题

一、单项选择题

1.在校学生发生肺结核符合哪些病情建议休学（　　）

　A.抗酸染色阳性的肺结核患者　　B.Ⅱ型肺结核患者　　C.Ⅲ型肺结核患者

　D.具有明显的肺结核症状者　　E.以上都是

2.下列哪项不属于结核病病原学检查（　　）

　A.痰涂片　　　　　　　　　　B.痰培养

C.结核菌分子生物学检查　　　　　　D.PPD皮试

E.以上都是

3.结核病的主要传染源是（　　）

A.痰菌阳性的肺结核患者　　　　　　B.痰菌阴性的肺结核患者

C.结核性胸膜炎患者　　　　　　　　D.陈旧性结核病患者

E.以上都是

4.20岁男性患者，近3个月来感乏力、食欲不振、夜有盗汗、午后低热，间断性咳痰，发现一次痰中带血丝。X线胸片检查发现左上肺第2肋间有片状模糊阴影，痰涂片发现抗酸杆菌，应诊断为（　　）

A.左上肺原发型肺结核　　　　　　B.左上肺继发型肺结核　　　　　C.左上肺肺炎

D.血行播散型肺结核　　　　　　　E.左侧胸膜炎

5.对上述患者目前世界卫生组织推荐的抗结核用药时间一般在（　　）

A.6个月~9个月　　　　　　　　B.9个月~12个月　　　　　　　C.10个月~12个月

D.1~1.5年　　　　　　　　　　E.2年

6.下面哪类人不属于结核病高危人群（　　）

A.肺结核可疑症状者　　　　　　B.HIV感染者　　　　　　　　C.糖尿病患者

D.高血压病患者　　　　　　　　E.新生儿

7.下列肝炎病毒归类于DNA病毒的是（　　）

A.甲型肝炎　　　B.乙型肝炎　　　C.丙型肝炎　　　D.丁型肝炎　　　E.戊型肝炎

8.下列哪一项不是丙型肝炎的传播途径（　　）

A.输血或血制品途径　　　　　　B.粪口途径　　　　　　　　　C.注射途径

D.母婴传播　　　　　　　　　　E.以上都不是

9.护士在给HBeAg阳性患者采血时刺破手指，下列哪项处理最可靠（　　）

A.立即酒精消毒　　　　　　　　B.肌注高效价乙肝免疫球蛋白

C.接种乙肝疫苗　　　　　　　　D.肌注高效价乙肝免疫球蛋白并接种乙肝疫苗

E.使用抗病毒药物

10.当患者血清中只有抗-HBs、抗-HBc、抗-HBe阳性时应考虑（　　）

A.急性乙型肝炎　　　　　　　　B.慢性乙型肝炎　　　　　　　C.急性乙型肝炎恢复期

D.乙肝病毒慢性携带者　　　　　E.乙肝静止期

11.下列哪种肝炎病毒为缺陷病毒（　　）

A.HAV　　　　　B.HBV　　　　　C.HCV　　　　　D.HDV　　　　　E.HEV

12.慢性肝炎是指肝功能异常多长时间，伴有HBsAg阳性者（　　）

A.3个月　　　　B.6个月　　　　C.9个月　　　　D.12个月　　　　E.15个月

13.梅毒的病原体是（　　）

A.苍白螺旋体　　　　　　　　　B.耐瑟氏双球菌　　　　　　　C.分枝杆菌

D.人乳头瘤病毒　　　　　　　　E.HIV

14.梅毒确诊诊断需符合（　　）

A.有流行病学史，初筛阳性　　　B.有流行病学史、初筛阳性、确认试验阳性

C.初筛阳性　　　　　　　　　　D.确认试验阳性

E.有树胶样肿

15.淋病奈瑟菌是属于（　　）

A.革兰染色阳性球菌　　　　　B.革兰染色阳性双球菌　　　　C.革兰染色阴性球菌

D.革兰染色阴性双球菌　　　　E.革兰染色阳性杆菌

二、多项选择题

1.关于肺结核的流行病特征，下列哪些是正确的（　　）

A.肺结核是有结核分枝杆菌感染引起的　　　　B.结核杆菌抗酸染色阳性

C.肺结核患者是传染源　　　　　　　　　　　D.陈旧性肺结核没有传染性

E.以上都是

2.以下哪些是肺结核的传播途径（　　）

A.呼吸道传播　　B.虫媒传播　　　C.消化道传播　　D.血液传播　　E.以上都是

3.以下哪些属于继发性肺结核（　　）

A.浸润型肺结核　　　　　　　B.空洞型肺结核　　　　　　　C.血行播散型肺结核

D.纤维空洞性肺结核　　　　　E.以上都是

4.肺结核化疗的原则包括（　　）

A.早期　　　　　　B.联用　　　　C.适量　　　　D.规律　　　　E.全程

5.下列哪些是RNA肝炎病毒（　　）

A.HAV　　　　　　B.HBV　　　　C.HCV　　　　D.HDV　　　　E.HEV

三、简答题

1.简述肺结核的主要临床表现。

2.简述乙肝的流行病学特征。

3.如何预防性传播疾病（请以艾滋病为例）？

参考答案

第二章　参考答案

一、单项选择题

1.E　2.A　3.B　4.B　5.D　6.C　7.B　8.E　9.B　10.C

二、多项选择题

1.ABCDE　2.ABCE　3.ABC　4.CDE　5.ACDE

第三章　参考答案

一、单项选择题

1.C　2.B　3.D　4.E　5.A　6.B　7.A　8.B　9.C　10.E

二、多项选择题

1.AD　2.ADE　3.ABCD　4.ABCD　5.BC

第四章　参考答案

一、单项选择题

1.C　2.E　3.B　4.B　5.E　6.C　7.D　8.A　9.C　10.C　11.E　12.B　13.A　14A　15.C

16.B　17.C　18.E　19.B　20.E

二、多项选择题

1.BDE　2.ABC　3.ACDE　4.ABCD　5.ABE　6.AB　7.BCE　8.BE　9.ACDE

第五章　参考答案

一、单项选择题

1.B　2.E　3.D　4.B　5.D　6.A　7.D　8.C　9.B　10.C　11.D　12.D　13.D　14.B

二、多项选择题

1.ACE　2.ABCDE　3.ACDE　4.ACDE　5.ABCDE　6.ABC　7.ABCDE

第六章　参考答案

一、单项选择题

1.C　2.D　3.B　4.A　5.B　6.C　7.D　8.B　9.E　10.A　11.C　12.E　13.A

14.B　15.E　16.E　17.D　18.A　19.B　20.E

二、多项选择题

1.ABCD　2.ABCE　3.ACDE　4.ABCDE

第七章　参考答案

一、单项选择题

1.A　2.B　3.A　4.D　5.A　6.A　7.B　8.C　9.B　10.C

二、多项选择题

1.ABCDE　2.ABC　3.ABCD　4.ABDE　5.ACDE

第八章　参考答案

一、单项选择题

1.B　2.B　3.D　4.D　5.D　6.A　7.D　8.C　9.C　10.B　11.C　12.A　13.A　14.D　15.B

二、多项选择题

1.ABC　2.ABCD　3.CD　4.ABC　5.AD　6.ABC

第九章　参考答案

一、单项选择题

1.E　2.C　3.D　4.C　5.E　6.B　7.E　8.E　9.D　10.D

二、多项选择题

1.ABCDE　2.ABE　3.ABDE　4.ABC　5.ABCDE

第十章　参考答案

一、单项选择题

1.C　2.C　3.B　4.B　5.C　6.C　7.D　8.B　9.B　10.E

二、多项选择题

1.BDE　2.BD　3.ABDE　4.ACD　5.ACE

第十一章　参考答案

一、单项选择题

1.D　2.B　3.C　4.D　5.A

二、多项选择题

1.ABC　2.ABCE　3.ABE　4.ACE　5.BCE

第十二章　参考答案

一、单项选择题

1.B　2.C　3.B　4.D　5.B　6.C　7.A　8.C　9.E　10.A

二、多项选择题

1.AC　2.ABC　3.ABCD　4.ABCE　5.ACD

第十三章　参考答案

一、单项选择题

1.D　2.C　3.B　4.E　5.B　6.C　7.E　8.A　9.D　10.C

二、多项选择题

1.BC　2.ABCDE　3.ABDE　4.ABCD　5.ABCDE

第十四章　参考答案

一、单项选择题

1.E　2.D　3.A　4.B　5.A　6.D　7.B　8.B　9.D　10.C　11.D　12.B　13.A　14.B　15.D

二、多项选择题

1.ABCDE　2.AC　3.ABD　4.ABCDE　5.ACDE

参考文献

［1］孙志军，李宏伟.医学基础.3版.北京：人民卫生出版社，2018.

［2］叶任高.内科学.5版.北京：人民卫生出版社，2003.

［3］吴在德.外科学.6版.北京：人民卫生出版社，2003.

［4］丁凤云，孙志军.病理学与病理生理学.北京：中国医药科技出版社，2018.

［5］贾建平，陈生弟.神经病学.8版.北京：人民卫生出版社，2018.

［6］柳雅玲，王金胜.病理学.北京：中国医药科技出版社，2016.

［7］甘功友，何从军，刘玉红.人体正常结构学.西安：世界图书出版公司，2014.

［8］王成，钱英.医疗设备原理与临床应用.北京：人民卫生出版社，2017.

［9］石明国，韩丰谈.医学影像设备学.北京：人民卫生出版社，2016.

［10］赵统臣，林玲.医学基础.2版.北京：中国医药科技出版社，2016.

［11］曹元应，曹德明.病原生物与免疫学.北京：人民卫生出版社，2016.